Halstead/Grimby

Das Post-Polio-Syndrom

Das Post-Polio-Syndrom

Herausgeber:
Lauro S. Halstead
Gunnar Grimby,
Philadelphia/USA

Übersetzung: Rolf Kießig, Magdeburg

GUSTAV **FISCHER**   Jena Stuttgart Lübeck Ulm

Die amerikanische Originalausgabe erschien 1995 unter dem Titel „Post-Polio-Syndrome" im Verlag

Hanley & Belfus, Inc.
210 South 13th Street
Philadelphia, PA 19107

Anschrift des Übersetzers:

Dr. rer. nat. Rolf Kießig
Breiter Weg 20
39104 Magdeburg

Die Deutsche Bibliothek – CIP-Einheitsaufnahme

Das **Post-Polio-Syndrom** / hrsg. von Lauro S. Halstead und Gunnar Grimby. Übers.: Rolf Kiessig. – Jena ; Stuttgart : G. Fischer, 1996
    Einheitssacht.: Post polio syndrome <dt>.
    ISBN 3-437-31036-4
NE: Halstead, Lauro S. [Hrsg.]; EST

Amerikanische Originalausgabe
© 1995 Hanley & Belfus, Inc., Philadelphia

Deutsche Ausgabe
© Gustav Fischer Verlag Jena, 1996
Villengang 2, 07745 Jena

Gesamtherstellung: Druckhaus „Thomas Müntzer" GmbH,
D-99947 Bad Langensalza

Printed in Germany

ISBN 3-437-31036-4

Vorwort zur deutschen Ausgabe

Akute Fälle oder gar Epidemien von Poliomyelitis gehören heute in den Industrienationen der westlichen Welt zu den absoluten Ausnahmen. Das ist das Verdienst der seit Ende der fünfziger Jahre durchgeführten Impfaktionen. Damit ist auch das Ziel der WHO, diese Erkrankung bis zum Jahr 2000 auszurotten, in greifbare Nähe gerückt. Der allgemein zu beobachtende Rückgang der Impfbereitschaft könnte diesen Plan jedoch stark gefährden.

Viele der vor der Einführung der Schluckimpfung Erkrankten leiden heute, 25–40 Jahre nach der akuten Poliomyelitis zunehmend unter den Spätfolgen, auch als Post-Polio-Syndrom (PPS) beschrieben. In Deutschland könnte das nach Schätzungen etwa 60 000–100 000 Personen betreffen. Die Dunkelziffer ist sicher weit höher, da es kein Meldesystem für diese Folgeerkrankung gibt. Während man sich in den USA seit Beginn der 80er Jahre – angeregt von hartnäckigen Betroffenen selbst – intensiv mit der klinischen Erforschung des PPS beschäftigt hat, ist in Deutschland sogar der Begriff als solcher sehr vielen Medizinern, den Gesundheitsbehörden und der breiten Öffentlichkeit noch unbekannt. So fühlen sich viele Patienten oft falsch diagnostiziert oder mißverstanden, manchmal sogar als Simulanten oder Psychopathen abgestempelt. Das hat für sie nicht nur gesundheitliche, sondern auch zum Teil schwerwiegende sozialrechtliche und psychosoziale Folgen. Als Selbstbetroffenem und Mitbegründer der 1. Selbsthilfevereinigung für Poliomyelitis in Deutschland (heute Bundesverband POLIO e. V.) ist mir dieses Problem aus eigener Erfahrung und zahlreichen Berichten verzweifelter, ratsuchender Leidensgenossen nur allzu bekannt. Auch durch intensive Beschäftigung mit der relevanten Literatur und internationale Kontakte ist mir bewußt geworden, welche Wissenslücken es auf diesem Gebiet hierzulande noch zu schließen gilt.

So habe ich mich zur vorliegenden Übersetzung einer amerikanischen Monographie über das PPS entschlossen, wozu letzten Endes auch die persönliche Bekanntschaft mit einigen der Autoren auf der Post-Polio Konferenz in Kopenhagen 1993 beitrug. Mein Wunsch ist es, damit den Betroffenen zu mehr Verständnis zu verhelfen, das vorhandene Wissensdefizit aufzubessern und der Forschung auf diesem Gebiet in Deutschland einen Anstoß zu geben. Schließlich könnten Erkenntnisse über die Ursachen des Post-Polio-Syndroms auch bei zahlreichen anderen neuromuskulären Erkrankungen Modellcharakter bekommen.

Mein besonderer Dank gilt Frau Linda C. Belfus, der Präsidentin des Verlages Hanley & Belfus, und dem Gustav Fischer Verlag Jena, daß sie die Herausgabe der deutschen Übersetzung ermöglichten.

Magdeburg, 1996   Dr. rer. nat. Rolf Kießig
                               Fachbiologie für Medizin
                               Institut für Medizinische Mikrobiologie,
                               Medizinische Fakultät
                               der Otto-von-Guericke-Universität,
                               Magdeburg

Autorenverzeichnis

James C. **Agre**, PhD
Professor, Lehrstuhlinhaber, Abteilung für Rehabilitationsmedizin, Universität Wisconsin, Medizinische Hochschule, Madison, Wisconsin, USA

John R. **Bach**, MD
Professor, stellv. Leiter, Abteilung für Physikalische Medizin und Rehabilitation, UMDNJ-Medizinische Hochschule New Jersey, Newark, New Jersy, USA

Jörgen **Borg**, MD, PhD
Professor, Abteilung für Neurologie, Karolinska Krankenhaus; Berater, Abteilung für klinische Neurowissenschaften, Klinik für Neurologie, Karolinska Institut, Stockholm, Schweden

Kristian **Borg**, MD, PhD
Professor, Abteilung für Neurologie, Karolinska Krankenhaus; Abteilung für klinische Neurowissenschaften, Klinike für Neurologie, Karolinska Institut, Stockholm, Schweden

Marinos **Dalakas**, MD
Leiter der Sektion für Neuromuskuläre Erkrankungen, National Institut für Neurologische Erkrankungen und Schlaganfälle, National Institutes of Health, Bethesda, Maryland, USA

Steven T. **Dinsmore**, DO
Professor für klinische Medizin, Zentrum für Alternsforschung, Universität für Medizin und Zahnmedizin New Jersey, Schule für Osteopathische Medizin, Stratford, New Jersey, USA

Lars **Edström**, MD, PhD
Professor, Leiter der Abteilung für Neurologie, Karolinska Krankenhaus; Abteilung für klinische Neurowissenschaften, Klinik für Neurologie, Karolinska Institut, Stockholm, Schweden

Hugh Gregory **Gallagher**, Schriftsteller/Berater, Washington, D.C., USA

Anne Carrington **Gawne**, MD
Direktor, Post-Polio-Programm, Klinik für Rehabilitationsmedizin, Nationales-Rehabilitations-Krankenhaus, Washington, D.C., USA

Gunnar **Grimby**, MD, PhD
Professor für Rehabilitationsmedizin, Klinik für Rehabilitationsmedizin, Sahlgrenska-Universitätskrankenhaus, Universität Göteborg, Göteborg, Schweden

Lauro L. **Halstead**, MD
Direktor, Post-Polio-Programm, Nationales-Rehabilitations-Krankenhaus; Klinischer Professor, Klinik für Medizin, Georgetown Universität, Medizinische Hochschule, Washington, D.C., USA

Janet M. **Liechty**, Magister für Sozialwissenschaften, LICSW
Sozialdienst/Post-Polio-Programm, Nationales-Rehabilitations-Krankenhaus, Washinton, D.C., USA

Barbara C. **Sonies**, PhD
Leiterin, Abteilung für Pathologie des Sprechens und der Sprache, National Institutes of Health, Bethesda, Maryland, USA

Erik Valdemar **Stålberg**, MD, PhD
Professor für Klinische Neurophysiologie, Leiter der Klinik für Klinische Neurophysiologie, Universitätskrankenhaus, Uppsala, Schweden

Jan **Weinberg**, MD
Berater, Klinik für Neurologie, Sodersjukhuset Universität, Stockholm, Schweden

Anthony J. **Windebank**, MD
Professor für Neurologie, Medizinische Hochschule Mayo, Klinik für Neurologie, Mayo-Klinik und Mayo-Stiftung, Rochester, Minnesota, USA

Vorwort

Zweifellos ist das Post-Polio-Syndrom (PPS) ebenso alt wie die paralytische Poliomyelitis selbst. Der Terminus sowie seine klinische Beachtung sind jedoch erst relativ neu. Größeres Interesse gewannen die Spätfolgen der Poliomyelitis in den frühen 80er Jahren. Die Bezeichnung PPS wurde während der I. Internationalen Post-Polio Konferenz in Warm Springs, Georgia, 1984 geprägt. In den dazwischen liegenden Jahren nahm das Interesse an der Polio bei Forschern und Klinikern erheblich und kontinuierlich zu, was auch zu einer präziseren Definition des Begriffes PPS führte. Man begann, die möglichen Ursachen besser zu verstehen und kam zu einer Verfeinerung von rationellen und effektiven Strategien für die Behandlung. Bei der Vorbereitung für den vorliegenden Band haben wir versucht, einige der herausragenden neueren Arbeiten, die auf dem Gebiet der Pathogenese des PPS ebenso wie über die wichtigsten und am stärksten herausfordernden klinischen Probleme des PPS vorliegen, aufzunehmen. Ein Abschnitt über persönliche und psychosoziale Probleme, die früher nicht genügend Beachtung fanden, gibt dem Leser Einsicht in spezielle physische und psychosoziale Belastungen Betroffener beim Leben mit Poliospätfolgen.

Im aufkeimenden Interesse verbleiben Fragen über PPS als einer abgegrenzten klinischen Erkrankung: Es gibt keinen pathognomischen Test, die Symptome sind subjektiv und ziemlich allgemein, und es existiert kein wirklich kennzeichnendes Symptommuster. Zusätzlich ist die Pathogenese nach wie vor ungeklärt. In diesem Band finden sich Diskussionen über die z. T. frustrierenden Versuche zur Klärung einiger möglicher Ursachen, von der Dysfunktion der motorischen Einheiten bis zur Überbeanspruchung oder vorzeitigem Altern, der Persistenz von Poliovirusfragmenten und immunologischen Phänomenen. Vielleicht werden wir mit der Zeit herausfinden, daß PPS gar keine einzelne Erkrankung für sich darstellt, sondern daß einige klar definierte klinische und pathologische Untergruppen bestehen.

In der Zwischenzeit werden aber Kliniker und Forscher sich weiter mit der Herausforderung beschäftigen, Patienten mit PPS zu diagnostizieren und zu behandeln, zumindest innerhalb des gegenwärtigen Wissensstandes. Wir hoffen, daß dieses Buch für alle ein nützliches Nachschlagewerk und ein praktischer Führer bei dieser wichtigen Arbeit sein möge.

Lauro S. Halstead, MD
Gunnar Grimby, MD, PhD

Inhaltsverzeichnis

1 Poliomyelitis als Lehrstück und Vermächtnis

Lauro S. Halstead

Im Juli 1985 erschien im *New York Times Sunday Magazine* ein Artikel unter dem Titel „The Painful Legacy of Polio" (Das schmerzhafte Vermächtnis der Polio) *[4]*. Er schildert das, was wir heute als Spätfolgen der Polio oder Post-Polio-Syndrom bezeichnen. Es wurde festgestellt, daß für die meisten, die vor vielen Jahren eine paralytische Poliomyelitis durchgemacht hatten, das Auftreten neuer Symptome, die der alten Polio verwandt waren, eine völlig unerwartete Erfahrung darstellte. Nicht nur, daß einige der Symptome selbst schmerzhaft waren, wie entzündete Muskeln und Gelenke, war das ganze Erlebnis, offenbar einen neuen und verwirrenden Krankheitsprozeß durchzumachen, auch emotional und psychisch belastend. Die Absicht dieses Kapitels ist jedoch, nicht bei den physischen und psychischen Schmerzen zu verweilen, sondern einen Schritt zurück zu gehen und das Vermächtnis der Polio unter einer größeren Perspektive zu betrachten und einige der Themen zu untersuchen, aus denen man bei der Beschäftigung mit dieser Erkrankung lernen kann – Lehrstunden und Vermächtnisse, die ich auf drei Ebenen erläutern möchte: die individuelle Erfahrung, der soziale Zusammenhang und die Einwirkung auf die Rehabilitationsmedizin.

Pathophysiologie der Polio

Die Poliomyelitis stellt in vieler Hinsicht ein einzigartiges Phänomen dar. Sie wird durch eine Gruppe von Enteroviren verursacht, die fast ausschließlich die Vorderhornzellen des Rückenmarkes angreifen. Nachdem das Virus über den Darmtrakt in die Blutbahn eingedrungen ist und das Zentralnervensystem befallen hat, werden typischerweise 90 bis 95% der Vorderhornzellen infiziert. Einige gehen daran zugrunde, andere können das Virus abwehren und sich wieder normal verhalten. Andere überleben die Attacke offensichtlich, bleiben aber in einer bisher noch unklaren Weise beeinträchtigt. In der Zwischenzeit kommt es in der Peripherie zu komplexen und faszinierenden Ereignissen:

1. Gruppen von Zellen, die von inzwischen abgestorbenen Motoneuronen innerviert worden waren, werden jetzt zu freistehenden, fibrillierenden Waisenzellen;

2. Motoneurone, die überlebt haben, beginnen zusätzliche terminale Axonsprosse auszubilden und

3. diese terminalen axonalen Sprosse reinnervieren oder „adoptieren" mit der Zeit die verwaisten Muskelfasern.

Dieser Kompensationsprozeß ist eventuell mit für die Ausbildung der motorischen Rieseneinheiten verantwortlich, die bei der späteren elektromyographischen Untersuchung (EMG) von Patienten, die vor Jahren Polio hatten, so charakteristisch sind. Zusätzlich stellt der Prozeß ein interessantes Modell dafür dar, wie ein Körper in einigen Fällen auf eine Erkrankung reagiert – ein Modell, das faszinierende Folgerungen darüber gestattet, wie die Polio die Betroffenen sowohl individuell als auch auf der sozialen Ebene beeinflußt.

Individuelle Erfahrungen

Um auf der individuellen Ebene zu beginnen, wollen wir einen Patienten betrachten, der paralytische Poliomyelitis durchmacht. Die Krankheit beginnt akut, fieberhaft und entwickelt sich im Laufe einiger Tage zu herdförmigen, asymmetrischen Lähmungen oder möglicherweise sogar zu einer Tetraplegie mit Beeinträchtigung der Atemmuskulatur. Nach der emotionalen Erholung vom Schock des Erkrankungsbeginns folgt eine Phase medizinischer Rekonvaleszenz, die den meisten Patienten funktionelle Besserungen bringt. In manchen Fällen kommt es zu spektakulären Genesungen, die es ihnen erlaubt, den eisernen Lungen und Schaukelbetten oder Rollstühlen und Stützapparaten zu entrinnen und dann völlig ohne Hilfsvorrichtungen auszukommen. Ich war 18 Jahre alt und hatte gerade mein erstes Jahr im College beendet, als ich Polio bekam. Mein Weg führte von der eisernen Lunge über den Rollstuhl zu einer Knöchelorthese, und schließlich kam ich nach 6 Monaten gänzlich ohne solche Hilfsmittel aus. Erfahrungen wie diese, hinterließen bei vielen von uns Lehren und Überlieferungen, deren Tragweite erst jetzt klar zu werden beginnt.

Das Vermächtnis der Verleugnung

Meine eigene Erfahrung hat mich den zweifelhaften Segen des Verdrängens gelehrt. Ich hatte mich erholt und fühlte mich absolut nicht behindert; erst recht nicht war ich irgendwie bekümmert. Obwohl ich in meinem rechten Arm eine starke Lähmung zurückbehalten hatte, kam mir kein Gedanke, irgendwie ein Handikap zu haben. Diese Art magischen Denkens war offensichtlich nicht ungewöhnlich unter den Polio-Patienten. DAVIS untersuchte 14 Patienten und ihre Familien 2 Jahre lang nach Beginn der Erkrankung und stellte in „Passage through Crisis" wiederholt dasselbe Verhaltensmuster fest *[2]*. So empfanden z. B. alle Kinder, die während ihres Krankenhausaufenthaltes Stützapparate angepaßt bekamen, diese nicht etwa als ein Zeichen der Behinderung sondern viel mehr als einen Beweis der Genesung und ein Zeichen, daß sie nach Hause gehen konnten. Sie waren frei von ihren Rollstühlen! Was diese Art von bemerkenswerter neurologischer Erholung möglich machte, zusätzlich zu chirurgischen Eingriffen und Krankengymnastik, war die Reinnervation der verwaisten Muskelzellen, die über eine Periode von 6–12 Monaten die neuromuskuläre Familie durch den Prozeß der terminalen Axonaussprossung wieder zusammen brachte.

Vielen Beobachtern, wie Familienmitgliedern, dem Rehabilitationspersonal und den Patienten selbst kam diese Erholung nicht nur komplett, sondern wie ein Wunder vor: Ich konnte meine Zimmerkollegen vom College, die durch stundenlanges Fußballspielen gewaltige Oberschenkel hatten, beim Ringen besiegen. Ich lernte Squash und Tennis mit meinem linken Arm besser zu spielen, als ich das vor der Polio mit meinem rechten Arm konnte. Am dritten Jahrestag meiner Polioerkrankung erstieg ich den Fujijama in Japan, immerhin ein Aufstieg auf über 3700 m, und ließ dabei viele Freunde mit einem gesunden Körper keuchend einige Meilen hinter mir. Was hatte ich eigentlich zu befürchten? Ich wußte, daß mit mir etwas nicht in Ordnung war. Aber mit den mir zur Verfügung stehenden Muskeln konnte ich beinah alles tun, was ich wollte. Als Ergebnis fühlte ich mich keineswegs behindert, und weil ich von Anfang an eine gute Erholung erwartet hatte, erlebte ich niemals eine Phase der Depression. Und selbst Jahre später, als meine neue Schwäche augenscheinlich wurde, war dieser Verleugnungsprozeß noch intakt und ließ die neuen Verschlechterungen um so schwerer verstehen und akzeptieren.

Die Lehren von Übungen und Arbeit

Eine andere Lektion, welche die meisten von uns lernten, war der Wert von Übungen. Es war eine Lektion, die sich so fest einprägte, daß sie unser Denken 30, 40 und 50 Jahre später fortlaufend beeinflußte. Für mich selbst und, wie ich weiß, auch für andere, wurde das Üben zu einer Besessenheit – fast zu einer religiösen Andacht. Ich fertigte mir Listen mit Übungen an und befestigte sie an der Wand über meinem Bett. Wenn ein Therapeut mir empfahl, 10 Wiederholungen einer bestimmten Übung zweimal am Tag zu machen, dann machte ich 20 Wiederholungen davon dreimal täglich. Mit dem Zurückkehren meiner Kräfte entwickelte ich ein besonderes Verhältnis zu meinem Körper. Ich erlangte eine gewisse Meisterschaft über ihn, eine Art von Kontrolle, die ich vor der Polio nicht besaß. Verbunden mit dem Bewußtsein dieser Meisterschaft und Kontrolle war die Vorstellung, daß ich beinah alles leisten konnte, wenn ich nur hart genug arbeitete. Anders als bei anderen neurologischen Erkrankungen und wegen der besonderen Natur der Polio mit erhaltenen hypertrophischen Muskelzellen und terminalen Axonaussprossungen, welche verwaiste Muskelzellen adoptiert hatten, war es möglich, Schwäche durch Stärke zu ersetzen und starke Gliedmaßen aufzubauen, wo atrophische Muskeln untätig darnieder lagen. Es war eine einprägsame Lektion – eine, die in andere Aspekte unseres Lebens hineinführt und, wie ich glaube, zumindest zum Teil dafür verantwortlich ist, daß viele Polio-Patienten sich in ihrem gewählten Arbeitsfeld hervorgetan haben.

Tatsächlich hat sich dies aber sowohl zu einem Segen wie zu einem Fluch entwickelt. Das positive Verhalten seinem Körper gegenüber und der übergroße Stolz, ihn zu jeder geforderten Leistung zwingen zu können, machte viele Dinge möglich, die eigentlich außerhalb des jemals Erreichbarem lagen. Andererseits bezwangen wir unsere Körper, wenn Schmerzen auftraten, wenn unsere Muskeln ihren Dienst versagten und wo vernünftige Personen eine Ruhepause eingelegt hätten. Dieses an sich positive Verhalten bedeutet aber, daß wir auch jetzt, wo sich bei uns neue Schwäche einstellt, nicht etwa mit Mäßigung reagieren, sondern glauben, uns nun noch stärker anstrengen zu müssen. Über die Jahre hinweg hatte ich mir als eine Art Übung ein langsames Jogging angewöhnt, bei dem ich sechs Stufen auf einmal nahm. Als ich das erste Mal bemerkte, daß meine Beine schwächer wurden, bestand meine Reaktion darin, nicht weniger, sondern mehr zu tun. Ich wußte, was zusätzliches Training mir in der Vergangenheit gebracht hatte, und deshalb, teilweise auch durch eine eigensinnige Kontrolle über meinen eigenen Körper, wechselte ich von einem langsamen Joggen zu einem schnelleren und steigerte die Zahl der Stufen von 6 auf 8. Unglücklich für mich: Es funktionierte nicht. Die Pathophysiologie meiner ursprünglichen Polio hatte Grenzen gesetzt, die erst mit der Zeit augenscheinlich wurden. Es ist bekannt, daß man klinisch in einem Muskel die normale Kraft haben kann, auch wenn dieser nur von 45 oder 50% der normalerweise zur Verfügung stehenden Nerven versorgt wird. Während der Muskel mit voller Kraft funktionieren kann und eigentlich normal erscheint, fehlt ihm doch die normale Reserve der zusätzlichen Neuronen, die bei einem Ausfall der funktionierenden Nerven dann als Sicherung zur Verfügung stehen. Man kann sagen, daß ein Muskel, der ein Maximum seiner Leistung ohne Reserve vollbringen muß, tagtäglich etwa das Äquivalent eines Marathonlaufes schaffen muß: Er wird zu extremer Leistung wie unter regulären Verhältnissen gezwungen. Mit der Zeit kommt es zu einer Erschöpfung der Resourcen, wobei jetzt aber keine kompensatorische Mechanismen zur Verfügung stehen, um mehr Kraft zu produzieren. So verstehe ich inzwischen, warum Patienten, die mit neuer Schwäche und anderen Symptomen in die Klinik kommen, glauben, daß wieder einmal krankengymnastische Übungen das magische Elixier sein könnten.

Die Lektion der Isolation

Unser verzweifelter Kampf, zu überleben, hart zu arbeiten und sich auszuzeichnen, führt zu einigen negativen Lehren, die, wie ich meine, viele von uns Polios durchgemacht haben, ob wir uns darüber klar sind oder nicht. Wir entwickelten ein so starkes System der Verdrängung, das viele von uns nicht mehr auf die Stimme ihres Körpers hörten. Wir sind entsetzt und empört über die Möglichkeit, wieder krank werden zu können, und wir wollen einfach nicht wahrhaben, daß das, was wir uns so hart erarbeitet haben, wieder verloren gehen könnte. Ich glaube, daß man damit erklären kann, warum so viele Polio-Betroffene nur widerwillig Hilfe suchen, wenn sich bei ihnen neue Symptome einstellen. Sie finden es schrecklich, verwundbar zu sein und sind gegenüber Schwäche bei sich und anderen intolerant. Indem sie sich „einmauern", isolieren sie sich so von neuen Katastrophen und distanzieren sich von ihren eigenen Gefühlen. Zusätzlich vergrößerte das Polio-Experiment den Prototyp der sogenannten amerikanischen Tugenden.

In seinem Buch „*The Pursuit of Loneliness*" (Die Beschäftigung mit der Einsamkeit) diskutiert SLATER die Tugenden der Isolation, die im amerikanischen Lebensstil des späten 20. Jahrhunderts besonders durch Männer so sehr gepriesen wurden: die sogenannten Tugenden wie Stärke, Mut, Unabhängigkeit, Selbstbewußtsein und das Verbergen von Gefühlen [6]. Viele dieser Tugenden sind dieselben, die uns befähigt haben, die Herausforderungen der Polio zu überwinden und jede Tendenz zu bestärken, die in diese Richtung ging. Aber wir bezahlten unwissentlich oft einen hohen Preis dafür. Die Absonderung, die wir lernten, machte es schwierig, Emotionen auszudrücken und an tieferen Beziehungen teilzuhaben. Der Verlust physischer Kräfte machte uns sensibler gegen andere Arten von Verlusten. Ich bekam 1954 Polio, aber hatte bis 1982, als ich 46 Jahre alt war, also 28 Jahre später, niemals das Gefühl behindert zu sein. Doch wenige Jahre später, als ich eine Selbsthilfegruppe besuchte und mit anderen Polios über meine neuen Verluste und neue Schmerzen zu sprechen begann, spürte ich auf einmal, daß ich über einen Körper bekümmert war, den ich 30 Jahre davor verloren hatte. Heute benutze ich bei der Arbeit einen motorisierten Roller, um meine schwächer gewordenen Beinmuskeln zu schonen, lege am Nachmittag Ruheperioden ein, um meine Müdigkeit zu lindern und teile im allgemeinen meine Aktivitäten täglich von morgens bis in die Nacht für die ganze Woche ein.

Mir wurde auch bewußt, wie stark meine eigene sexuell-soziale Entwicklung unterbrochen worden war. Ich entwickelte mich von einem körperlich tüchtigen Teenager, der weit weg allein in einem College lebte, zu einem Tetraplegiker, der nun wieder zu Hause war und von Zeit zu Zeit Hilfe bei der Toilette, beim Anziehen und beim Baden benötigte. Zwar nicht typisch für Polio, machte die Schnelligkeit der Erholung zusammen mit der

Wiedererlangung der Funktion von Darm und Blase und der Sexualkraft es leichter, vieles dessen zu verdrängen, was passiert war. Das erlaubte mir eine turbulente Periode meines Lebens, ohne daß ich direkter oder ernsthafter mit meinen Verlusten oder meiner Krankheitserfahrung konfrontiert wurde. Trotzdem möchte ich nicht nur Tadel auf mich laden. Es gab soziale und medizinische Vorbilder für mein Verdrängen – ganz oben zu beginnen mit Franklin ROOSEVELT, der nicht nur als Modell für die Erholung stand, sondern auch dafür, die Erkrankung mit Anstand, Haltung und guter Einstellung zu ertragen. Eleanor und Franklin waren schon Helden lange ehe ich Polio hatte, aber als ich selbst daran erkrankte, galt ihm unsere besondere Aufmerksamkeit. Durch GALLAGHER's Buch „*FDR's Splendid Deception*" (Franklin D. ROOSEVELT's glänzender Betrug) wissen wir aber inzwischen, daß FDR viel mehr als das war, was wir begriffen – besonders in seinem Bemühen, seine Behinderung zu verleugnen *[3]*.

Das Vermächtnis des Gefühls, unsterblich und auserwählt zu sein

Ein anderes Vermächtnis ist das Empfinden, unsterblich und für eine Prüfung auserwählt zu sein. Während Säuglinge und Kleinkinder natürlich zu jung für dieses Empfinden sind, glaube ich, daß eine solche Haltung sowohl von Eltern wie vom medizinischen Personal eingenommen wurde. Obwohl ich selbst mit 18 für eine Weile in der eisernen Lunge lag, hatte ich den festen Glauben, daß ich überleben würde. Und nicht nur, daß ich überleben, sondern daß ich meine Gesundheit schnell wiedererlangen würde, in einer Woche oder allerhöchstens in zwei! Ich glaube, daß eine solche Denkweise für jeden jungen Teenager, der plötzlich hoffnungslos krank wird, absolut normal ist. Aber dabei spielte auch das Wissen eine Rolle, daß die meisten Polio-Betroffenen sich wieder erholten – einige von ihnen so vollständig, daß man ihnen keinerlei Behinderung anmerken konnte. Dazu kommt, daß das Krankenhaus, in dem ich mich wieder erholte, voll von anderen Polio-Betroffenen lag und daß die Stimmung unter den Patienten und dem medizinischen Personal außerordentlich positiv und hoffnungsvoll war, im Gegensatz zu vielen anderen Einrichtungen, die ich danach zu sehen bekam. Aber der positive Geist hatte auch negative moralische Folgen. Guten Leuten ging es besser; schlechte Menschen zeigten keine Besserung; und einige starben sogar. Diese Botschaft lehrte die Leute, zu überleben und zu verdrängen. Nichts anderes war akzeptabel.
Andere Teile dieses Vermächtnisses haben mit Legenden zu tun, die man uns erzählte. Man wollte Polio-Kinder manchmal zu dem Glauben führen, daß ihre Erkrankung eine gottgewollte Prüfung sei. Wie anders wollte man auch eine Krankheit erklären, die offensichtlich aufs Geratewohl zuschlägt, eine Erkrankung, die ohne Warnung eintritt, wenn Du gesund bist und Du keinerlei Schuld an ihrem Auftreten hast. Das Schicksal eines Kindes, das

von einem Auto überfahren wird, weil es vergessen hat, nach rechts und links zu schauen, ehe es die Straße überquert, kann man verstehen; ein Kind aber, das über Nacht während es schläft gelähmt wird, ist ein Akt Gottes. „Gott gibt uns nur, was wir ertragen können", heißt es. „Gott legt nur denen ein schweres Los auf, die er am meisten liebt", heißt es anderswo. Die wahre Botschaft aber ist: „Du bist etwas Besonderes. Sei stark. Weine nicht. Mach Mama stolz. Zeige Gott, daß er Recht hatte." Kein Wunder, daß der durchschnittliche Bildungsgrad unter den Polio-Betroffenen für höher gehalten wird, als in der übrigen Bevölkerung. Und nimmt es Wunder, daß die Beschäftigungsrate unter den Polio-Betroffenen viermal so hoch ist wie in der gesamten Behindertenpopulation? Das Potential zur motorischen Rehabilitation ist ungleich größer als bei den meisten anderen neuromuskulären Erkrankungen, und wenn das noch mit dem Inhalt einer „speziellen Mission" erfüllt wird – woher das auch immer stammen mag – können die Ergebnisse spektakulär sein. Wenn man dann noch eine Gesellschaft zu Grunde legt, die zur Unterstützung und Nachsicht bereit war, dann hat man den Polio-Patienten, der sich für etwas Besonderes, sogar auserwählt fühlte.

Sozialer Kontext

Die Erfahrung der vergessenen Krankheit

Die erste soziale Erfahrung besteht darin, daß die Polio als Krankheit ebenso wie ihre Überlebenden, in Vergessenheit geraten sind. Es ist interessant, darüber nachzudenken, wie und warum das passieren konnte. Die Hauptpolioepidemien von 1930, 1940 und 1950 nahmen immer mehr zu, und die absolute Sterblichkeitsrate (etwa 12%) war im Vergleich mit den wichtigsten Todesursachen der damaligen Zeit, Tuberkulose, Herzkrankheiten und Krebs, besonders hoch. Aber Zahlen allein machten die Polio nicht zu einer wichtigen Krankheit. DAVIS meint: „Epidemiologische Statistiken allein können nicht für die Furcht und den Schrecken verantwortlich gemacht werden, mit dem die Polio betrachtet wurde oder für das besondere Ansehen und die Massensympathie, die ihre Opfer erfuhren" *[2]*. Die Polio befiel oft Kinder, und der Anblick von Kindern mit Krücken und in Rollstühlen traf die Amerikaner mitten ins Herz.
Wer sich noch an diese Zeit zurückerinnert, kann sich die Furcht und Hysterie gewiß noch vergegenwärtigen. Keiner wußte, wer als Nächster betroffen werden würde, was in unserer Gesellschaft zwiespältige Einstellungen hervorrief. Es entwickelte sich eine Art Haß-Liebe zur Polio. SONTAG schreibt in *„Illness as Metaphor"*: „Jede Erkrankung, die als eine Art Mysterium und mit genügend Furcht betrachtet wird, hält man mora-

lisch, wenn nicht sogar wortwörtlich, für ansteckend." *[8]*. Auf der einen Seite gab es eine große Angst vor einer Infektion, Furcht vor Lähmungen und Tod und das subtile Gefühl einer moralischen Verwundbarkeit. Auf der anderen Seite war eine Tendenz zu verzeichnen, die Überlebenden zu romantisieren, so daß tatsächlich für einige Zeit ganze Gemeinden zu großen Unterstützungs-Gruppen wurden.

Viele über 40 Jahre alte Amerikaner kennen noch Leute, die an Polio erkrankt waren und sich danach erholten. Lange Zeit waren sie Gegenstand des öffentlichen Interesses. Die ganze Gemeinde traf sich bei ihnen. In den Zeitungen erschienen Bilder, und häufig gab es Fortsetzungsberichte, die manchmal etwas mehr Besserung versprachen, als tatsächlich stattgefunden hatte. In vielen Lokalen konnte man Mütter als Organisatoren von Nachbarschaftshilfe und einer freiwilligen Spendensammlung ausmachen. Das verursachte eine Art Kreuzzug; den Kreuzzug der Mütter oder, wie er später vom „March of Dimes" (Pfennigparade) genannt wurde, den „Marsch der Mütter gegen die Polio". Er stellte einen klugen kaufmännischen Schachzug dar und brachte das erste mal zum Ausdruck, daß Mütter und ihre emotionalen Instinkte, die Familie zu retten und zu erhalten, von der Wissenschaft, oder um es exakter auszudrücken, von einer Organisation, die Geld sammelte, ausgebeutet wurden. So nutzte die Gesellschaft die Leiden der Polio-Patienten und das Schuldgefühl derjenigen, die davon gekommen waren, um eine sagenhaft wohlhabende Industrie aufzubauen. Innerhalb weniger Jahre entwickelte sich der *March of Dimes* zu einer nationalen Organisation, die praktisch jede Gemeinde erreichte und zu einer der erfolgreichsten Wohltätigkeitsorganisationen der Geschichte wurde.

In seiner Darstellung des Einflusses des *March of Dimes* schrieb DAVIS: „Es überrascht deshalb nicht, daß von den vielen schweren Erkrankungen, die Menschen befallen können, die Polio einen herausragenden und, nach Meinung einiger, übertriebenen Stellenwert im Bewußtsein, in der Sympathie und Philanthropie des amerikanischen Volkes einnahm. Sie wurde als ein starkes Symbol von blindem, verwüstenden und unkontrollierten Mißgeschick angesehen, dessen Opfer ganz besonders auf die Unterstützung und den guten Willen der Gesellschaft angewiesen waren" *[2]*.

Die Bedeutung dieses Vermächtnissses ist unterschiedlich zu bewerten. Ein Teil der Summen kam unmittelbar der Hilfe für Patienten zu gute: Ich selbst war Nutznießer des Geldes, das meine Mutter und ihre Freundinnen gesammelt hatten, denn sämtliche Aufwendungen im Krankenhaus wurden automatisch vom *March of Dimes* bezahlt, ebenso die für meine ambulante Therapie und andere damit verbundenen Ausgaben. Das war einer der großen Vorteile, die dem Einzelnen durch den *March of Dimes* zu gute kamen. Aber es gab auch eine verborgene Seite, wofür der Fond verwendet wurde. Das Geld begann, über die Diagnose zu dominieren. Patienten, besonders ärmere Leute, die in einem Krankenhaus mit einer unklaren Diagnose vorgestellt wurden, aber mit einigen Symptomen, die an Polio denken ließen, wurden besonders während einer gerade ablaufenden Polio-Epidemie häufig mit der „gesicherten" Diagnose Polio belegt, da damit sowohl die Bezahlung des Krankenhauses wie die des Arztes gesichert war und sich das auch mit den Bedürfnissen dieser Patienten deckte.

Das hat zur Folge, daß heute viele Leute, die tatsächlich niemals Polio hatten, meinen, diese Krankheit durchgemacht zu haben. Oft genug können sie sogar entsprechende Krankenblätter vorlegen. Das ist aus verschiedenen Gründen ein Unglück. Erstens treibt es die Zahl der Leute in die Höhe, die einen Anspruch auf eine durchgemachte Polio zu glauben haben, was alle Bemühungen, die tatsächliche Zahl der Überlebenden zu ermitteln, verzerrt, und zweitens verursacht das eine unnötige Verwirrung und Bedrängnis unter den Patienten, die an post-polio-ähnlichen Symptomen leiden. Fälschlicherweise glauben einige von ihnen hartnäckig daran, daß sie unter den Spätfolgen der Polio leiden. Gelegentlich schleppen einige dieser Leute ihr Polio-Etikett lebenslang mit sich herum und verwenden es zur Erklärung jeder Art von Krankheit ebenso wie zum Alibi, warum sich ihr Leben nicht so erfüllt hat, wie sie sich das erhofften.

Zusätzlich zur Information der Öffentlichkeit und zur Bezahlung von Gesundheitsdiensten setzte der *March of Dimes* auch Geld zur Unterstützung der Forschung ein. 1955 wurde der inaktivierte Impfstoff nach SALK eingeführt. Die Wochenschauen der damaligen Zeit liefen unter der Schlagzeile: „Polio besiegt!" Es war wie ein neuer Krieg, und wir hatten ihn gewonnen. Die amerikanische Technologie hatte wieder einmal einen großen Erfolg erzielt. In ganz Amerika fanden selbst in kleinen Städten Paraden mit großen Spruchbändern und Schildern statt, die den „Sieg über die Polio" verkündeten. Es gab ein Mittel gegen Polio, aber es half nicht denen, die bereits erkrankt waren. *Es war ein Sieg für die, welche niemals Polio bekommen würden.*

So war die Wirkung auf die Amerikaner das Gefühl, daß die Polio besiegt wäre. Die Polio geriet langsam aus dem nationalen Bewußtsein, indem sie sich nach und nach aus der nationalen Tagesordnung stahl. Im Gegensatz zu anderen Ländern, wo *March of Dimes*-ähnliche Organisationen die Arbeit für die Polio-Überlebenden fortführten, gab der amerikanische *March of Dimes* sogar seinen Namen und seine gesellschaftliche Identität auf. In den frühen 60er Jahren wurde aus ihm die *Birth Defects Foundation* (Stiftung für Geburtsdefekte). Für die Überlebenden der Polio gab es keine Kampagnen mehr, ebensowenig nationalen Organisationen oder nationale Unterstützungsgruppen. Sogar lokale Selbsthilfegruppen verschwanden von der Bildfläche.

Es wurde nicht mehr geforscht, und nur noch wenige Publikationen erschienen. Medizinisch begann die Polio eine historische Besonderheit zu werden. In medizinischen Schulen wurde sie nur noch als eine interessante Fallstudie über die Wunder der modernen Technologie behandelt und als eine wichtige Erkrankung in der Dritten Welt. Sogar klinische Beschreibungen in medizinischen Standardwerken sind, wie wir inzwischen wissen, oft irreführend. Noch 1982 wurde in KRUSEN's *Handbook of Physical Medicine and Rehabilitation* die Polio als eine *statische* Erkrankung der motorischen Einheit klassifiziert, was bedeutet, daß keine Spätphase mit neuer Schwäche oder Verschleiß der motorischen Einheit anerkannt wird *[5]*.

Da in der medizinischen Literatur sehr wenig über späte neurologische Veränderungen berichtet wurde, wird diese Möglichkeit von den meisten Praktikern einfach negiert. Und das soziale Verschweigen unterstützte sowohl die individuelle Verleugnung wie die professionelle Ignoranz. So war die anfängliche Reaktion meiner Freunde, der Familienmitglieder und der Ärzte auf die neuen Probleme bei den Polio-Betroffenen, daß alles in Ordnung wäre. Wie hätte es auch anders sein können? Die Polio war ja besiegt! Polio war eine statische Krankheit. Dir ging es die ganzen Jahre gut, warum also sollte sich jetzt etwas ändern? Das war, was man zu hören bekam. Wenn die Symptome aber nicht verschwanden und wir beharrlich blieben, waren dann gewöhnlich die Antworten: „Das findet nur in Deinem Kopf statt" oder „Du leidest unter Stress" oder „Du machst eine midlife-Krise durch".

Wie wir jetzt wissen, erlebten die Polio-Betroffenen etwas, was in der Medizin immer allgemeiner wird – sie hatten es mit einer Menge neuer Symptome zu tun, die keinen Namen besaßen, und ohne Namen gibt es keine Krankheit. Die Geschichte der Medizin ist auch eine Geschichte der Taxonomie. Als man glaubte, daß die Malaria durch Sumpfnebel verursacht wurde, gab ihr die Medizin den Namen Miasma. Mit einem Namen versehen, mußte eine Ursache vorhanden sein und damit die Möglichkeit einer Behandlung oder sogar Kur. Aber was gab es in einer hochentwickelten Kultur, wo viele Krankheiten durch Impfstoffe völlig ausgerottet waren, noch neues zu lernen? Infolgedessen blieb das Post-Polio-Syndrom lange Zeit eine verwaiste Krankheit. Kein Name, keine Organisation und keine Institution oder Stiftung, die sich ihrer annahm.

Die Kommerzialisierung der Behinderung

Ein weiteres soziales Vermächtnis war die Entwicklung des „Poster-Kindes" durch den *March of Dimes*. Es war eine raffinierte Technik, Geld aufzutreiben und so erfolgreich, daß sie bis auf den heutigen Tag von Organisationen, die sich behinderter Kinder annehmen, nachgeahmt wird, wenn sie Geld auftreiben wollen. Leider bewirkte sie jedoch, daß eine Kommerzialisierung der Behinderung begann, die sich bis heute fortsetzt. Das aber trug dazu bei, daß sich die vielen negativen Stereotypen über Behinderung herauskristallisierten und verstärkten. Es markierte auch den Beginn des Versuches großer Wohltätigkeitsorganisationen, zu definieren, wie wir Behinderung wahrzunehmen und darüber zu denken hätten. Natürlich konnten nur die richtigen Kinder als „Poster-Kinder" ausgewählt werden. So kam es zwangsläufig zu einer Art Wettbewerb. Die Kinder durften nicht zu krank sein, z. B. in einer eisernen Lunge liegen, aber wiederum auch nicht zu gesund aussehen, d. h. sie mußten eine sichtbare Behinderung aufweisen. Sie sollten niedlich aussehen, aber deutlich in Not sein und doch einen gewissen Mumm besitzen. Aber vor allem durften sie nicht verletzend wirken. Kleine Mädchen mit gewinnendem Lächeln und glänzenden, langen Beinschienen waren für gewöhnlich die besten Kandidaten. Die Photos demonstrierten die offensichtliche Not des Poster-Kindes und machten gleichzeitig klar, daß es ein Kämpfer war, dem es mit großzügiger Unterstützung durch den Spender besser gehen würde.

Wie sich herausstellte, waren die Poster-Kinder Medienstars für einen Moment und gleich darauf vergessene Kinder mit einer chronischen Erkrankung. Und jetzt, 30 Jahre später, entwickeln sich bei den gleichen Personen neue gesundheitliche Probleme, die mit ihrer alten Polio zusammenhängen, aber der *March of Dimes* überläßt sie sich selbst.

Ein anderes Lehrstück des *March of Dimes* war, daß man dazu beitrug, die Entwicklung eines Klimas zu unterstützen, wo individuelle Krankheitsgruppen begannen, untereinander um die begrenzten Hilfsquellen zu konkurrieren. Über die Jahre führte das zur Herausbildung von Krankheits-spezifischen Wohltätigkeitsgruppen und der Amerikanisierung von Forschungen über Behinderungen und von Behindertendiensten. Ich glaube jedoch nicht, daß diese ungeplante, kapitalistische, am freien Markt orientierte Methode der Gesamtheit der Behinderten sehr geholfen hat. Sie führte im Gegenteil zu einer Zersplitterung der Behindertengruppen – die nun alle um die gleichen Hilfsquellen konkurrierten – und zu einer Stärkung der Bürokratie und zu Anstrengungen, die allzu oft in der Isolierung der Individuen und Gruppen resultierten sowie zu einer Verschwendung von kostbaren Vermögen, wobei einer den anderen, statt die Krankheit bekämpfte.

Die Ausbeutung der Kinder für die Sammlung von Geldern währt bis zum heutigen Tag, wie z. B. bei speziellen Fernsehveranstaltungen mit Jerry Lewis und den Jerry-Kindern. Obwohl die „Parade der Mütter" noch von der *Stiftung für Geburtsdefekte* eingesetzt wird, wurde sie weitgehend durch eine erfolgreichere Strategie von nationalen Wettbewerben ersetzt, wo sich eine Körperschaft mit der anderen mißt und die Mannschaft Xerox die Mannschaft Shell auszustechen versucht. Jede solche Methode könnte ein großartiger Weg sein, Gelder zu sammeln und vielleicht das Bewußtsein von maßgeblichen Leuten wach zu rütteln. Aber es ist die Hölle eines Weges, über Prioritäten der Gesundheitsfürsorge zu entscheiden oder Leute zu verleiten, ihren fairen Anteil zu leisten. Ich möchte nicht behaupten, daß der *March of Dimes*, der vor 30 und 40 Jahren begann, Gelder zu sammeln, mit für das heutige Flickwerk des Herangehens an das Behindertsein verantwortlich ist, aber er verstärkte das amerikanische Ideal der individuellen Initiative als einen Weg des Umgangs mit schwierigen sozialen Problemen.

Die Erfahrungen der lokalen Selbsthilfegruppen

Und jetzt beginnt der Kreislauf wieder von vorn. Da es keine nationale Organisation gibt, müssen wir unsere eigenen Kräfte wiederentdecken, unsere eigenen Bedürfnisse und vor allem uns untereinander. Mit wenigen Ausnahmen habe ich es über die Jahre sorgfältig vermieden, mit anderen Polio-Betroffenen zusammen zu treffen und wollte niemals einer Polio-Organisation angehören. Schließlich hatte ich ja die Polio überwunden und wollte nicht mit einer Behinderten-Gruppe identifiziert werden. Aber ich änderte meine Meinung, als bei mir neue gesundheitliche Probleme auf-traten, die mit der alten Polio zusammenhingen. Offensichtlich ging das Tausenden von anderen Polio-Überlebenden genauso.
Unglücklicherweise gab es in dieser Zeit für uns einige erschwerende Um-stände. Es gab keine nationalen Epidemien mehr. Die anbetungswürdigen Poster-Kinder, welche die öffentliche Sympathie geweckt hatten, fehlten. Viele der Leute, die an einer Aktion teilgenommen hätten, haben jetzt selbst gesundheitliche Probleme und nicht mehr genügend Energie, diese in den Aufbau einer neuen Organisation einzubringen. Und dann gab es vor allem zahlreiche gut organisierte und in der Öffentlichkeit wohlbe-kannte Gruppen, die andere Gesundheitsfürsorge-Probleme repräsentierten und sich um die verfügbaren Gelder mitbewarben. Trotzdem ist das Bild nicht völlig deprimierend.
In den letzten Jahren zeigte sich ein einzigartiges und typisch amerika-nisches Phänomen. Wenn ein Bedürfnis vorliegt, dann gibt es auch Leute, die sich dafür einsetzen. Ohne auf die Regierung zu warten oder auf Reha-bilitations-Profis oder auf irgend jemand anderes, der in Aktion treten könn-te, verstanden die Polio-Betroffenen im ganzen Land, daß sie für sich selbst eigene Aktivitäten entwickeln mußten. Und deshalb kam die Bewegung der Polio-Selbsthilfegruppen in Gang, die heute mehr als 300 Organisationen umfaßt. Die Gruppen begannen sich langsam aus eigener Kraft zu entwik-keln. Das führte zum Beginn einer nationalen Organisation und zu einer sozialen Bewegung, die Druck machte, daß Stiftungen entstanden und neue Forschungen angeregt wurden.

Einfluß auf die Rehabilitationsmedizin

Das Vermächtnis von Polio und Rehabilitationsmedizin

Polio und Rehabilitation hatten immer schon gegenseitig Nutzen vonein-ander. Die großen Epidemien schufen eine Krise der Gesundheitsfürsorge, mit der andere Spezialfächer wenig anfangen konnten. Kinderärzte, Inter-nisten und Allgemeinpraktiker stellten üblicherweise die Diagnose und führten ihre Patienten durch die Akutphase. Darauf folgten in den anschließenden Jahren die Orthopäden mit der wiederaufbauenden Chirurgie. Aber es hatte sich mittlerweile Bedarf für ein Spezialfach entwickelt, das 1. all die zersplitterten Teile der Fürsorge über eine längere Zeit zusammenführen konnte und eine holistische, integrierende Perspektive aufzubauen in der Lage war; das sich 2. mit so unterschiedlichen Gebieten wie funktioneller Leistung, Kinesiologie, Muskelphysiologie, Stützapparaten, Darm- und Blasenfunktion, Atmungsphysiologie, Stimmtraining, psychologischer Einstellung und familiären Bedürfnissen befaßte und das 3. schließlich die Bedeutung der Zusammenarbeit mit verwandten professionellen Spezialisten in einem Team aufwertete. Obwohl Praktiker auf dem sich gerade entwickelnden Gebiet der Physiatrie oder physikalischen Medizin und Rehabilitation (kurz Rehabilitationsmedizin) sich am Anfang nicht alle diesen Bedürfnissen zuwenden konnten, halfen in vielen Fällen die umfangreichen Bedürfnisse der Poliopatienten, das sich entwickelnde Spezialfach anzuregen, sich zu entwickeln, zu wachsen und letzten Endes sich selbst zu definieren. Aus diesen Gründen war die Poliomyelitis der Prototyp einer Krankheit für die Rehabilitationsmedizin. Für die richtige Behandlung von Poliopatienten waren spezialisierte Einrichtungen, Arbeitsgruppen und Programme notwendig. Viele der großen Rehabilitationsprogramme in unserem Land begannen ursprünglich als Polio-Zentrum. Als die Polio allmählich verschwand, setzten diese Zentren ihre Erfahrungen für ausgedehnte Gruppen chronischer und behinderter Erkrankter sowohl unter Kindern wie Erwachsenen ein. Heute sind die Post-Polio-Kliniken Mittelpunkte zum Erlernen, wie man Personen, die mit einer Behinderung alt werden, am besten betreut.

Das Vermächtnis der spezialisierten Fürsorge

Die Betreuung der Poliopatienten erfordert ein breites Behandlungsspektrum. Auf der einen Seite können Patienten mit leichteren Lähmungen selbst an schwierigen Übungen meist von Beginn an teilnehmen. Die Hauptsorge für viele dieser Patienten lag darin, ihren Eifer in die richtigen Bahnen zu lenken, um zu verhindern, daß sie zu hart und zu schnell übten. Wenn auch nicht allgemein anerkannt, war die Überbelastungsschwäche bei den Polio-Betroffenen ein deutliches Phänomen, das in der medizinischen Literatur schon 1958 von BENNETT und KNOWLTON beschrieben wurde [1].
Auf der anderen Seite gab es Poliopatienten, bei denen sich als Teil der akuten Erkrankung Schwierigkeiten mit der Atmung einstellten. Notwendigerweise wurden die Ärzte und das medizinische Hilfspersonal rasch auch mit der Behandlung dieser Patienten vertraut. Wenn es der Patient vertrug, begannen die Therapeuten tägliche Behandlungen, auch wenn dieser noch in der Eisernen Lunge lag. Oft wurden solche Patienten wegen ihrer großen Zahl und wegen fehlenden Personals – besonders Nachtschwestern fehlten – in einer Einrichtung zusammengelegt. Das war an sich der Anfang von

Intensivtherapie-Einrichtungen, die später auch von allgemeinen Krankenhäusern für viele andere Arten von Patienten übernommen wurden.

Während viel von den Erfahrungen und dem Beistand im Umgang mit akut
kranken Patienten in Rehabilitationseinrichtungen verloren gegangen ist, hat
sich manches doch in Zentren erhalten, die Tetraplegiker mit hohen Quer-
schnittslähmungen und Atmungsdefekten behandeln. Tatsächlich waren
nämlich die Erfahrungen und die Bedürfnisse, die man im Umgang mit
komplizierten Poliofällen gewonnen hatte, nicht auf die Behandlung von
akuten medizinischen Problemen beschränkt: Sie dehnten sich über das
Krankenhaus überall hin aus, wo immer Patienten behandelt wurden und
mündeten in Bemühungen, die Menschen wieder in die Gemeinschaft zu
integrieren und eine sinnvolle Beschäftigung für sie zu finden. Man stelle
sich das vor: Patienten, die von einem Atemgerät abhängig waren, in einer
wettbewerbsfähigen Beschäftigung! Das ist ein glänzendes Beispiel für die
spezialisierte medizinische Obhut, die durch ein Team von Rehabilitations-
fachleuten möglich gemacht wurde und ein direktes Vermächtnis der Lektio-
nen, die man bei der Behandlung von Poliopatienten mit Atmungsdefekten
gelernt hatte.

Das Vermächtnis der auf das Krankenhaus orientierten Behandlung

Wie ich früher erwähnte, resultieren einige der Erfahrungen der Polio-Ära
in durchaus fragwürdigen Segnungen. Die Rehabilitation war immer stolz
auf ihre umfassende, koordinierte Behandlung, die zahlreiche Disziplinen
einbezog. Wegen der Komplexizität und der Akutheit der Erkrankung bei
vielen Poliopatienten war es natürlich, daß ein großer Teil der Anfangs-
behandlung im Krankenhaus stattfand. Mit der Zeit entwickelte sich daraus
eine Tradition, andere Erkrankungen ebenso zu behandeln – eine Tradition,
wo die Mehrheit der Behandlungen krankenhausgebunden sind und sich
an einer einzelnen Einstellung ausrichten. Während das für das Personal
bequem war und für eine Zeit auch kosteneffizient, hatte es den uner-
wünschten – und manchmal auch unerwarteten – Effekt, eine feststehende
Meinung über die Natur und den Bereich der Rehabilitationsdienste sowie
die Art, wie sie verwirklicht werden konnten, zu schaffen. Dem unterlag auch die subtile Art der Kontrolle. Solange die Behandlungen vom
Krankenhaus ausgeübt wurden, konnten die Patienten leichter von den
Krankenhausärzten kontrolliert werden, was ironischerweise darin mün-
dete, eine Form von Abhängigkeit gerade derjenigen Personen zu schaffen,
die diese Ärzte zur Unabhängigkeit ermutigen sollten.

Vieles davon hat sich in den vergangenen Jahren verändert, teilweise durch
die Behindertenrechte (Verbot der Diskriminisierung) und die „indepen-
dent living"-Bewegung, teilweise durch eine hochentwickelte und besser
angepaßte Sicht der Rehabilitation und besonders durch die Tatsache der
besseren Finanzierung der Rehabilitations-Behandlung heutzutage.

Das Vermächtnis des Vergessenseins

Die Erfahrung des Vergessenseins hängt mit der eben geschilderten Orientierung auf das Krankenhaus zusammen. Für viele Polio-Patienten, mich selbst eingeschlossen, markierte die Entlassung aus dem Krankenhaus gleichzeitig das Ende des formellen Rehabilitationsprogrammes. Es stimmt schon, daß ich die Übungen für mich selbst weiter fortsetzte und die Empfehlungen, die ich während meines Krankenhausaufenthaltes erhielt, weiter befolgte, aber ich habe niemals einen Brief oder Fragebogen betreffs einer Verlaufsstudie erhalten, ebensowenig wie die Aufforderung für eine Nachuntersuchung von den Krankenhäusern, in denen ich behandelt worden war. Ich weiß, daß das nicht für jedes Rehabilitationszentrum zutrifft, aber bei den Patienten, mit denen ich gesprochen habe und die ich selbst in letzten Jahren untersuchte, habe ich den Eindruck, daß es ihnen häufig genug ebenso erging. Wenn eine Verlaufsstudie gemacht wurde, dann betraf das meist eine einzelne Fragestellung, wie z. B. den Test eines Stützapparates und umfaßte selten eine weitergehende Auswertung.

Ich glaube nicht, daß die Krankenhäuser ausschließlich allein daran Schuld haben. Ich hätte ja selbst von mir aus die Initiative ergreifen können. Aber wie ich schon früher ausgeführt habe, in meinem Fall – und das trifft glaube ich auch für viele andere zu – war der überwältigende Drang, das alles hinter mir zu lassen. Eine Rückkehr ins Krankenhaus, selbst als Besucher, würde mich an eine Krankheit erinnern, die ich vergessen wollte und die ich für überwunden hielt. Ein Krankenhausbesuch hätte mich vielleicht daran erinnert, daß ich tatsächlich selbst eine Behinderung hatte.

Weil ich und viele Tausende andere über die Jahre die Krankenhäuser nicht mehr aufsuchten, glaube ich, daß sowohl die Krankenhäuser (und indirekt damit die Rehabilitation als solche) wie die Polio-Überlebenden die Betrogenen waren. Die Krankenhäuser verloren eine wunderbare Möglichkeit, den neurologischen und funktionellen Verlauf der Polio zu verfolgen, die ihnen vielleicht die frühzeitige Warnung über irgendeine Verschlechterung ermöglicht hätte, die dann so viele von uns überraschend traf. Verlaufsuntersuchungen hätten auch zur Schaffung eines Grundwissens beitragen können, das sich als Teil eines Präventionsprogramms zur Minimierung, Verzögerung oder sogar Vermeidung von späten neurologischen Veränderungen hätte einsetzen lassen können. Inzwischen hat man natürlich daraus gelernt, wenn man nur die engagierten Verlaufsuntersuchungen bei Rückenmarksgeschädigten Patienten und anderen Behindertengruppen betrachtet, die heute in den meisten Krankenhäusern vorgenommen werden.

Zusätzlich zu dem Versagen, ein Grundlagewissen aufzubauen, das dem einzelnen Polio-Überlebenden geholfen hätte, besser mit seinen Problemen fertig zu werden, versagte des Gebiet der Rehabilitation, wie ich glaube, im größeren Maße aber auch in der Gesellschaft. Durch ihre verschiedenen professionellen Organisationen verschafften sich die Rehabilitationsfachleute neues Wissen und hielten die Ärzteschaft, die Verbraucher und die Öffentlichkeit auf einem hohen Stand der Bildung und Information. Tatsächlich ist es gerade dieser Prozeß, der die Tagesordnung für zukünftige Dienste, Trainings- und und Forschungsprogramme zu formen hilft.

Aber die alten Polio-Probleme wurden durch das Fehlen neuer Informationen nicht auf den neuesten Stand gebracht und kamen nicht einmal auf die Tagesordnung. Das ist genau das, was mit der Polio in den 60er, 70er und frühen 80er Jahren passierte. Zum Glück hat sich die Situation zu ändern begonnen, aber es verbleibt noch eine Unmenge Arbeit für die vielen Tausenden von Polio-Betroffenen, die heute noch leben.

Paradoxerweise glaube ich, daß viele dieser Leute in einem Zustand sind, wo sie der Rehabilitation von Nutzen sein könnten. Viele waren in ihren gewählten Berufen erfolgreich und viele stehen im Blickpunkt der Öffentlichkeit. Wenn sie sich in ein laufendes Forum einbrächten, in dem sie in ihre regionalen Rehabilitationszentren einbezogen würden, könnten sie nicht nur die Sache der Polio sondern das Anliegen der Rehabilitation allgemein fördern. Das könnte ein Weg sein, ungenutzte Quellen von Wohlwollen und möglicher finanzieller Unterstützung zu erschließen.

Das Vermächtnis des Alterns mit einer Behinderung

Dies ist eine wichtige Lektion, die sich als Ergebnis der heutigen Beachtung der neuen gesundheitlichen Probleme der Polio-Population ergeben hat. Auch ohne neurologische Veränderungen würde es doch unausweichlich Schmerzen von Muskeln und Gelenken geben und einen graduellen Abbau, der auf die Zug- und Scherkräfte zurückzuführen ist, da ein verwundetes Organ niemals seine Dienste wie ein intaktes verrichten kann. TRIESCHMANN erinnert in ihrem Buch *Aging with a Disability* (Altern mit einer Behinderung), daß die Angehörigen der Polio-Population die erste Gruppe ausmachten, die in großen Zahlen von der Rehabilitation Nutzen hatten und jetzt die Lebensphase erreichen, wo viele von ihnen die Wirkungen des Alterns erfahren *[9]*. Der Punkt, den die Autorin so glänzend herausstellt, ist der, daß alle von uns, die behindert sind, einer doppelten Gefahr unterliegen, wobei das nicht nur ein additiver Effekt ist. Häufig haben sich die Polio-Betroffenen mit einem großen Einsatz von Energie und durch eine Art Balanceakt durchs Leben gekämpft, indem sie erhaltene Muskeln bis zum Maximum einsetzten und das oft in einer Weise, wofür diese eigentlich gar nicht vorgesehen waren. Das Altern hat den Effekt, diese Balance zu unterbrechen und dafür einen Preis zu bezahlen, der viel höher ist, als wenn das einer intakten Person widerfährt. Umgekehrt scheint die vorliegende Behinderung den üblichen Alterungseffekt zu beschleunigen und vielleicht zu verstärken. Beim Vorliegen neuer neurologischer Verluste können die Konsequenzen vernichtend sein.

In dem Umfang, in dem die Polio-Überlebenden von ihren alten Rehabilitationseinrichtungen nicht mehr beachtet wurden und sie durch ihre eigene
Wahl den Kontakt mit den Ärzten vermieden, hat ihr gegenwärtiges
und ziemlich plötzliches Auftauchen in den ärztlichen Praxen und Polio-
Kliniken im ganzen Land dazu beigetragen, die Wirkung dieser letzten
Lektion zu verstärken: Vernachlässige Dich nicht selbst, wenn Du alterst
und laß nicht zu, daß man Dich vernachlässigt. Es ist eine Lehre, die
schnellstens und intensiv auf andere Populationsgruppen angewandt werden sollte, besonders auch auf die Personen mit Schädigungen des Rük-
kenmarkes. Auch wenn neue gesundheitliche Probleme fehlen sollten und
sogar wenn die Betroffenen erst in den 20er, 30er oder 40er Jahren sind, ist
es nie zu früh, einige der Methoden des gesunden Menschenverstandes
gegen das Altern anzuwenden, die für jeden empfehlenswert sind. Dazu
gehört eine verbesserte Ernährung, Erhaltung des idealen Körpergewichtes,
regelmäßiges und vernünftiges Training und häufige Gesundheitsvorsorge-
untersuchungen.

Schlußfolgerungen

Mitte 1980 gab es eine erhebliche Spekulation über die exakte Zahl der
Polio-Überlebenden in den Vereinigten Staaten. Diese Information ist sehr
wichtig und kritisch bei der Bestimmung der Größe der Verpflichtungen,
die man übernimmt, wenn man auf die Bedürfnisse der Polio-Überlebenden eingehen will. Auf der Grundlage einer informellen Prüfung, die 1977
vom National Center for Health Statistics durchgeführt wurde, wurden
damals in den USA zunächst etwa 300000 Personen ermittelt, die Restlähmungen nach Polio haben könnten.
Durch das neuerliche Interesse an dem Schicksal der Polio-Population in
den 80er Jahren wurde 1987 dann eine formelle Prüfung vom National
Health Interview Survey vorgenommen *[10]*. Die vorläufigen Analysen
dieser Studie sind wichtig und hatten bemerkenswerte Erkenntnisse
zur Folge. Auf der Grundlage einer Wahrscheinlichkeitsprobe wird nun
geschätzt, daß es in den Vereinigten Staaten 1,6 Millionen Menschen gibt,
die von ihren Ärzten oder anderem medizinischen Personal darüber
informiert worden waren, daß sie Polio hatten. Davon trugen 640000 Personen Lähmungen davon, die mit der Polio in Zusammenhang standen.
Obwohl nicht klar ist, wie viele davon Restlähmungen aufweisen, repräsentiert die Gruppe der 640000 die Risikopopulation, bei der sich Spätfolgen
entwickeln könnten. Das bedeutet, daß mehr als zweimal so viel Polio-Überlebende existieren, die besonderer Hilfe bedürfen, als wir ursprünglich angenommen hatten. Für mich persönlich bedeutet das, zweimal so viele Leidens-
gefährten; für die Gesellschaft bedeutet es, daß erheblich mehr Resourcen

bereitzustellen sind, um Menschen mit neuen gesundheitlichen Problemen zu helfen. Für uns, die wir uns mit der Rehabilitation beschäftigen, bedeutet es mehr Arbeit und eine viel größere Herausforderung in der Beschäftigung mit dem zunehmenden Erbe der Polio, als wir das bisher begriffen haben.

Literatur

1. BENNETT, R. L., KNOWLTON, G. C.: Overwork weakness in partially denervated muscle. Clin. Orthop. **12** (1958), 22–49.
2. DAVIS, F.: Passage through Crisis. New York, The Bobbs Merrill Co., 1963.
3. GALLAGHER, H. G.: FDR's Splendid Deception. Arlington, VA, Vadamere Press, 1994.
4. HOROWITZ, J.: The Painful Legacy of Polio. New York Times Sunday Magazine, July 5, 1985.
5. JOHNSON, E. W., ALEXANDER, M. A.: Management of Motor Unit Disease. In KRUSEN, F.: (Hrsg.): Handbook of Physical Medicine and Rehabilitation. Philadelphia, W.B. Saunders, 1982.
6. SLATER, P. E.: The Pursuit of Loneliness: American Culture at the Breaking Point. Boston, Beacon Press, 1970.
7. SMITH, J. S.: Patenting the Sun: Polio and the Salk Vaccine. New York, Morrow, 1990.
8. SONTAG, S.: Illness as Metaphor. New York, Farrar, Straus and Giroux, 1977.
9. TRIESCHMANN, R.: Aging with a Disability. New York, Demos, 1987.
10. PARSONS, P. E.: [Letter]. New Engl. J. Med. **325** (1991), 1108.

2 Alt werden mit Polio: Eine persönliche Perspektive

Hugh Gregory Gallagher

> *„Mit Krämpfen will ich Dich foltern,*
> *all Dein Gebein mit Schmerzen füllen, ich mach' Dich brüllen,*
> *daß Bestien zittern vor dem Lärm."*
> Prosperos Fluch gegen Caliban
> Shakespeare, *Der Sturm*

Ich leide unter einer Tetraplegie nach Poliomyelitis und gehöre zu der ersten großen Generation der durch diese Krankheit schwer Gelähmten, die jetzt in das Altern gerät. Dank der Antibiotika, der Fortschritte in der medizinischen Fürsorge, der orthopädischen Apparate und meines Glücks, gibt es mich noch immer. Ich habe mit meiner Behinderung über 40 Jahre gelebt – unabhängig und mich selbst erhaltend. Und jetzt empfinde ich, wie viele andere, daß sich in meinen von der Polio geschädigten Muskeln neue Schwächezustände entwickeln, neue Krämpfe, neue Schmerzen; meine Energie und Ausdauer sind ausgelaugt.

Was auch immer die Ursachen sein mögen – und es gibt einander widersprechende Theorien – ich muß damit leben. Das ist mein Problem und der Gegenstand dieses Kapitels. Wie erhalte ich mir meine Lebensqualität, während ich altere?

Der Autor lebt als Schriftsteller und Berater in Washington, D.C. 1952 erkrankte er im Alter von 19 Jahren schwer an einer spinalen und bulbären Poliomyelitis. Während der akuten Phase der Erkrankung war er total gelähmt, lag 6 Wochen in der Eisernen Lunge, 12 Monate insgesamt im Krankenhaus und dann noch einmal 9 Monate zur Rehabilitation in Warm Springs, Georgia. Nach vielen Monaten physikalischer Therapie konnte er teilweise die Funktion seiner Schultern, Arme und Hände wieder erlangen. Rumpf- und Beinmuskulatur blieben gelähmt. In Warm Springs wurden seine Schulterblätter durch eine Fasciotomie stabilisiert, wodurch die Funktion von Arm- und Schultermuskeln verbessert wurde. GALLAGHER lebt seit 40 Jahren unabhängig und allein. Er benutzt einen Elektro-Rollstuhl, fährt allein Auto und verdient seinen Lebensunterhalt selbst.

Wie man mit dem Altern zurechtkommt, ist eine Frage, die schon vor Hippokrates gestellt worden ist. Die Probleme, denen sich mit Polio alternde Menschen gegenüber sehen, unterscheiden sich in ihrer Art nicht von denen, die alternde Nichtbehinderte durchmachen, aber sie *sind unterschiedlich* – sehr unterschiedlich – in ihrem Ausmaß. Bei Poliobetroffenen beginnt das Alter früher und mit größerer Wucht. Was für einen alternden Nichtbehinderten bestenfalls verdrießlich ist, kann den alternden Poliobetroffenen total behindert machen.

Kein Mensch ist gleich: Jeder hat unterschiedliche Probleme und dafür verschiedene Lösungen. Aber die Probleme haben Gemeinsamkeiten, und vielleicht können einige meiner eigenen Erfahrungen anderen Menschen mit Polio (und ihren Helfern) von Nutzen sein, wenn sie mit ihren eigenen spezifischen Problemen Schwierigkeiten haben.

Ich will über fünf Aspekte sprechen, die sich mit den Spätfolgen von Polio beschäftigen. Ich fand, daß sie für mit Polio Alternde von besonderer Bedeutung sind – zumindest für mein Altern mit Polio: der medizinische Beruf, die Ökonomie, die Ingenieurwissenschaften, die Psychologie und die Philosophie.

Der medizinische Beruf

Die Ärzte von heute wissen wenig über Poliomyelitis. Mit Ausnahme der älteren Generation, die sich jetzt aus ihren Praxen zurückzieht, und einigen Spezialisten auf dem Gebiet der Physiotherapie, haben die heutigen Ärzte niemals einen akuten Fall gesehen. Die Spätfolgen der Polio, ihr Einfluß auf den Alterungsprozeß und was jetzt allgemein Post-Polio-Syndrom genannt wird bleiben häufig unbeachtet und unterliegen oft genug einer Fehldiagnose. Ich kenne Leute mit Polio, die gegen etwas behandelt wurden, unter dem sie gar nicht litten, ebenso wie andere, denen man fälschlicherweise klar machen wollte, daß ihre Beschwerden psychologischen Ursprungs wären und die daraufhin Unterstützung in der Psychotherapie suchten.

Ich glaube, daß heute Personen mit Polio im höchst möglichen Maß wie ihre eigenen Chefärzte handeln sollten. Nur *ich allein* weiß, was ich brauche, damit meine täglichen Lebensaktivitäten funktionieren können. Nur *ich allein* weiß, welche Wirkung Bettruhe und welchen Einfluß ein Krankenhausaufenthalt auf meine funktionellen Fertigkeiten und persönliche Wertschätzung haben. Nur *ich allein* kenne, nach vielen Jahren der Erfahrung, die Art der Reaktionen, die verschiedene Medikamente auf meinen Körper haben können. Nur *ich allein* weiß, wie ich mich selbst am besten kontrolliere. Nur *ich allein* habe eine Frühwarnsystem entwickelt, Probleme zu entdecken und mit ihnen umzugehen, ehe sie schwerwiegend werden.

**Tabelle 1. Tägliche Selbstkontrolle eines unabhängig
lebenden Polio-Tetraplegikers**

1. Schlafe mit ausgestreckten Beinen auf dem Bauch, um die Kniesehnen vor Verkürzungen zu schützen.
2. Kontrolliere das Gesäß auf Druckstellen; Massage mit Feuchtigkeitscreme.
3. Kontrolliere Beine und Füße auf Schwellungen und Flüssigkeitsstau; wenn nötig, verwende Diuretika.
4. Kontrolliere Zehen und Füße auf Risse, Schnitte usw.; wenn nötig, verwende ein Antibiotikum.
5. Kontrolliere den Urinabfluß; Vorsicht bei Urinverhalten.
6. Beobachte den Schrittbereich auf Pilzinfektionen, besonders bei feuchtem Wetter.
7. Sorge für regelmäßigen Stuhlgang; hüte Dich vor Verstopfungen und festem Stuhlgang.
8. Verwende eine Pflegecreme und ein lokales Antibiotikum, wenn Hautschäden durch einen Rückenstützapparat oder ein Korsett auftreten.
9. Mache im Laufe des Tages regelmäßig tiefe Atemübungen, um die Lungen in optimaler Kondition zu halten.
10. Übe und strecke Arme und Schultern, verwende dazu einen Besenstiel.
11. Nimm täglich 10 mg Methyltestosteron zur Erhaltung der Muskelkraft und des Muskeltonus.
12. Behandle durch Methyltestosteron verursachte Akne im Gesicht wenn nötig mit Retin A und einem Antibiotikum.
13. Befolge eine fett- und kalorienarme Diät; halte Dein Gewicht so gering wie möglich, um die bei Umsetzungen erforderliche Muskelkraft zu minimieren.
14. Nimm hohe Vitamindosen und Mineralstoffe zu Dir, um Dich vor möglichen Defiziten durch zu geringe Nahrungsaufnahme zu schützen.
15. Wöchentliche Massagen, Streckungen und Übungen.

Ich will mir nicht anmaßen, mehr über Medizin zu wissen als mein Arzt. Absolut nicht! Aber ich weiß mehr über *mich*. Wenn ich meine Ärzte konsultiere, bringen sie in das Gespräch ihr medizinisches Fachwissen ein und ich mein Wissen über meinen gelähmten Körper. Zusammen analysieren wir, was nicht in Ordnung ist, welche Behandlung ratsam wäre und welchen Einfluß diese Behandlung wahrscheinlich auf das bestehende Problem und meine Fähigkeit, unabhängig zu funktionieren, haben könnte.

Ich habe herausgefunden, daß die Ärzte, wenn man einmal diese Einstellung geklärt hat, diese Prämisse akzeptieren und richtig einschätzen. Für viele ist es eine schwere Bürde, ein gottähnlicher Vater-Arzt zu sein, der Entscheidungen über das Leben oder den Tod von nachgiebigen, allgläubigen Patienten trifft. Ich fand, daß verantwortungsbewußte Ärzte durchaus willens sind – sogar erleichtert – wenn ihnen etwas von dieser Bürde abgenommen wird. Wenn ihr Arzt solch eine Einstellung nicht akzeptiert, dann suchen sie sich einen anderen.

Fürsorge und Erhaltung eines alternden, schwer gelähmten Poliokörpers sind kein einfaches Geschäft. Ich habe eine Liste der Dinge zusammengestellt, die ich täglich vollbringe (Tab. 1). Das Regime scheint ziemlich belastend, aber es wird bei täglicher Wiederholung leichter.

Ökonomie

Meine Muskelkraft und meine Ausdauer sind wie Münzen in meiner Geldbörse: Ich besitze nur eine bestimmte Menge davon, und ich kann dafür nur eine begrenzte Menge kaufen. Ich muß innerhalb dieser Grenzen leben, und um das zu schaffen, muß ich ökonomisch vorgehen: Was möchte ich kaufen und wie kann ich es für die geringst möglichen Kosten erwerben? In bezug auf meine Muskelkraft und Ausdauer kann ich ziemlich weit gehen, wohin ich möchte und ziemlich viel dessen tun, was ich möchte – das aber nur unter Schwierigkeiten und nicht sehr oft. Ich muß Prioritäten setzen und meine Aktivitäten einteilen. Ich beschäftige mich damit und plane voraus.
Alt werden mit Polio ist eine Frage der Ökonomie: Kosten/Nutzen-Analyse. Wie viel Aufwand meiner begrenzten Energie für wieviel Befriedigung. Minimale Anstrengung für ein maximales Vergnügen.
Polio-geschwächte Muskeln haben ein begrenztes, lebenszeitabhängiges Limit. Ich kenne Leute mit Polio, die es ablehnen, ihren Lebensstil ihrer geschwächten Muskelkraft anzupassen. Sie funktionieren mit Willenskraft, zwingen ihre Muskeln, ohne Rücksicht auf Schmerzen und Spasmen, ihre tägliche Pflicht so zu erfüllen, wie sie es in der Vergangenheit immer getan hatten. Das ist etwa so, als wenn sie ihre staatliche Altersrente zu schnell verbrauchen, ehe sie tot sind. Es kann ein gewagtes Spiel sein. Jemand, den ich aus einer solchen Gruppe kannte, hat nach Jahren des „Gehens" mit Willenskraft lieber Selbstmord begangen, als einen Rollstuhl zu akzeptieren. Andere murren furchtbar, ehe sie sich darauf einstellen, von Stützapparaten auf einen Rollstuhl umzusteigen, oder, wie ich, von einem manuell betriebenen auf einen elektrischen.
In meinem eigenen Fall, kann ich nicht länger in einer Büroumgebung voll arbeiten. So habe ich mir eine Teilzeitarbeit zu Hause eingerichtet und lebe bescheidener. Ich bin zwar ärmer, aber mein Leben scheint mir reicher.

Ingenieurwissenschaften

Die meisten von uns Poliobetroffenen haben ihr Leben lang darum gekämpft, so unabhängig und voll Selbstvertrauen wie möglich zu sein. Jetzt, nach all diesen Jahren, wenn wir merken, daß wir mehr Hilfe akzeptieren müssen, spüren wir einen realen Fehler: Wir haben eine guten Kampf durchgestanden – und ihn verloren.

Ich selbst lehnte es viele Jahre ab, mir einzugestehen, daß ich eigentlich einen Elektro-Rollstuhl benötigte. Trotz Schmerzen, zunehmender Erschöpfung und sogar der enger werdenden Grenzen meiner Mobilität, war ich zäh darauf geprägt, es noch mit meinem Handrollstuhl zu schaffen. Als mein Widerstand endlich erlahmte und ich zum Umsteigen in einen Elektrorollstuhl gezwungen war, überraschte mich die große Qualität und die jetzt neu errungene Unabhängigkeit in meinem Leben. Bessere Ausrüstung für höhere Lebensqualität!

Über die Jahre hat es beachtliche Verbesserungen bei orthopädischen Stützapparaten, bei Ausrüstungen, in der Elektronik, im Verhalten der Öffentlichkeit und in der barrierefreien Zugänglichkeit von Gebäuden gegeben. Das im Folgenden Aufgezählte hat die Lebensqualität von Behinderten erheblich verbessert: leichtgewichtige Stützapparate, praktische, sogar im Auto transportierbare elektrische Rollstühle, verläßliche Auto- und Buslifts für Rollstühle, Personalcomputer, Verbesserungen im Verkehrswesen und damit für den reisenden Behinderten, die Möglichkeit des telefonischen Einkaufens per Katalog oder Computer und das Kabelfernsehen.

All diese Dinge und noch viel mehr erleichtern dem geschickten Behinderten heute das Leben erheblich. Es bedurfte des Erfindergeistes eines Rube GOLDBERG und der Geschicklichkeit der Ingenieure, damit die funktionellen Fähigkeiten der stark Gelähmten verbessert werden konnten. Meist findet sich ein Weg – der eine oder der andere – damit etwas möglich wird.

Die Probleme von stark verminderter Muskelkraft und die daraus sich ergebenden Mobilitätsbeschränkungen können mit den Begriffen der NEWTON'schen Physik analysiert werden: Masse, Trägheit und die Anwendung von Kraft. Die Kenntnisse von Hebelwirkung, Drehpunkten, schiefen Ebenen und Schwerpunkten macht sie zu einem unschätzbaren Werkzeug. Ich bin froh, daß ich eine Ausbildung in den Grundlagen der Statik und der dynamischen Mechanik genossen habe. Das half mir sehr, als ich zu analysieren hatte, wie ich mich und meinen Körper von A nach B und zurück bewegen konnte. Obgleich dieses mehr intellektuelle Herangehen wirklich sehr hilfreich gewesen ist, möchte ich den Wert der einfachen Intuition keineswegs gering einschätzen. Die meisten von uns Rollstuhlfahrern haben im Lauf der Jahre ein ziemlich exaktes Verständnis dafür erworben, was machbar ist und was nicht.

Der Rube GOLDBERG-Aspekt bedeutet, daß das, was man tun kann, auch getan werden muß. Ich benötigte einen Gegenstand von einem hohen Regal in der Toilette, also fischte ich ihn mir mit einem gerade gebogenen Kleiderbügel herunter. Ich habe jederzeit einen einfachen Eisbeutel bei mir – ein unaufdringliches, transportabels Urinal. Ein altes Stück Rindleder – glatt auf der einen, rauh auf der anderen Seite – dient als tragbares Gleitbrett. Ein Gehstock mit einem Eierbecher am Ende erlaubt mir, meinen elektrischen Rollstuhl weit genug weg zu steuern, um die Autotür schließen zu können, nachdem ich mich in mein Auto geschwungen habe.

Ich habe einen gewissen Sinn der Befriedigung dafür entwickelt, wenn ich merke, daß ich plötzlich etwas zu tun in der Lage bin, was mir vorher nicht möglich war. Diese Befriedigung kennen wohl alle Polio-Betroffenen.

Psychologie

Meine Rehabilitation in Warm Springs, Georgia, war ein bemerkenswert positive Erfahrung. Dort gab es einen ansteckenden „Du-kannst-es"-Enthusiasmus, nicht unähnlich dem eines Football-Teams, das eine Gewinnsträhne hat. Wir waren wie *aufgepumpt.*
Wie förderten uns gegenseitig in der Verleugnung des Ausmaßes unserer Beeinträchtigung. Unwissentlich brachten wir uns gegenseitig bei, sie zu verbergen und wie die Teufel zu arbeiten, um sie zu überwinden. Bei Polio war diese Methode bemerkenswert effektiv. Polio stellt ja keinen fortschreitenden Prozeß dar. Die maximale Lähmung tritt schon auf dem Höhepunkt des kritischen Stadiums der Krankheit auf; mit gezielten Übungen und entsprechender Betreuung über einen Zeitraum von Monaten und Jahren gewinnen und erhalten die gelähmten Muskeln einen beachtlichen Grad von Kraft und Funktion zurück. In Warm Springs übersetzten wir das in: *„Arbeite hart, belaste Dich bis zur Grenze und Du kannst Deinen Muskeln zwingen, das zu tun, was Du von ihnen verlangst".*
Bei mir funktionierte diese Methode viele Jahre lang gut. Ich setzte meine Willenskraft ein, um meine stark begrenzte Muskelkraft anzutreiben. Jetzt finde ich, daß das Spiel an einem Endpunkt angelangt ist. Wieviel Willenskraft auch eingesetzt wird, meine Muskeln sind erschöpft. Sie können jetzt nicht mehr das tun, wozu sie sonst eingesetzt worden waren – und wenn sie das tun, wozu sie gerade noch in der Lage sind, geschieht das nur unter Schmerzen und mit riesiger Erschöpfung.
Und hier bin ich mit dem zentralen Rätsel der Polio konfrontiert: Wenn ich aufgebe und andere Leute die Dinge für mich tun lasse, die ich gewöhnlich selbst erledigt habe, können meine Muskeln ausruhen und ich fühle mich gut. Aber dann, nach einer sehr kurzen Zeit, verliere ich auch noch den Rest der verbliebenen Kraft, und sehr schnell kann ich überhaupt nichts mehr für mich selbst erledigen. Und dann fühle ich mich absolut nicht mehr gut. So gibt es keine Alternative: Tu es oder Du verlierst es. Und so nehme ich wie ein Soldat allen Schmerzen auf mich, wie Shakespears Caliban.
Es gab noch einen anderen, komplizierteren Aspekt der Rehabilitation in Warm Springs. Das war das direkte Vermächtnis des Gründers von Warm Springs, Franklin Delano ROOSEVELT *[1].* Wir waren ermutigt; wir ermutigten uns gegenseitig, eine heroisches Märchenspiel aufrecht zu erhalten. Wir überzeugten uns selbst, daß wir ungeachtet unserer Behinderung, niemals darüber nachdachten, und wir wurden niemals davon geplagt. Wir

konnten und wir würden alles schaffen, was auch ein nichtbehinderter Körper zu tun in der Lage war – oder beim Versuch untergehen.

Und meist gingen wir unter. Sobald der Körper rebellierte, wurde die vorgetäuschte Fassade härter, letztlich unmöglich aufrechtzuerhalten. Und doch war ich nicht bereit, es einfach so laufen zu lassen. Zu viel meines Stolzes, meiner Persönlichkeit und meiner Selbstachtung war in dieses heroische Märchenspiel investiert. Es war der Weg, den ich für mich selbst sah; ich war mein eigener Schutzschild; mit ihm war ich unverwundbar. Was war ich ohne ihn?

Der Antwort war hart beizukommen. Ohne das Märchen war ich eben nur Mensch. Schließlich ist es übermenschlich, im Angesicht dieser Ereignisse sich nicht unterkriegen zu lassen, ohne Klage auszuharren. Das ist weit mehr erschöpfend, als die einfache physische Müdigkeit. Es ist nicht nur übermenschlich. Es ist auch zwecklos. Nach all diesen Jahren habe ich das Recht erworben, ein Mensch zu sein, zu klagen und so gerechtfertigt mit Caliban herauszuschreien: „Die Bestien sollen zittern vor meinem Lärm".

Ich habe so etwas wie eine Befreiung empfunden, wenn man ehrlich sich selbst gegenüber und gegenüber seinen Mitmenschen ist. Wenn das Märchenspiel ein Schutzschild war, so war es gleichzeitig doch auch eine Mauer. Sie hinderte mich, meine Gefühle mit anderen Menschen zu teilen. Sie isolierte mich von ihnen. Das war sehr schlimm, denn ich hätte viel mit ihnen zu teilen gehabt und benötigte so viel Unterstützung von ihnen.

Philosophie

Mir scheint, daß Menschen mit Polio Vorteile gegenüber Nichtbehinderten haben, wenn sie ins Alter kommen. Polio-Betroffene kennen Dinge, von denen Nichtbehinderte keine Ahnung haben. Sie besitzen vielleicht eine gewisse Weisheit. Viele von uns haben dem Tod ins Auge geschaut. Seit unserer Kindheit haben wir gelernt, was es heißt, die Kontrolle zu verlieren, hilflos zu sein, unter Schmerzen zu leiden, Angst zu haben. Und doch, wie William FAULKNER es darstellte, nicht bloß um zu ertragen, sondern um die Oberhand zu behalten.

Und jetzt sorgt das Post-Polio-Syndrom für eine neue Dramatisierung. Unser schmerzhaft erworbenes Wissen gibt uns eine einzigartige Perspektive des Alterns. Es bringt uns sowohl Vorteile wie auch ernsthafte Verantwortung.

Positive Aspekte gibt es zwei. Die Beschränkungen, die das Alter mit sich bringt, sind für uns nicht neu. Wir wissen bereits, wie es sich mit eingeschränkter Mobilität lebt, mit begrenzter Energie und mit chronischen Schmerzen. Wir verwechseln die Qualität unseres Lebens nicht mit der eines Tennisspieles. Wir wissen, daß Glück nicht von Aktivität abhängt, so wie Werte nicht an Tennistrophäen gemessen werden. Ein sinnvolles Leben kann durch Schmerzen und Behinderung zwar gestört, muß aber dadurch nicht etwa bestimmt sein.

Die zweite Seite liegt in unserer Vertrautheit mit dem Tod. Wir kennen den Tod. Er ist für uns nicht der Feind, den er für einen nichtbehinderten Menschen darstellt. Der Tod ist das Ende, aber das ist es auch schon. Wir wissen, besser als die meisten, daß wir keine Panik über unsere eigene Sterblichkeit empfinden müssen. Indem wir älter werden, indem unsere polio-gebrechlichen Muskeln aufgeben, werden wir wieder – und sehr energisch – daran erinnert, wie zerbrechlich das Wohlbefinden ist. Unser Verständnis des allgegenwärtigen Todes bedeutet, daß wir das Leben nicht aufschieben. Mehr als das, wir leben in der Gegenwart.

In meinen Augen sind wir verantwortlich, dieses unser spezialisiertes Wissen mit unseren gesunden Freunden und den Familienmitgliedern zu teilen, wenn sie älter werden.

Heuzutage ist Amerika von Jugend und Fitness besessen. Im Fernsehen, in Werbesendungen und in Versandhauskatalogen sieht jeder gepflegt, schlank und jung aus. Allgemein wird angenommen, daß die richtige Diät und regelmäßige Bewegung die Garantie für das Wohlbefinden sind. Die Wunder der modernen Medizin, glänzend in den Medien präsentiert, versprechen ein langes und jugendliches Leben.

Als Ergebnis kommen Altersschwäche, Krankheit und der Tod – so unvermeidlich sie nun mal sind – als eine Überraschung. Dann kommt der Nichtbehinderte ratsuchend zu uns. Und es liegt dann in unserer Verantwortung, ihnen zu helfen, so wie sie uns in unserer Behinderung all die Jahre über geholfen haben.

Susan SONTAG schrieb: „Jeder, der geboren ist, bekommt eine doppelte Staatsbürgerschaft im Königreich der Gesunden und im Königreich der Kranken." Polio-Betroffene können Vorbild für ihre Familien und Freunde sein, wenn es deren Schicksal ist, durch das Königreich der Kranken gehen zu müssen.

Es ist nicht leicht für jemanden, die Schmerzen und die Furcht von anderen zu verstehen und sie an der Hand zu nehmen. Aber mir scheint jetzt, daß wir von Polio Betroffenen uns in einer Position befinden, gerade das tun zu müssen. Das ist unser Geschenk, wenn wir es richtig einsetzen. Wenn wir so handeln, helfen wir anderen, bereichern damit unsere eigenes Leben und machen es bedeutungsvoller.

Literatur

1. GALLAGHER, H. G.: FDR's Splendid Deception. Arlington, VA, Vandamere Press, 1994.

3 Sind bei Patienten mit Post-Polio-Syndrom immunpathologische Veränderungen nachweisbar?

Steven T. Dinsmore und Marinos C. Dalakas

Die Mechanismen, die beim Zustandekommen des Post-Polio-Syndroms eine Rolle spielen, sind bisher noch nicht hinreichend geklärt. Bei der Diagnostik des Syndroms sollten folgende anerkannte Kriterien nachzuweisen sein:
1. gesicherte Anamnese einer paralytischen Poliomyelitis;
2. eine stabile Periode nach der Erholungsphase;
3. Restlähmungen nach der anfänglichen Polio und
4. neu auftretende Muskelschwäche sowie gelegentlich neue Muskelatrophien.
Zur Definition des Post-Polio-Syndroms gehören zwar auch Müdigkeit und Muskelschmerzen, doch treten diese Merkmale nicht regelmäßig auf *[14, 25, 27]*.
Auf die erwähnten klinischen Merkmale bei Polio-Betroffenen begann man verstärkt erst wieder vor etwa 15 bis 20 Jahren aufmerksam zu werden. Da man nicht mit ihnen gerechnet hatte, wurde von der Ärzteschaft häufig nicht erkannt, daß sich bei Polio-Betroffenen ein Spätfolgen-Syndrom entwickeln kann (Leider hat sich bis heute daran – zumindest in Deutschland – kaum etwas geändert! Anmerkg. d. Übers.). Mit der weiteren Erforschung der Pathogenese der akuten Poliomyelitis war klar geworden, daß Polio-Betroffene mit einem verringerten Motoneuron-Angebot zu leben hatten, daß die überlebenden Motoneuronen mit einer erhöhten Kapazität arbeiten mußten und daß einige dieser Motoneuronen bereits unter einer initialen Schädigung litten. Die Beachtung dieser Verhältnisse im verbleibenden Motoneuron-Pool führte zu der Schlußfolgerung, daß das Post-Polio-Syndrom auf die Regression der terminalen Nerven mit daraus resultierender Muskelschwäche und -überbeanspruchung zurückzuführen sei *[1, 14, 16, 25, 27]*.
Bei einigen Post-Polio-Syndrom-Patienten wurden immunologische Abnormalitäten beobachtet, die schlecht mit der Muskelüberbeanspruchung oder der Erschöpfung der Neuronen zu erklären waren. Diese Dysimmunopathien sind in der Cerebrospinal-Flüssigkeit (CSF), im Blut, in den Muskeln und im Rückenmark festgestellt worden.

Serum-Antikörper-Titer

Biochemie

Im allgemeinen weisen Patienten mit PPS eine normale Blutzusammenset-zung, ein normales Blutbild sowie Normalwerte bei den Serum-Immunglo-bulinen IgG, IgA und IgM auf. Im Vergleich mit der normalen Population werden auch keine erhöhten Autoantikörper gefunden. Das Antipoliovirus-IgG ist erhöht, wie in der westlichen Population allgemein üblich.

Serum-Poliovirus-IgG-Antikörper

Da die Bevölkerung weitgehend gegen Polioviren immunisiert wurde, ist es nicht möglich, in einer Population von Post-Polio-Patienten Antikörpertiter auszuwerten mit der Annahme, daß Fehlen oder niedrige Antikörpertiter normal sind. In Nordamerika weist die Bevölkerung allgemein einen hohen protektiven Grad von Antikörpern auf. Eine zusätzlich verwirrende Variable ist der Immunisierungsstatus von Überlebenden der akuten Poliomyelitis. Einige wurden immunisiert, andere können attenuierte Impfviren aus ihrer Umgebung erworben haben. Um festzustellen, ob eine abnormale Poliovirus-Antikörper-Produktion vorliegt, wäre ein Vergleich mit den Antikörper-Spiegeln, die in der allgemeinen Bevölkerung oder bei Patienten mit nicht-polio-bedingten neurologischen Erkrankungen vorliegen, erforderlich.
Diesen Bedingungen wurde in einer Untersuchung von KURENT et al. Rech-nung getragen. Dabei wurden die Antipolio-Antikörpertiter in Serum und CSF (Serotypen 1, 2 und 3) von 6 PPS-Patienten denen von 48 ALS-Patien-ten (amyotrophe Lateralsklerose) und 53 Kontrollpersonen mit anderen neuro-muskulären Erkrankungen gegenübergestellt. Die ALS-Patienten und die Kon-trollgruppe mit anderen neuromuskulären Erkrankungen wurde mit den PPS-Patienten hinsichtlich Alter, Geschlecht, Rasse und Exposition mit Polio-Vak-zine verglichen. Bei den drei Gruppen konnten keine signifikanten Unterschie-de in den Poliovirus-Antikörpertitern im Serum festgestellt werden *[30]*.
MONZON und DALAKAS fanden im Serum von einigen Patienten mit PPS einen Anstieg von Antipoliovirus-IgG [33]. MELCHERS et al. untersuchten das Serum von 16 PPS-Patienten auf das Vorliegen von Antipoliovirus-IgM-Antikörpern und auf Poliovirus-RNA. Sie fanden keinen Hinweis auf Antipolio-IgM-Antikörper oder Poliovirus-RNA *[31]*.
ILLA et al. haben einen Hinweis geliefert, daß Anti-GM_1-Antikörper bei PPS in höheren Titerstufen als normal vorliegen können. Die Anti-GM_1-Antikör-per-Titer wurden im Serum von Patienten mit PPS, akuter paralytischer Polio-myelitis, ALS, Autoimmunkrankheiten nicht-neurologischen Ursprungs und bei 12 Kontrollen untersucht *[26]*. Dabei wurde eine schwache Erhöhung (bis zur Verdünnung 1:320) bei 32% der Patienten mit akuter Polio, bei 39% der

PPS-Patienten, 25% der ALS-Patienten, 33% der Patienten mit Autoimmunerkrankungen und 16% der Kontrollpersonen gefunden. Da GM_1-Epitope auf der Oberfläche von Motoneuronen vorhanden sind, könnten diese Befunde eine ablaufende Reaktion gegen Motoneuron-Determinanten belegen [26].

T-Zell-Subpopulationen

Das Verhältnis von Helper- zu Suppressor-Zellen (CD4/CD8) ist beim Post-Polio-Syndrom nicht durchweg verändert. 1984 berichtete DALAKAS über Relationen von T-Lymphozyten-(CD4/CD8) bei Post-Polio-Patienten mit neuer Muskelatrophie (PPMA = post polio muscular atrophy), bei solchen mit nur muskuloskeletalen Beschwerden und bei 3 asymptomatischen Polioüberlebenden [16]. Es wurden 7 Patienten mit PPMA und 6 Polio-Überlebende mit Muskelbeschwerden untersucht. Die normale CD4/CD8-Ratio betrug in dieser Serie 1,8 ± 0,5. Die asymptomatischen Patienten wiesen alle normale Verhältnisse auf. In der Gruppe mit Muskelskelettbeschwerden war das bei 5 der Fall, und einer zeigte eine erhöhte CD4/CD8-Ratio. Bei denjenigen mit neuer Muskelatrophie hatten 4 erhöhte Helfer-Suppressorzell-Relationen, einer erniedrigte und 2 normale Werte.

Die CD4-(helper) und CD8-(suppressor)-Lymphozyten-Subpopulationen können weiter mit Hilfe vorhandener zusätzlicher Zelloberflächen-Marker unterteilt werden. Eine CD4-Subpopulation von Interesse wird durch einen monoklonalen anti-2H4-Antikörper markiert. Dieser Antikörper unterteilt die peripheren $CD4^+$-Zellen des Blutes in zwei funktionell unterschiedliche Gruppen: $CD4^+2H4^+$ und $CD4^+2H4^-$. Die $CD4^+2H4^+$-Subpopulation soll als Induktor der $T8^+$-Suppressor-Zellen fungieren. Somit stellt sie eine Suppressor-Induktor-Subpopulation dar [35]. In der neueren Literatur wird diese Gruppe heute mehr als $CD45R^+$ denn als $2H4^+$ bezeichnet [38].

Heute wird meist die Meinung vertreten, daß die $CD4^+CD45R^+$-Subpopulation eine Suppressor-Induktor-Untergruppe darstellt. SANDERS et al. haben vorgeschlagen, diese Untergruppe als ursprüngliche oder ruhende Subpopulation von T-Lymphozyten anzusehen, welche die Expression von $CD45R^+$ verloren haben und einer verstärkten Expression von anderen immunologisch relevanten Markern nach Stimulation mit Antigen bedürfen [38, 39]. Das wird durch die Beobachtung unterstützt, daß $CD45R^+$-Zahlen abnehmen, wenn aktivierte T-Zellen, wie Interleukin 2 (IL-2)-Rezeptor-Levels ansteigen. Das läßt vermuten, daß $CD4^+CD45R^+$ eine Funktion bei der Regulation von IL-2-abhängigen T-Zell-Proliferation zukommt.

GINSBERG et al. [21] haben eine Analyse von multiplen T-Zell-Subpopulationen bei 34 Poliomyelitis-Überlebenden und bei 22 gesunden Personen durchgeführt. Die Polio-Betroffenen wurden in 2 Gruppen unterteilt: eine ohne neue Symptome und die zweite mit neuer Muskelschwäche. Jede der Gruppen umfaßte 17 Patienten. Es wurde keine Differenz zwischen den

CD4/CD8-Relationen (helper/suppressor) festgestellt. Jedoch waren Unterschiede in den Untergruppen der CD4- und CD8-Lymphozyten-Populationen zwischen den Polio-Überlebenden und den Kontrollen vorhanden. Die CD45R$^+$-Subpopulation der CD4-Population war im Vergleich mit der Kontrollgruppe geringer.

DINSMORE und DALAKAS berichteten über eine kleinere Gruppe von 21 Patienten, die für einen Behandlungsversuch der Post-Polio-Symptome mit Prednisolon ausgewählt worden war. Bei diesen Patienten waren die T-Zell-Subpopulationen bestimmt worden. Alle Patienten hatten neue Muskelschwäche, jedoch nicht alle auch neue Muskelatrophien. Als Kontrolle diente eine Gruppe von 10 Personen mit anderen neurologischen Erkrankungen. Der mittlere Prozentsatz von CD4$^+$2H4$^+$-Zellen (CD4$^+$CD45R$^+$), der in den gesamten peripheren Blutlymphozyten vorhanden war, wurde in beiden Gruppen miteinander verglichen. Er lag in der Kontrollgruppe bei 14,9%, in der PPS-Gruppe bei 8,3%. In diesen Untersuchungen gab es keinen signifikanten Trend einer Abnahme von CD4$^+$CD45R$^+$ (p = 0.075).

Zusammenfassend läßt sich feststellen, daß das totale Verhältnis von CD4$^+$/CD8$^+$ bei Patienten mit PPS nicht von der Norm abweicht. Die berichteten Veränderungen bei einer geringen Zahl von Patienten können methodisch bedingt oder auf andere Faktoren (z. B. Infektionen) zurückzuführen sein, welche diese Ergebnisse beeinflussen können. Die Funktion der Zellpopulationen, die durch die Immunophenotypisierung ermittelt werden, ist bis heute noch nicht abschließend definiert, wie in der Diskussion über die Population der CD4$^+$CD45R$^+$-Zellen zum Ausdruck kommt. Somit ist, auch wenn die Subpopulationen von der Norm abweichen, ihre Bedeutung noch unklar.

Veränderungen im Liquor cerebrospinalis

Einige Forscher haben Liquores von Patienten auf das Vorliegen von Immunoglobulin untersucht. Das ist eine indirekte Methode, um zu ermitteln, ob eine immunologische Aktivität im Zentralnervensystem von einer latenten Virusaktivität oder einer Immunerkrankung herrührt.

DALAKAS et al. berichteten 1984 über das Vorliegen von oligoklonalen Banden in der CSF von drei Patienten mit PPMA (post polio muscular atrophy) [15]. Später berichtete der gleiche Autor 1986 über oligoklonale IgG-Bande in den Liquores bei 7 von 13 untersuchten Patienten [12]. Poliovirus- und Masernvirus-Antikörper wurden im Serum und in der CSF gemessen. Das Verhältnis der Antikörper-Titer im Serum und im Liquor wurde ermittelt, und es stellte sich heraus, daß es keine gesteigerte Virus-Antikörper-Produktion im Zentralnervensystem gab.

1991 identifizierten SHARIEF et al. oligoklonale IgM-Bande bei 21 von 36 Patienten mit Post-Polio-Syndrom. 67 Kontrollpersonen wiesen keine solche Bande auf. Intrathekale Synthese von IgM-Antikörpern wurde bei

21 der Patienten mit PPS gefunden, bei den Kontrollen keine. Zusätzlich zur Produktion von IgM hatten die PPS-Patienten höhere Werte von Interleukin-2 (IL-2) und löslichen Interleukin-2 Rezeptoren im Liquor als die Kontrollen. Die intrathekale Synthese von IgM-Antikörpern gegen Polioviren korrelierte mit den Konzentrationen von IL-2 und löslichen IL-2-Rezeptoren im Liquor *[40]*. Dies waren provozierende Befunde, die eine immunologische Aktivität im Zentralnervensystem und die Produktion spezifischer IgM-Antikörper nachwiesen. Bis jetzt konnten die Ergebnisse aber von keinem anderen Laboratorium reproduziert werden.

Die SHARIEF-Studie stellt in der Post-Polio-Literatur ein starkes Argument für die Rolle der Polioviren bei den Spätfolgen nach Poliomyelitis dar. Jedoch haben MELCHERS et al. 1992 einen Bericht veröffentlicht, der starke Zweifel an der Hypothese, daß das Poliovirus das kausale Agens des Post-Polio-Syndroms sei, erlaubt *[31]*. In dieser Untersuchung haben die Autoren die Polymerase-Ketten-Reaktion (PCR) eingesetzt, um Poliovirus-RNA im Liquor und im Serum von Patienten mit PPS nachzuweisen. Serum und Liquor wurden auch mit der Antikörper-Capture-ELISA-Methode auf das Vorkommen von Poliovirus-spezifischen IgM-Antikörpern untersucht. Bei keinem Patienten konnte Poliovirus-RNA oder poliovirus-spezifisches IgM gefunden werden. Um den Wert dieser Studien zu überprüfen, sind weitere Untersuchungen mit adäquaten Kontrollen erforderlich.

Muskulatur

Eine der zentralen Fragen des Post-Polio-Syndroms überhaupt ist die Muskelfunktion. Die Produktion von Muskelkraft spielt wahrscheinlich die wichtigste Rolle bei der Leistung von Polio-Betroffenen. Die anfängliche Schädigung des Motoneuron-Pools und die späteren Veränderungen im Verhalten der Motoneuronen resultieren in einer Veränderung des Zielmuskels. Muskelbiopsien von Patienten mit PPS haben Einblick in die Langzeiteffekte eines geschädigten und erschöpften Motoneuronpools in einem arbeitenden Muskel erlaubt.

DALAKAS et al. *[9, 13]* schlugen vor, Post-Polio-Muskeln in vier klinisch definierte Gruppen zu unterteilen:
1. Muskeln, die ursprünglich befallen waren, sich aber nur partiell erholten;
2. Muskeln, die ursprünglich befallen waren, sich jedoch voll erholten;
3. Muskeln, die ursprünglich zwar klinisch nicht betroffen waren, aber jetzt neue Symptome aufweisen;
4. Muskeln von asymptomatischen Post-Polio-Patienten.

Die Muskeln der Gruppe 1 zeigen das, was man in einem System mit chronisch überdehnten und überbeanspruchten motorischen Einheiten zu erwarten hat. In den entsprechenden Biopsien fand man vermehrt Bindegewebe, unterschiedliche Fasergrößen, gelegentlich nekrotische Fasern, Faseraufsplit-terungen und innere Kerne, Befunde, die einer sekundären, myopathischen Veränderung entsprechen. Es gab auch chronisch neurogene Veränderungen, bestehend aus Fasertyp-Gruppierungen, gelegentlich kleine und verstreute eckige Fasern, Gruppen von kleinen Fasern sowie Kernverklumpungen. In 2 von 5 Biopsien fanden sich perivaskulär entzündliche Zellen ebenso wie interstitielle Entzündungen.

Bei Gruppe 2 herrschten Befunde einer frischen und chronischen Denerva-tion und Reinnervation vor. Diese bestanden aus größeren Fasertyp-Gruppen (bis zu 170 Normalgröße-Fasern) und verstreuten, kleinen eckigen Fasern. Einige sekundäre myopathische Veränderungen waren ebenfalls vorhanden. Bei 5 von 14 Biopsien waren perivaskuläre oder interstitielle Entzündungen ohne Fasernekrosen anzutreffen.

Muskeln der Gruppe 3 weisen ebenfalls Befunde einer frischen Dener-vation und einer chronischen Denervation sowie Reinnervation auf. Sekun-däre myopathische Merkmale fehlten aber. Jedoch hatten 6 von 16 Biop-sien Anzeichen einer interstiellen oder perivaskulären Entzündung.

Muskeln der Gruppe 4 zeigten nur fasertypische Gruppierungen von gerin-ger bis normaler Größe. Es gab keinen Hinweis auf frische Denervationen oder Entzündungen bei Muskeln dieser Kategorie.

Gemeinsam bei allen symptomatischen Muskeln waren einige Proben, die perivaskuläre oder interstitielle Entzündungen aufwiesen. Insgesamt waren das in diesen Studien 40% [8–10]. Bei 2 Patienten wurden Lymphorrhagi-en beobachtet [10]. In einer späteren Untersuchung wurden die Zelltypen mit Entzündungsinfiltraten näher charakterisiert und mit immunzyto-chemischen Methoden gezählt [14]. Die Post-Polio-Muskeln wurden mit Muskelbiopsien von Kontrollen anderer neurologischer Erkrankungen verglichen. Wieder wiesen 40% der PPS-Muskeln eine statistisch signifi-kante höhere Zahl von CD8[+]-Lymphozyten im Endomysium auf. Es war auch ein signifikanter Anstieg der Makrophagen in den Muskeln dieser Patienten zu beobachten, allerdings nicht so dominierend wie bei den Lymphozyten. Zusätzlich exprimierte eine große Zahl von Muskelfasern von PPS-Patienten MHC-Klasse I-Antigen an ihrer Oberfläche. Das wurde auch in Regionen beobachtet, die entfernt von lymphozytären Infiltraten lagen.

Viren in der Muskulatur

Zwei unabhängig voneinander arbeitenden Gruppen, DALAKAS et al. [10] und MELCHERS et al. [31] ist es nicht gelungen, mit Hilfe der PCR Viren in den Muskeln von PPS-Patienten nachzuweisen. DALAKAS konnte Virus-RNA nicht einmal in den Muskeln finden, die eine endomysiale Entzün-dung aufwiesen.

Rückenmark

PEZESHKPOUR und DALAKAS haben über Langzeitveränderungen im Rückenmark von Poliomyelitis-Betroffenen berichtet *[37]*. Bei Patienten mit einer früheren akuten Poliomyelitis wurden Abnormalitäten gefunden. Untersucht wurde das Rückenmark von 8 Patienten. 5 davon hatten stabile neuromuskuläre Restdefizite in verschiedenen Gliedmaßen aber keine neue Muskelschwäche. Drei wiesen typische PPS auf. Die Befunde bei den PPS-Patienten wurden mit einer Kontrollgruppe verglichen, die sich aus 10 Patienten mit ALS und 5 mit spinocerebraler Degeneration zusammensetzte.

Alle Patienten hatten im Vergleich mit der Kontrollgruppe abnorme Entzündungen im Rückenmark: 5 davon perivaskulärer und 6 parenchymatöser Art. Die entzündlichen Exsudate enthielten Lymphozyten und Plasmazellen und fanden sich bei allen Patienten, unabhängig vom Vorliegen neuer Muskelschwäche. Bei allen Patienten wurde eine reaktive Astrozytose festgestellt. Bei drei Patienten fanden sich zusätzlich axonale Sphäroide und gelegentlich Neuronen mit Anzeichen einer Chromatolyse.

Durchschnittlich lag die akute Polio-Erkrankung bei den untersuchten Patienten 20,7 Jahre zurück. Das Vorliegen von Entzündungsanzeichen war vom Auftreten neuer Symptome unabhängig, jedoch herrschten bei Patienten mit neuer Muskelschwäche (PPS) deutlich mehr neuronale Atrophien, Chromatolyse, axonale Sphäroide und aktive Gliosis vor. Diese Befunde waren eigentlich bei Patienten, deren ursprüngliche Erkrankung Jahrzehnte zurück lag, ziemlich unerwartet. Bei einer akuten, sich selbst begrenzenden Viruserkrankung würde man erwarten, daß die Entzündung und die Gliosis innerhalb von Monaten, nachdem die akute Infektion abgeklungen war, zum Abschluß kam. Das Vorliegen axonaler Sphäroide stimmt mit akuter Verschlechterung überein. Damit wird ein Defekt im Transport von Nahrungsstoffen vom Neuron entlang des Axonkörpers bestätigt. Er findet sich vorwiegend bei Patienten mit einer Motoneuron-Erkrankung, die eine frische neuronale Degeneration aufweisen *[7, 22]*. Diese Befunde unterscheiden sich deutlich von denjenigen mit ALS, dem Prototyp von Erkrankungen des Motoneurons. Bei ALS finden sich axonale Sphäroide weniger häufig, und die Gliosis ist minimal. Die Entzündung des Rückenmarkes ist mittlerweile von drei unabhängig voneinander arbeitenden Gruppen bestätigt worden *[32, 37, 42]*. In unserem Labor wurden auch B-Zell-Infiltrate gefunden. Wir setzen jetzt in situ die PCR ein, um nach dem Vorliegen von Viren zu suchen *[10]*.

Diskussion

Die serologischen Befunde beim Post-Polio-Syndrom sind wenig aufschlußreich. Die hohen IgM-Polio-Antikörpertiter, die bei 6 von 22 Patienten von MONZON et al. gefunden wurden, korrelieren mit denjenigen, die bei Patienten mit akuter Polio auftreten und könnten eine aktive Reaktion gegen ein Poliovirus vermuten lassen *[33]*. Die Bedeutung der Lymphozyten-Subpopulationen im peripheren Blut, über die von GINSBERG et al. *[21]* berichtet wurde, ist unbekannt. Der Nachweis von oligoklonalen Banden scheint reproduzierbar zu sein. Darüber hat DALAKAS zweimal berichtet *[12, 15]*. SHARIEF *[40]* und MUIR *[36]* haben beide IgM-Bande nachgewiesen. Diese Befunde lassen sich so interpretieren, daß im zentralen Nervensystem eine abnormale immunologische Dysregulation existiert. Die Möglichkeit von persistierenden Viren gewinnt in Hinsicht auf neuere Daten an Bedeutung *[33, 36]*, wenn auch weitere Untersuchungen erforderlich sind.

Der histologische Nachweis entzündlicher Veränderungen im Rückenmark, über den PEZESHKPOUR und DALAKAS zuerst berichtet haben, wurde jetzt durch aktuelle Ergebnisse von MILLER *[32]* und TRESSER *[42]* unterstützt. Diese Befunde, ebenso wie die in Muskeln, sind eindeutig und unterliegen nicht der Gefahr methodischer Fehler wie Antikörper- und PCR-Untersuchungen. Es ist aber ungewiß, wie diese Entzündungsinfiltrate mit den MHC-I-Signalen in der Muskulatur zusammenhängen, wenn sie eine primäre Reaktion auf einen Antigenreiz oder unspezifische sekundäre Entzündungsprozesse darstellen.

Möglicherweise findet der zu Grunde liegende Prozeß einzig und allein im Rückenmark statt und verursacht dort die periodischen histologischen Veränderungen und CSF-Antikörper- und -Cytokin-Veränderungen *[40]*. Die Muskelentzündungen und myopathischen Merkmale könnten sekundärer Natur sein und auf direkten mechanischen oder metabolischen Schädigungen durch Überbeanspruchung beruhen *[9, 23]*.

Bei Betrachtung der nachgewiesenen immunologischen Abnormalitäten muß man annehmen, daß diese Prozesse ein Beweis dafür sind, daß bei der Pathogenese des PPS eine Autoimmun-Komponente eine Rolle spielt. Wenn auch die Pathophysiologie all dieser Beobachtungen unklar bleibt, macht es zunehmend Schwierigkeiten, diese Befunde als Artefakte, unerklärlich oder belanglos abzutun. Die konstitutionellen Merkmale von Müdigkeit und Schmerz, neben der Situation extremer biomechanischer Schädigung, unterstützen einen solchen Prozeß zusätzlich zur Überbeanspruchung der motorischen Einheiten.

Ermüdung ist eine der häufigsten Beschwerden beim Post-Polio-Syndrom *[3–5, 24, 25]* und kann dem Einsetzen anderer Symptome und Zeichen, wie neuer Muskelschwäche oder Atrophie vorausgehen. In diesem Zusammenhang ist es interessant, daß auch einige bekannte Autoimmunkrankheiten mit extremer Müdigkeit einhergehen. Dazu gehören der systemische Lupus erythematosus (SLE), die Rheumatoid-Arthritis und die Spondylitis ankylosans (M. Bechterew) *[6, 29, 43]*. Multiple Sklerose (MS), ebenfalls eine Krankheit mit einer Autoimmunkomponente, ist mit schwerer Müdigkeit verbunden *[28]*. Die oben erwähnte Verringerung der CD4$^+$CD45R$^+$-Lymphozyten bei PPS wurde auch bei multipler Sklerose, SLE und Rheumatoid-Arthritis nachgewiesen *[19, 34, 41]*. Ob Cytokine oder Lymphokine dabei eine Rolle spielen, ist im Moment nur spekulativ.

PPS und Prednison

Aus Sicht der Befunde über eine mögliche Autoimmun-Ätiologie des Post-Polio-Syndroms lag es nahe zu untersuchen, ob ein immunomodulierendes Agens die Muskelschwäche reduzieren könnte. Glukokortikoide spielen bei der Immunotherapie einer großen Zahl von Krankheiten, in deren Pathophysiologie entzündliche oder immunologische Phänomene vorherrschen, eine wichtige Rolle. Wenn auch ihr exakter Wirkungsmechanismus hinsichtlich anti-entzündlicher und immunsuppressiver Effekte noch nicht klar ist, haben sich Glucocorticoide bei vielen Patienten mit neuromuskulären Erkrankungen, die eine Beziehung zum Immunsystem haben, als wirksam erwiesen *[11, 20]*. So haben wir am NIH eine Studie in die Wege geleitet, die klären soll, ob die entzündungswirksamen und immunsuppressiven Effekte von hohen Prednisondosen eine günstige Wirkung auf die neue Muskelschwäche bei Post-Polio-Patienten haben. Die Dosen und die Verabreichung des Prednisons basierten dabei auf den erfolgreichen Erfahrungen mit dem Präparat bei Patienten mit anderen immunologisch-entzündlichen demyelierenden Polyneuropathien *[11, 20]*.

Insgesamt nahmen 17 Patienten an der Doppelblind-Placebo-Studie teil, bei der die Wirkung hoher Prednison-Dosen zur Behandlung neuer Schwäche bei Patienten mit PPS untersucht wurde *[18]*. Das maximale Alter der am Versuch Beteiligten wurde auf 60 Jahre begrenzt. Das Durchschnittsalter war 49,5 Jahre bei einem Bereich von 37 bis 60 Jahren. Die Patienten, die Prednison oder Placebo erhielten, wurden randomisiert. Die Behandlungsgruppe erhielt 4 Wochen lang täglich 80 mg Prednison, woran sich eine allmähliche Verringerung bis auf 0 mg während der nächsten 20 Wochen anschloß. Der Plan der Dosisreduktion sah vor, Patienten ein Minimum von 80 mg Prednison an wechselnden Tagen 16 Wochen lang zu verabreichen.

Bei den Probanden wurde die Muskelkraft der Extremitäten durch einen manuellen sowie quantitativen Muskeltest gemessen. Der Test wurde zu Beginn und dann alle 4 Wochen während der Behandlung bis zum Abschluß der Studie durchgeführt. Die Ergebnisse des manuellen Muskeltestes (MMT) wurden nach der vom MRC verwendeten Skala festgehalten. Der quantitative Kräftetest wurde nach „TUFTS quantitative neuromuscular exam" (TQNE) durchgeführt, wobei die Ergebnisse in Kilogramm gemessen worden sind *[2]*.

Nach einer vorläufigen Analyse gab es sowohl mit dem MMT als auch dem quantitativen Muskelkrafttest keinen signifikanten Unterschied zwi-

Tabelle 1. Geschichte der immunologischen Beobachtungen bei PPS

	Serum	T-Zell-Subpopulationen	Liquor	Muskel	Rückenmark
1979	KURENT et al. [30]: ALS/PPS/Kontrolle. Keine Unterschiede in Serum IgG				
1984		DALAKAS et al. [15]: Keine konstanten Differenzen im Verhältnis CD4/CD8	DALAKAS et al. [15]: 3/7 PPMA-Patienten mit oligoklonalen Banden	DALAKAS et al. [15]: 4/7 PPMA-Patienten mit lymphozyt. Infiltraten, 2 mit Lymphorrhagien	
1986			DALAKAS et al. [12]: bei 7/13 PPMA-Patienten oligoklonale Bande nachgewiesen	DALAKAS et al. [12]: 40% der symptom. Muskeln haben erhöhte Lympho-zyten- u. Makrophagen-Zahlen	
1988					PEZESHKPOUR & DALAKAS [37]: bei 8 unters. Rükenm. lymphoz. und Plasmazell-Infiltrate, bei 3 axonale Spheroide

1989		GINSBERG et al. [21]: verminderte CD45R+-Population		
1991	ILLA et al. [26]: erhöhte GM₁-Antikörper bei einigen PPMA-Patienten		SHARIEF et al. [40]: Intrathekale IgM-Produktion, 1 Pat. Interleukin-2	
1992	MELCHERS et al. [31]: keine Serum-IgM-Antikörper gegen Polio oder Poliovirus-RNA	DINSMORE u. DALAKAS [17]: Keine Differenzen in CD2H4+ (CD45R+) zwischen PPMA u. Kontrollen	MELCHERS et al. [31]: Kein Liquor-IgM oder Poliovirus-RNA nachweisbar	MELCHERS et al. [31]: Keine Poliovirus-RNA im Muskel nachweisbar
1994	MONZON et al. [33]: Trend von erhöhten IgG- und IgM-Werten gegen Polioviren bei PPS		MONZON et al. [33]: Virus-RNA in Liquor bei 4/12 Patienten. MUR et al. [36]: bei 3/24 Patienten oligoklonale Bande, zusätzlich Enterovirus-RNA	MILLER et al. [32]: 1 Patient mit perivaskulären Infiltraten von B-Lymphozyten TRESSER et al. [42]: 9 PPS Pat.: 5 mit mikroglialen u. 2 mit perivaskulären entzündlichen Infiltraten, chron. entzündliche mening. Infiltrate

der Kontroll- und der mit Prednison behandelten Gruppe, wenn man die Kontrollgruppe mit der Prednison-Gruppe 3 und 6 Monate nach Beginn der Behandlung verglich. Insgesamt mußten 3 Patienten (zwei aus der Prednison-Gruppe und einer aus der Placebo-Gruppe) aus der Studie ausgeschlossen werden, weil sich bei ihnen Nebenwirkungen zeigten. Eine Behandlung mit Prednison kann also vorläufig nicht empfohlen werden, da sie keine signifikanten Wirkungen zeigte und Nebenwirkungen auftraten *[18]*. Wenn sich nach der abschließenden Analyse der Ergebnisse zeigen sollte, daß Prednison die Symptome von Post-Polio-Patienten nicht signifikant verbessert, schließt das eine autoimmune Dysregulation als Ursache der PPS trotzdem nicht aus.

Zahlreiche andere Autoimmunerkrankungen, wie MS, Fälle von Polymyositis oder chronisch entzündlicher Polyneuropathie reagieren ebenfalls nicht auf Corticosteroide. Weitere Forschungen müssen klären, ob eine autoimmune Dysregulation, falls sie überhaupt vorliegt, eine Rolle bei der Verursachung des Post-Polio-Syndroms spielt. Ferner ist eine genetisch determinierte Empfindlichkeit gegen eine Fehlfunktion des Immunsystems, die gleichzeitig gegen Attacken des Poliovirus auf das Motoneuron und eine Autoimmunerkrankung prädisponiert, in Betracht zu ziehen. Die Möglichkeit, daß eine frühe, virusinduzierte Schädigung des Muskels oder des Motoneurons ein spätes Autoimmun-Phänomen auslöst, muß geklärt werden. Wie oben erwähnt, konnte ein persistentes Virus oder die Persistenz einer Virusmutation nicht ausgeschlossen werden.

Die reproduzierbaren Befunde einer Entzündung in der Muskulatur und im Rückenmark, IgM-Antikörper gegen Polioviren im Serum, die verschiedenen Serum-Autoantikörper, wie GM_1, und die oligoklonalen Bande in der CSF sind Autoimmunmerkmale, die keine Epiphänomene darstellen, dafür aber eine komplexe, unerwartete und noch wenig verstandene Rolle bei der Verursachung des PPS spielen.

Literatur

1. AGRE, J. C., RODRIQUEZ, A. A., TAFEL, J. A.: Late effects of polio: Critical review of the literature on neuromuscular function. Arch. Phys. Med. Rehabil. **72** (1991), 923–931.
2. ANDRES, P., HEDLUND, W., FINISON, L. et al.: Quantitative motor assessment in amyotrophic lateral sclerosis. Neurology **36** (1986), 937–941.
3. BERLLY, M. G., STRAUSER, W. W., HALL, K. M.: Fatigue in post-polio syndrome. Arch. Phys. Med. Rehabil. **72** (1991), 115–118.
4. BRUNO, R. L., COHEN, J. M., GALSKI, T., FRICK, N. M.: The neuroanatomy of post-polio fatigue. Arch. Phys. Med. Rehabil. **75** (1994), 498–504.
5. BRUNO, R. L., FRICK, N. M.: Stress and „type A" behaviour as precipitants of post-polio sequelae. In HALSTEAD, L. S., WIECHERS, D. O. (Hrsg.): Research and Clinical Aspects of the Late Effects of Poliomyelitis. Birth Defects **23** (1987), 145–155.

6. CALIN, A., EDMUNDS, L., KENNEDY, G.: Fatigue in ankylosing spondylitis – Why is it ignored? J. Rheumatol. **20** (1993), 991–995.
7. CARPENTER, S.: Proximal axonal enlargement in motor neuron disease. Neurology **18** (1968), 842–851.
8. DALAKAS, M. C.: Morphologic changes in the muscles of patients with post-poliomyelitis new weakness. A histochemical study of 39 muscle biopsies. Muscle Nerve **9** (1986), 117.
9. DALAKAS, M. C.: Morphologic changes in the muscles of patients with post-poliomyelitis neuromuscular symptoms. Neurology **38** (1988), 99–104.
10. DALAKAS, M. C. et al.: Pathology and immunopathology of muscle and spinal cord of patients with the post-polio syndrome. Ann. N. Y. Acad. Sci. (in Druck).
11. DALAKAS, M. C.: Treatment of polymyositis and dermatomyositis with corticosteroids: A first therapeutic approach. In DALAKAS, M. C. (Hrsg.): Polymyositis and Dermatomyositis. Stoneham, MA, Butterworth 1988, S. 235–253.
12. DALAKAS, M. C., ELDER, G., HALLETT, M. et al.: A long term follow-up study of patients with post-poliomyelitis neuromuscular symptoms. N. Engl. J. Med. **314** (1986), 959–963.
13. DALAKAS, M. C., HALLETT, M.: The Post-Polio Syndrome. In PLUM, F. (Hrsg.): Advances in Contemporary Neurology. Philadelphia, F.A. Davis 1988, S. 51–94.
14. DALAKAS, M. C., ILLA, I.: Post-Polio Syndrome: Concepts in clinical diagnosis, pathogenesis, and etiology. In ROWLAND, L. P. (Hrsg.): Amyotrophic Lateral Sclerosis and Other Motor Neuron Diseases. Adv. Neurol. **56** (1991), 495–511.
15. DALAKAS, M. C., SEVER, J. L., FLETCHER, M. et al.: Neuromuscular symptoms in patients with old poliomyelitis: Clinical, virological, and immunological studies. In HALSTEAD, L. S., WIECHERS, D. O. (Hrsg.): Late Effects of Poliomyelitis. Symposia Foundation, Miami (1984), S. 73–89.
16. DALAKAS, M. C., SEVER, J. L., MADDEN, D. L. et al.: Late postpoliomyelitis muscular atrophy: Clinical, virologic, and immunologic studies. Rev. Infect. Dis. **6** Suppl. 2 (1984), S562–S567.
17. DINSMORE, S. T., DALAKAS, M. C.: Immunogenetic and immunoregulatory factors in patients with the postpolio syndrome (PPS) (Abstract) Neurology **42** Suppl. 3 (1992), 230.
18. DINSMORE, S. T., DAMBROSIA, J., DALAKAS, M. C.: A double-blind placebo-controlled trial of high-dose prednisone for the treatment of the post-polio syndrome. Ann. N. Y. Acad. Sci. **753** (1995), 303–313.
19. EMERY, P., GENTRY, K. C., MACKAY, I. R. et al.: Deficiency of the suppressor inducer subset of T lymphocytes in rheumatoid arthritis. Arthritis Rheum. **30** (1987), 8, 849–856.
20. ENGLE, W. K., DALAKAS, M. C.: Treatment of neuromuscular diseases. In WIEDERHOLT, W. C. (Hrsg.): Therapy for Neurologic Diseases. New York, J. Wiley Sons Inc. 1982, S. 51–101.
21. GINSBERG, A. G., GALE, M. J., ROSE, L. M., CLARK, E. A.: T cell alterations in late postpoliomyelitis. Arch. Neurol. **46** (1989), 497–501.
22. GRIFFIN, J. W., PRICE, D. L.: Proximal axonopathies induced by toxic chemicals. In SPENCER, P. S., SCHAUMBURG, H. H. (Hrsg.): Experimental and Clinical Neurotoxicology. Baltimore, William & Wilkins 1980, S. 161–178.

23. GRIMBY, G., EINARSSON, G., HEDBERG, M., ANIANSSON, A.: Muscle adaptive changes in post-polio subjects. Scand. J. Rehab. Med. **21** (1989), 19–26.

24. HALSTEAD, L. S., ROSSI, C. D.: Late effects of polio: Clinical experience with 132 consecutive out-patients. In HALSTEAD, L. S., WIECHERS, D. O. (Hrsg.): Research and Clinical Aspects of the Late Effects of Poliomyelitis. Birth Defects **23** (1987), 13–26.

25. HALSTEAD, L. S.: Post-polio sequelae: Assessment and differential diagnosis for post-polio syndrome. Orthopedics **14** (1991), 11, 1209–1217.

26. ILLA, I., AGBOATWALLA, M., MONZON, M. et al.: IgM anti-GM$_1$ ganglioside antibodies in patients with acute paralytic poliomyelitis: Relevance to the post-polio syndrome and other motor neuron diseases. (Abstract). Ann. Neurol. **30** (1991), 298.

27. JUBELT, B., CASHMAN, N. R.: Neurologic manifestations of the post-polio syndrome. Crit. Rev. Neurobiol. **3** (1987), 3, 199–220.

28. KRUPP, L. B., ALVAREZ, L. A., LaROCCA, N. G., SCHEINBERG, L. C.: Fatigue in multiple sclerosis. Arch. Neurol. **45** (1988), 435–437.

29. KRUPP, L. B., LaROCCA, N. G., MUIR, J., STEINBERG, A. D.: A study of fatigue in systemic lupus erythematosus. J. Rheumatol. **17** (1990), 1450–1452.

30. KURENT, J. E., BROOKS, B. R., MADDEN, D. L. et al.: CSF viral antibodies. Evaluation in amyotrophic lateral sclerosis and late-onset postpoliomyelitis progressive muscular atrophy. Arch. Neurol. **36** (1979), 5, 269–273.

31. MELCHERS, W., DE VISSER, M., JONGEN, P. et al.: The post-polio syndrome: No evidence for poliovirus persistence. Ann. Neurol. **32** (1992), 728–732.

32. MILLER, D. C.: Post-polio syndrome spinal cord pathology: Case report with immunopathology. Ann. N. Y. Acad. Sci. **753** (1995), 186–192.

33. MONZON, M., DALAKAS, M. C.: Virological studies in blood, serum, and spinal fluid in patients with post-polio syndrome. Ann. N. Y. Acad. Sci. (in Druck).

34. MORIMOTO, C., HAFLER, D. A., WEINER, H. L. et al.: Selective loss of the suppressor-inducer T-cell subset in progressive multiple sclerosis: Analysis with anti-2H4 monoclonal antibody. N. Engl. J. Med. **316** (1987), 67–72.

35. MORIMOTO, C., LETVIN, N., DISTASO, J. A. et al.: The isolation and characterization of the human suppressor inducer T cell subset. J. Immunol. **134** (1985), 3, 1509–1515.

36. MUIR, P., NICHOLSON, F., SHARIEF, M. K. et al.: Evidence for persistent enterovirus infection of the central nervous system in patients with previous paralytic poliomyelitis and post-polio syndrome. Ann. N. Y. Acad. Sci. **753** (1995), 219–232.

37. PEZESHKPOUR, G. H., DALAKAS, M. C.: Long term changes in the spinal cord of patients with old poliomyelitis: Signs of continuous disease activity. Arch. Neurol. **45** (1988), 505–508.

38. SANDERS, M. E., MAKGOBA, M. W., SHAW, S.: Alterations in T cell subsets in multiple sclerosis and other autoimmune diseases. (Letter). Lancet 1988, S. 1021.

39. SANDERS, M. E., MAKGOBA, M. W., SHAW, S.: Human naive and memory T cells: Reinterpretation of helper-inducer and suppressor-inducer subsets. Immunol. Today **9** (1988), 195–199.

40. SHARIEF, M. K., HENTGES, R., CIARDI, M.: Intrathecal immune response in patients with the post-polio syndrome, N. Engl. J. Med. **325** (1991), 749–755.

41. TANAKA, S. A., MATSUYAMA, T., STEINBERG, A. D. et al.: Antilymphocyte antibodies against CD4$^+$2H4$^+$ cell populations in patients with systemic lupus erythematosus. Arthritis Rheum. **32** (1989), 4, 398.

42. KAMINSKI, H. J., TRESSER, N., HOGAN, R. E., MARTIN, E.: Pathological analysis of spinal cords from survivors of poliomyelitis. Ann. N. Y. Acad. Sci. **753** (1995), 390–393.

43. WYSENBEEK, A. J., LEIBOVICI, L., WEINBERGER, A., GUEDJ, D.: Fatigue in systemic lupus erythematosus: Prevalence and relation to disease expression. Br. J. Rheumatol. **32** (1993), 633–635.

4 Muskelfunktion, Muskelstruktur und Elektrophysiologie bei später Polio in dynamischer Perspektive

Gunnar Grimby und Erik Stålberg

Bei Patienten mit der Vorgeschichte einer Polio kann die Beeinträchtigung der Muskeln sehr stark variieren. Die Beziehung zwischen dem Grad der ursprünglichen Beteiligung und dem Effekt der verschiedenen kompensatorischen Mechanismen bestimmt das klinische Bild, welches dynamischen Veränderungen unterworfen ist. Frühe und späte Erholung nach einer durchgemachten Poliomyelitis hängen von einer Anzahl Faktoren ab. Klinische Besserung, die innerhalb *weniger Wochen* nach der akuten Phase auftritt, ist wahrscheinlich auf die Erholung der Erregbarkeit von funktionellen, aber nicht degenerierten Motoneuronen zurückzuführen. Die Degeneration von Neuronen, welche eine periphere Denervation verursacht, wird durch kollaterale Aussprossung kompensiert, d. h. durch Nervenäste, die sich von überlebenden motorischen Einheiten aus verzweigen und mit den denervierten überlappen. Mit großer Wahrscheinlichkeit ist damit die Erholung innerhalb der *ersten 6–12 Monate* zu erklären. Ein anderer, später kompensatorischer Prozeß ist die Größenzunahme (Hypertrophie) der Muskelfasern. Als Ergebnis dieser Prozesse kann man normale Muskelkraft und anscheinend normales Muskelvolumen feststellen, trotz eines geschätzten Verlustes von über 50% der Motoneuronen.

Neben der Notwendigkeit eines gewissen Muskelvolumens und damit einem Potential für die Kraftentfaltung, ist auch die stoffwechselmäßige Anpassung an eine Ausdaueraktivität von Bedeutung. Es ist allgemein bekannt, daß die Kapillarisierung und die Aktivität der mitochondrialen Enzyme sich an ein Niveau anpaßt, das von der physikalischen Aktivität abhängt *[2, 13]*. Mit der Immobilisierung oder einer reduzierten körperlichen Aktivität werden diese Faktoren, die von grundlegender Bedeutung für die aerobe Kapazität und damit für die Ausdaueraktivität sind, reduziert. Bei Poliopatienten mit geringer allgemeiner körperlicher Aktivität können verringerte aerobe Muskelkapazitäten auftreten, die aber mit ausgeprägter Muskelfaser-Hypertrophie kombiniert sind, was verschiedene Adaptationsmuster für Resistenz- und Ausdaueraktivitäten demonstriert.

In diesem Kapitel wollen wir zuerst die grundlegenden morphologischen und elektrophysiologischen Anpassungen bei der Muskelfunktion beschreiben und danach die Veränderungen betrachten, die man im Laufe der Zeit bei Patienten mit Polio-Spätfolgen beobachten kann. Durch Kombination von Daten über Muskelkraft, Muskelstruktur und elektrophysiologische Messungen der Größe der motorischen Einheiten kann man zu weiteren Erkenntnissen über diese kompensatorischen Prozesse gelangen.

Muskelkraft

Für die Messung der Muskelkraft bei Poliopatienten sind objektive Messungen entweder mittels spezieller Dynamometer, wie Cybex *[9]*, Kin-Com *[10]* und Lido *[1]* oder manuelle Meßgeräte, wie Myometer *[8]* erforderlich. Über die Zuverlässigkeit von wiederholten Dynamometer-Messungen der Kniemuskulatur ist von KILFOIL und ST. PIERRE *[14]* sowie von GRIMBY et al. *[8]* berichtet worden. Ein manueller Muskeltest liefert keine zuverlässigen Informationen über Muskelkräfte bei Werten von mäßig (wobei die Extremität gegen die Schwerkraft bewegt werden kann) und darüber, worauf schon in den 60er Jahren von BEASLEY *[3]* hingewiesen wurde und wie von AGRE im Kapitel 6 dieses Buches dargestellt wird. Isometrische Messungen können gewöhnlich adäquat sein, da die isometrischen und die isokinetischen Kraftwerte signifikant korrelieren *[7]* und sich mit der Zeit parallel verändern *[11]*. Die Muskelkraft kann innerhalb verschiedener Stufen reduziert sein und in verschiedenen Muskelgruppen offensichtlich ganz unterschiedlich, abhängig von dem Grad der ursprünglichen Polio-Ausbreitung. Ob sich aber die Dynamik der kompensatorischen Prozesse zwischen Muskelgruppen unterscheidet, ist nicht untersucht worden. Der Stimulus für die Muskelfaser-Hypertrophie kann zwischen Muskelgruppen variieren, abhängig von ihren Aktivitätsmustern.
Zwischen der subjektiven Wahrnehmung neuer oder erhöhter Muskelschwäche und objektiven Messungen der Muskelkraftreduzierung kann man eine Beziehung nachweisen. In Verlaufsuntersuchungen von Personen mit Poliospätfolgen war es möglich, eine signifikante Reduktion der Muskelkraft bei denjenigen zu demonstrieren, die neue Schwäche bestätigten, jedoch nicht bei denen, die keine neue Muskelschwäche hatten *[10, 11]*. So wurde in einer Gruppe von 44 schwedischen Patienten eine 9%ige (p < 0,01) Reduktion der Kraft der Knieextension bei 60°/s Drehmoment innerhalb einer Periode von 4–5 Jahren demonstriert *[11]*. Wenn man die Patienten in zwei Gruppen unterteilte, war die Kraftabnahme nur in der Gruppe signifikant (16%, p < 0,01), die über neue Muskelschwäche berichtet hatte. Im Vergleich kann die normale altersabhängige Kraftreduktion in den Altersbereichen von 30–70 Jahren (mittleres Alter 53) um die 2–5% während einer ähnlichen Zeitperiode geschätzt werden, was nicht mehr als um die 1% pro Jahr bedeutet *[5, 15]*.

Im folgenden Kapitel verwenden wir die Begriffe *instabile* und *stabile* Muskelfunktion für Patienten, bei denen neue oder vermehrte Muskelschwäche in der untersuchten Extremität festgestellt bzw. nicht festgestellt wurde. Solch eine Unterteilung ist besser, als die Verwendung der PPS-Klassifikation bei vergleichenden Untersuchungen über verschiedene Muskelparameter.

Muskelstruktur

Morphologische Veränderungen in der Post-Polio-Muskulatur werden im Kapitel 5 dieses Buches ausführlicher von BORG und EDSTRÖM diskutiert. Hier wollen wir vor allem über die adaptativen Prozesse mit Veränderungen der Fasergröße nach dem Verlust von Motoneuronen informieren.

Auffallend vergrößerte Muskelfaserbereiche werden in Polio-befallenen Muskeln gefunden *[4, 9]*, vorausgesetzt, daß die Muskelkraft nur leicht reduziert ist und keine schwere Muskelatrophie vorherrscht. Nach GRIMBY und Mitarb. *[9]* betrug die mittlere Faserfläche des M. vastus lateralis 8×10^3 mm^2 in den Post-Polio-Muskeln, bei den Kontrollgruppen im Vergleich 4,4 bei Männern bzw. $4,1 \times 10^3$ mm^2 bei Frauen. Sowohl bei den Typ-I- wie den Typ-II-Fasern war eine Vergrößerung zu verzeichnen, aber eine etwas geringere bei den Typ-IIb-Fasern. Ähnliche Ergebnisse erhielten BORG und Mitarb. *[4]* bei EMG-Untersuchungen am M. tibialis anterior von Polio-Patienten, die diesen übermäßig benutzten.

Bei einer 4- bis 5-Jahres-Verlaufsstudie konnten keine systematischen Veränderungen in den mittleren Muskelfaserflächen gefunden werden. Als man aber einzelne Polio-Patienten genauer analysierte, stellten sich doch gewisse Änderungen heraus *[10]*. Als Gruppe zeigten Personen, die über eine erhöhte Muskelschwäche (instabil) berichteten, zwar keine signifikante Reduktion der Muskelfaserfläche. Aber einige Patienten mit einer fast dreimal größeren Faserfläche als die der Kontrollwerte zeigten während der Verlaufsstudie eine Größenabnahme, die mit einer Abnahme der Muskelkraft parallel ging. Offensichtlich kann die Kompensation durch Reinnervation teilweise die Reduktion der Fasergröße kompensieren. Andererseits wiesen andere Patienten (stabile wie instabile) eine weitere Zunahme der Fasergröße während der Verlaufsstudie auf. Diese Befunde illustrieren einen dynamischen Prozeß, bei dem die verstärkte Nutzung einer motorischen Einheit durch den parallelen Verlust anderer motorischer Einheiten ein Stimulus für weitere Faserhypertrophie darstellt, aber gleichzeitig darauf hinweist, daß eine optimale Größe für die Hypertrophie erreicht wird. Die Größenreduktion dieser sehr großen Muskelfasern kann durch verschiedene Faktoren verursacht werden (z. B. Krankheiten oder grundlegende biologische Mechanismen, welche zu einer reduzierten Kapazität der Erhaltung der Faserhypertrophie führen).

Neurophysiologische Methoden

Hier sollen die verschiedenen Methoden der Testung eines PPS-Patienten besprochen werden, um ihre Unterschiede zu erläutern aber auch, um die Hauptparameter, die durch jede einzelne erfaßt werden, herauszustellen.

Einzelfaser-EMG (Single Fiber EMG = SFEMG)

Die Methode der SFEMG wird an anderer Stelle beschrieben *[19]*. Allgemein werden zwei Parameter gemessen. Einer ist die *Faserdichte*, ein Maß für die Zahl der Muskelfasern einer motorischen Einheit innerhalb einer Hemisphere mit einem Radius von etwa 300 mm von der kleinen Meßelektrode. Dieser Wert ist bei Veränderungen in der Topographie von Muskelfasern in der motorischen Einheit erhöht, typischerweise in Fällen der Reinnervation. Er kann auch bei Myopathien erhöht sein, aber andere EMG-Parameter erlauben eine Differentialdiagnostik.

Der andere Parameter ist der *neuromuskuläre Jitter*, ein Indikator der neuromuskulären Übertragung. Wenn diese gestört ist, wie z. B. bei Myasthenia gravis, ist der Jitter erhöht. Bei ausgeprägteren Störungen kann es durch das Ausbleiben von Impulsen gelegentlich zur Blockade von Impulsen kommen. Der Jitter kann jedoch auch unter Bedingungen einer vor sich gehenden Reinnervation erhöht sein. Das ist gewöhnlich auf die Unreife von Nervenendigungen und neuromuskulären Verbindungen zurückzuführen. Dafür kann es präsynaptische und postsynaptische Ursachen geben. Erhöhte Jitter und zeitweilige neuromuskuläre Blockaden kann man bei einigen Untersuchungen von Polio-Patienten finden, aber in solch einem geringen Grad, daß das Ausbleiben der neuromuskulären Reaktion nur einen Teil der muskulären Symptome erklären kann.

EMG mit konzentrischen oder monopolaren Elektroden (übliches EMG)

Bei den meist verwendeten EMG-Techniken liefert eine EMG-Elektrode mit einer Meßoberfläche, die etwas größer als die einer Einzelfaser-EMG-Elektrode ist, Werte innerhalb von 0,5–2 mm der motorischen Einheit, die normalerweise einen Durchmesser von 5–10 mm hat. Die Untersuchung besteht aus drei Phasen:
– Zuerst wird der Muskel im Ruhestadium geprüft, wobei normalerweise keine Aktivität registriert wird. Denervierte Muskelfasern, die noch nicht wieder reinnerviert sind, zeigen Spontanaktivität mit sogenannten Fibrillationspotentialen und positiven scharfen Wellen. Das sind häufig Zeichen einer frischen Denervation.

– In der zweiten Phase der Untersuchung, wobei man schwache eigene Muskelaktivitäten des Probanden verwendet, werden Muskelaktions-Potentiale (MAP) hinsichtlich verschiedener Parameter untersucht. MAP von langer Dauer und mit hohen Amplituden stehen für Reinnervation und sind typisch für neurogene Erkrankungen.

– In der dritten Phase wird der Patient zu einer maximalen Anspannung des Muskels aufgefordert. Normalerweise geben dabei eine große Zahl motorischer Einheiten ein akustisches Signal. Unter neurogenen Bedingungen mit dem Verlust einiger motorischer Einheiten und Reinnervation anderer weist das Muster unter der maximalen Kontraktion höhere Amplituden des Interferenzmusters bei gleichzeitiger Lichtung derselben auf. All diese Parameter können quantitativ auswertet werden.

Bei jedem Polio-Patienten zeigen wenigstens einige Muskeln im EMG neurogene Veränderungen, d. h. Potentiale mit langer Dauer und hohen Amplituden. Solche Veränderungen werden oft sogar in Muskeln nachgewiesen, die hinsichtlich Kraft und Umfang klinisch normal sind. Bei kompletter Reinnervation kann eine volle funktionelle Wiederherstellung erreicht werden.

In einigen Muskeln kann man eine Denervierungsaktivität messen, gewöhnlich als Fibrillationspotentiale. Das wird oft durch Denervierung nach frischen Verlust von Neuronen als Alterungseffekt verursacht. Manchmal kann dieser Befund auf lokale Ursachen zurückzuführen sein, wie Radikulopathie oder Nervkompressionen, die nichts mit Polio zu tun haben und bei Nichtpolio-Patienten nicht ungewöhnlich sind, oder er hängt mit ungünstigen Situationen zusammen, für die Spätfolgen nach Polio verantwortlich sind. Wenn die Ursachen lokale oder definierbare Gründe haben, sollte man sie nach Möglichkeit behandeln. Wenn keine klare Ursache zu finden ist, können die Zeichen einer Denervation eine progressive Neurodegeneration, die zu Muskelsymptomen führen, anzeigen.

Makro-EMG

Das Makro-EMG ist eine relativ neue Methode, die im Detail an anderer Stelle beschrieben wird [17, 19]. Es wird zur Untersuchung der gesamten elektrischen Aktivität einer motorischen Einheit eingesetzt. Die Amplituden der erhaltenen Signale hängen von der Anzahl und der Größe der Muskelfasern in einer motorischen Einheit ab. Die Elektrode besteht aus einer modifizierten SFEMG-Elektrode mit einer Kanüle, die bis auf eine Spitze von 15 mm isoliert ist. Die Meßoberfläche der SFEMG-Elektrode befindet sich 7,5 mm hinter dieser Spitze. Die Messung wird auf zwei Kanälen unter Verwendung eines Zwei-Kanal-EMG-Gerätes vorgenommen, das zur Analyse mit einem Computer gekoppelt ist (Intersoft Software). Auf einen Kanal wird das Signal der Kanüle gemessen (wobei eine Ober-

flächen-Elektrode als Bezugsgröße dient) und in einen Averager einge-
speist. Auf dem anderen Kanal werden die SFEMG-Meßwerte zwischen
der kleinen Oberfläche und der Kanüle aufgezeichnet. Dieses Signal dient
als Trigger für den Mittlungsprozess. Verstärkerfilter werden auf 5–10 Hz
bei Makro-EMG bzw. auf 500 Hz bis 10 kHz beim Einzelfaser-EMG ein-
gestellt. Die Elektrode wird in den freiwillig aktivierten Muskel einge-
stochen und eine Position gesucht, wo ein deutliches SFEMG-Potential
gesehen wird. In diesem Moment startet die Makro-Signalaufzeichnung
und setzt sich fort, bis eine schmale Basislinie und ein konstantes Makro-
Potential erhalten wird.

EMG-Befunde

In einer neueren Studie [18] an 18 Patienten mit zwei Untersuchungen im
Abstand von 4 Jahren, wurden Makro-EMG-Aufzeichnungen vom M.
vastus lateralis zur Quantifizierung der Muskelveränderungen verwendet.
Aus den Muskeln wurden Biopsien entnommen sowie maximale isokinetische und isometrische Messungen des Drehmoments der Knieextension
eingesetzt. Die Ergebnisse lassen sich kurz folgendermaßen zusammenfas-
sen: Bei der ersten Auswertung waren die Makro-EMG-Amplituden im
Vergleich mit altersgemäßen Kontrollen um das 10fache in der stabilen
Gruppe und um das 16fache in der instabilen Gruppe signifikant ($p < 0,01$)
erhöht. Es gab keine Korrelation zwischen den EMG-Befunden und den
Kraftwerten bei der ersten Untersuchung. Vier Jahre später war die Kraft in
der stabilen Gruppe unverändert, jedoch in der instabilen vermindert, wie
schon früher berichtet wurde. Dagegen war die Makro-EMG-Amplitude
um 67% in der stabilen bzw. 35% in der instabilen Gruppe erhöht. Diese
Zunahme kann nicht durch eine Veränderung im Faserbereich erklärt werden, da diese im Durchschnitt unverändert war.
Bei zwei anderen Makro-EMG-Untersuchungen konnte im Verlauf der
Zeit keine Zunahme demonstriert werden. Bei der einen Studie [21] beruh-
te die Schlußfolgerung darauf, daß zwischen dem Makro-EMG-Wert und
der Zeit vom Beginn der akuten Polio keine Korrelation bestand, obwohl
die Möglichkeit von Veränderungen innerhalb der Zeit nicht auszuschließen war. Bei der anderen Studie [16] wurden zwei Messungen im Abstand
von einem Jahr vorgenommen, ohne daß übereinstimmende Veränderung
der Makro-MAP nachgewiesen werden konnten.

Allgemeine Diskussion

Die Dynamik der Spätfolgen nach Polio soll kurz zusammengefaßt werden.

Fasergröße

Muskelfaserhypertrophie scheint ein charakteristisches Merkmal der Muskeln bei Polio-Patienten zu sein. Die obere Grenze dieses kompensatorischen Mechanismus wird wahrscheinlich früher erreicht als der für die Reinnervation. Das wird durch die Beobachtung angedeutet, daß in der untersuchten Gruppe während der 4-Jahres-Verlaufsstudie kein weiteres durchschnittliches Anwachsen der Muskelfaserfläche zu beobachten war, während die Größe der motorischen Einheit durch die Reinnervation weiter zunahm. Wie schon diskutiert, ist Muskelfasergröße abhängig von der Muskelaktivität, aber beeinflußt auch die Muskelkraft. So kann die gesteigerte Aktivität der motorischen Einheiten infolge der Reduktion der Zahl der motorischen Einheiten ein Stimulus für die Muskelfaser-Hypertrophie sein. Auf diese Weise wird die Muskelkraft besser erhalten als das ohne Nutzung dieses Kompensationsprozesses möglich wäre.

Reinnervation

Wie aus unseren Makro-EMG-Untersuchungen zu sehen war, findet noch Jahre nach dem akuten Stadium der Polio ein ständiger Denervations-Reinnervationsprozeß statt. Die motorischen Einheiten enthalten wachsende Zahlen von Muskelfasern, was den Grad der Reinnervation zum Ausdruck bringt. Kollaterale Aussprossungen nach der Denervation sind als kompensatorische Mechanismen höchst wirksam. Bei Patienten mit einer länger als 20 Jahre zurückliegenden akuten Polio ist die Größe der motorischen Einheit oft 10–15 mal größer als normal.

Zwischen Kraft und Makro-MAP-Amplituden gab es in unserer Studie keine Korrelation [18]. Über eine solche Korrelation wurde aber in einer anderen Untersuchung an 10 Patienten mit L5-Rhizopathie oder Polio-Vorgeschichte berichtet [20]. Das Fehlen dieser Korrelationen überrascht jedoch nicht. Die Kraft hängt von der variablen Kombination der motorischen Einheiten, der Fasergröße und der Anzahl der Muskelfasern ab. Weiterhin können die kontraktilen Eigenschaften der reinnervierten motorischen Einheiten unnormal sein, mit einer geringeren mechanischen Leistung auf ein elektrisches Signal [6]. Extramuskuläre Faktoren, wie Gelenke und Bindegewebe, können ebenfalls eine funktionelle Rolle spielen und zum Beispiel den Grad der maximalen Muskelaktivierung und der Kraftleistung beeinflussen. Die gestörte neuromuskuläre Übertragung, typisch für Reinnervation, kann die funktionelle Leistung, wie früher berichtet [21], beeinflussen, obwohl das in unserer Studie kein wichtiger Gesichtspunkt war.

Dekompensation

Die Dekompensation der muskulären Veränderungen bei Polio-Spätfolgen ist auf zwei Phänomene zurückzuführen. Das eine ist die Kehrseite der oben diskutierten Faktoren. Mit zurückgehenden Aktivitäten und weniger Training kann eine Dekompensation auftreten, die mit Muskelfasergröße und oxidativem Stoffwechsel zusammenhängt. Der andere Faktor ist der kontinuierliche Verlust von Motoneuronen, wie durch die Anstiege in den Makro-EMG-Veränderungen angezeigt wird. Dieser kompensatorische Mechanismus kann bereits mehr oder weniger erschöpft sein. In einer solchen Situation führt ein weiterer neuronaler Verlust zu einer funktionellen Beeinträchtigung proportional zu der Reduktion der Zahl an Neuronen.

Die Reinnervation wird durch zentrale und periphere Faktoren begrenzt. Die peripheren Faktoren setzen eine Grenze, wenn eine denervierte motorische Einheit nicht länger von anderen motorischen Einheiten überlappt wird, d. h. wenn alle Muskelfasern innerhalb bestimmter Bündel durch den vorhergehenden Reinnervationszyklus einer einzigen motorischen Einheit angehören. Die Überlappung mit anderen motorischen Einheiten ist eine Voraussetzung für die Reinnervation.

Die zentralen Faktoren hängen mit dem Status der Motoneuronen zusammen. Bei Post-Polio-Patienten ist die Anzahl der Muskelfasern, die ihre Innervierung mit der Degeneration jeder Vorderhornzelle verlieren, viel größer als das beim normalen Alterungsprozeß typisch ist, wo die motorischen Einheiten üblicherweise nur leicht an Größe zunehmen. Das bedeutet eine größere Belastung der Reinnervationsmechanismen bei Patienten mit früher vergrößerten motorischen Einheiten, die dann einen zusätzlichen Verlust von Neuronen durchmachen. Der physiologische Alterungsprozeß kann außerdem durch die gesteigerte Inanspruchnahme des verbleibenden reduzierten Motoneuron-Pools beschleunigt werden. Für jede Bewegung mit schwachen Muskeln wird ein größerer Teil des Motoneuron-Pools benötigt, um die notwendige Kraft zu erzeugen. Dazu kommt, daß mechanische Überanstrengungen mit reduzierter Muskelmasse die Muskeln auf myofibrillärer Ebene schädigen kann.

Kombination der Faktoren

Obwohl einige statistische Charakteristika nachzuweisen sind, mit der die stabile und die instabile Gruppe unterteilbar wären, eignet sich keiner der gemessenen morphologischen Parameter, Kraft oder neurophysiologische Befunde dazu, das Post-Polio-Syndrom vorherzusagen, wie von HALSTEAD und ROSSI [12] für den einzelnen Patienten definiert wurde. Die meisten EMG-Untersuchungen waren nicht in der Lage, EMG-Veränderungen zu finden, die als Kriterium zur Diagnose oder Vorhersage des Post-Polio-Syndroms geeignet waren [21]. Sogar bei Untersuchungen, wo funktionelle Tests individuelle Muskeln betrafen, konnten die EMG-Veränderungen bei Patienten mit instabilen und stabilen Muskelfunktionen durchaus ähnlich sein.

So widerspiegelt die Kraft beim Post-Polio-Patienten die dynamischen Veränderungen von Degeneration, Kompensation und Dekompensation. Die fortschreitende Vergrößerung der Makro-EMG-Signale als kompensatorische Antwort auf den Verlust von Neuronen, ist nur ein Faktor der dynamischen Veränderungen der Muskelkraft. Der Wechsel in der Kraft stellt einen kombinierten Effekt der Zahl der verfügbaren Motoneuronen, der Zahl und Größe der Muskelfasern in jeder motorischen Einheit, der neuromuskulären Übertragung und der mechanischen Fähigkeiten der reinnervierten Muskelfasern dar. Es gibt eine Reihe möglicher Kombinationen der Denervation-Reinnervation und der Kraft, welche die Interpretation ihrer Beziehungen untereinander schwierig macht:

1. Wenn ein Verlust von funktionierenden motorischen Einheiten vorliegt, der nicht zu einer axonalen Degeneration und damit auch nicht zu einer Reinnervation führt, ändert sich das Makro-EMG mit wachsendem Kraftverlust nicht. Dieses Stadium der nichterregbaren Neuronen ist nur in der akuten Phase der Polio, jedoch später nicht mehr zu beobachten.
2. Wenn die Reinnervation erfolgreich ist, aber die Kraft von jeder individuellen motorischen Einheit im Vergleich mit normalen motorischen Einheiten abnimmt, erhöhen sich die Amplituden der Makro-MAP, aber die Kraft bleibt immer noch erhalten. Es konnte gezeigt werden, daß reinnervierte motorische Einheiten bei amyotropher Lateralsklerose (ALS) schwächer sind, als nach ihren Parametern, die im Makro-EMG gemessen wurden, erwartet wurde *[6]*. Unsere Patienten könnten eine ähnliche Situation aufweisen.
3. Schließlich, und am meisten wahrscheinlich, kann die Reinnervation eine neue Denervation kompensieren bis eine maximale Kapazität der Reinnervation erreicht ist. Nach diesem Stadium ist ein weiterer Verlust an motorischen Einheiten nicht mehr zu kompensieren. Ein weiterer Verlust an motorischen Einheiten präsentiert sich klinisch dann als ein neuer oder beschleunigter Rückgang von Kraft und Aktivität im Laufe der Zeit und kann sich im Resultat auch mit einem verminderten Stimulus, die ausgeprägte Faserhypertrophie aufrechtzuerhalten, kombinieren.

Literatur

1. AGRE, J. J., RODRIGUEZ, A.: Neuromuscular function in polio survivors at one-year follow-up. Arch. Phys. Med. Rehabil. **72** (1991), 11–14.
2. ANDERSEN, P., HENRIKSON, J.: Capillary supply of the quadriceps femoris muscle of man. J. Physiol. (Lond.) **270** (1977), 677–690.
3. BEASLEY, W. C.: Quantitative muscle testing: Principles and applications for research and clinical services. Arch. Phys. Med. Rehabil. **42** (1961), 398–425.
4. BORG, K., BORG, J., EDSTRÖM, L., GRIMBY, L.: Effects of excessive use of remaining muscle fibers in prior polio and LV lesion. Muscle Nerve **11** (1988), 1219–1230.

5. BORGES, O.: Isometric and isokinetic knee-extension and flexion torque in men and women aged 20–70. Scand. J. Rehabil. Med. **16** (1989), 45–53.
6. DENGLER, R., KONSTANZER, A. et al.: Amyotrophic lateral sclerosis: Macro-EMG and twitch forces of single motor units. Muscle Nerve **13** (1990), 545–550.
7. EINARSSON, G., GRIMBY, G., STÅLBERG, E.: Electromyographic and morphological functional compensation in late poliomyelitis. Muscle Nerve **13** (1980), 165–171.
8. ERNSTOFF, B., WETTERGVIST, H., KVIST, H., GRIMBY, G.: The effects of endurance training on individuals with post-poliomyelitis. (In preparation).
9. GRIMBY, G., EINARSSON, G., HEDBERG, M., ANIANSSON, A.: Muscle adaptive changes in post-polio subjects. Scand. J. Rehabil. Med. **21** (1989), 19–26.
10. GRIMBY, G., HEDBERG, M., HENNING, G.-B.: Changes in muscle morphology, strength and enzymes in a four-five-year-follow-up of post-polio-subjects. Scand J. Rehabil. Med. **26** (1994), 121–130.
11. GRIMBY, G., THOREN-JÖNSSON, A.-L.: Disability in poliomyelitis sequelae. Phys. Ther. **74** (1994), 415–424.
12. HALSTEAD, L. S., ROSSI, C. D.: Post-polio syndrome: Clinical experience with 132 consecutive outpatients. In: HALSTEAD, L. S., WIECHERS, D. O. (eds.): Research and Clinical Aspects of the Late Effects of Poliomyelitis. Birth Defects **23**, 4, (1987), 13–16.
13. HENRIKSON, J., REITMAN, J. S.: Time course of changes in human skeletal muscle succinate dehydrogenase and cytochrome oxidase activities and maximal oxygen uptake with physical activity and inactivity. Acta Physiol. Scand. **99** (1977), 91–97.
14. KILFOIL, M., ST. PIERRE, D. M. M.: Reliability of Cybex II isokinetic evaluations of torque in post-poliomyelitis syndrome. Arch. Phys. Med. Rehabil. **74** (1993), 730–735.
15. LARSON, L., GRIMGY, G., KARLSSON, J.: Muscle strength and speed of movement in relation to age and muscle morphology. J. Appl. Physiol. **46** (1979), 271–281.
16. RAVITS, J., HALLET, M. et al.: Clinical and electromyographic studies of post-poliomyelitis muscular atrophy. Muscle Nerve **13** (1990), 667–674.
17. STÅLBERG, E.: Macro EMG, a new recording technique. J. Neurol. Neurosurg. Psychiatry **43** (1980), 475–482.
18. STÅLBERG, E., GRIMBY, G.: Dynamic electromyographic and biopsy changes in a 4-year follow-up study of patients with a history of polio. Muscle Nerve (in press).
19. STÅLBERG, E., TRONTELJ, J. V.: Single Fiber Electromyography in Healthy and Diseased Muscle. New York, Raven Press, 1994.
20. TOLLBÄCK, A., BORG, J., KNUTSON, E.: Isokinetic strength, Macro EMG and muscle biopsy of paretic foot dorsiflexors in chronic neurogenic paresis. Scand. J. Rehabil. Med. **25** (1993), 183–187.
21. WIECHERS, D. O., HUBBEL, S. L.: Late changes in the motor unit after acute poliomyelitis. Muscle Nerve **4** (1981), 524–528.

5 Muskelfasermorphologie bei Post-Polio-Patienten

Kristian Borg und Lars Edström

Wenn man Biopsien von Patienten mit einer Poliomyelitis-Vorgeschichte untersucht, läßt sich eine große Vielzahl unterschiedlicher morphologischer Veränderungen feststellen. Diese haben neurogenen Charakter und sind auf die Zerstörung der Vorderhornzellen zurückzuführen. Jedoch sind auch sogenannte sekundäre myopathische Veränderungen relativ häufig. Histopathologisch existieren allerdings keine spezifischen morphologischen „Marker", mit denen man nachweisen kann, daß der Patient eine Poliomyelitis gehabt hat. Der Grad der Veränderungen hängt vom Grad der

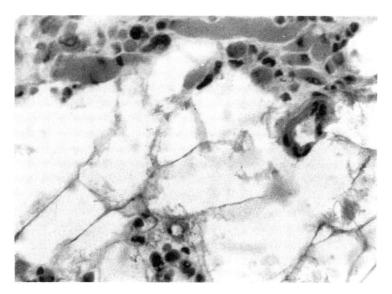

Abb. 1
Muskelbiopsie (Hämatoxylin-Eosin-Färbung) des M. tibialis anterior von einem Patienten mit schwerer Muskelschwäche infolge Poliomyelitis. Die Muskelfasern (im oberen Teil des Bildes) sind atrophisch und durch Fett und Bindegewebe voneinander getrennt. (Originalvergrößerung, ×400)

Beteiligung der motorischen Einheiten bei der Poliomyelitis ab und variiert von schwach bis zu einem Endstadium. Im letzteren Fall ist das kontraktile Gewebe durch Fett und Bindegewebe ersetzt (Abb. 1).

Neue oder verstärkte Schwäche und Atrophien in der Skelettmuskulatur (d. h. PPMA = late post-polio muscular atrophy), wie sie von DALAKAS u. a. beschrieben werden, lassen vermuten, daß sich die histopathologischen Veränderungen im befallenen Muskel Jahrzehnte nach der akuten Infektion herausbilden [14].

Viele Poliopatienten haben Muskelschwäche, oder es bildet sich bei ihnen eine neue Schwäche heraus, was zu Veränderungen im Gebrauch der verbleibenden motorischen Einheiten führen kann. Dadurch werden wiederum sekundäre adaptive Veränderungen in den Muskelfasern hervorgerufen.

Muskelbiopsien werden auch eingesetzt, um zwischen Veränderungen, die von Poliomyelitis bzw. anderen nicht verwandten neuromuskulären Erkrankungen ausgehen, zu differenzieren. Zum Beispiel wurde bei einem Patienten, der eine alte Poliomyelitis hatte und jetzt eine progressive Muskelschwäche aufwies, eine Einschlußkörperchen-Myositis beschrieben [1]. Von unseren Patienten hatten eine ganze Anzahl Jahrzehnte nach akuten fieberhaften Erkrankungen progressive Muskelschwäche. Die Patienten und ihre Angehörigen schrieben die Muskelschwäche natürlich einer Poliomyelitis zu. Klinische Befunde und Muskelbiopsien deckten aber das Vorliegen einer progredienten Muskeldystrophie auf.

Pathologie

Lichtmikroskopie

Die histopathologischen Veränderungen, die man bei Patienten mit einer alten Poliomyelitis findet, haben, wie bereits erwähnt, vor allem neurogenen Charakter. Bei Patienten mit schwerer Muskelschwäche ist oft eine ausgedehnte Fibrosis zu finden, und bei einigen Patienten gibt es Fettinfiltrate, was zu einer starken Reduktion des kontraktilen Gewebes führt (Abb. 1) [5]. Solche Veränderungen werden unter Endstadium-Bedingungen gefunden, unabhängig davon, ob es sich um eine Störung neurogener oder primär myopathischer Pathogenese handelt. Muskelfaserveränderungen bei weniger stark betroffenen Patienten betreffen sowohl Gruppen vom Typ-I- als auch Typ-II-Fasern, verstreute atrophische „angulated" und abgerundete Fasern (Abb. 2), zentrale Kerne (Abb. 3), Faserzersplitterungen (Abb. 3), Target-Fasern, Ringfasern, Kernfasern, Mottenfraß-Fasern, sarkoplasmatische Körperchen, Sarcoplasma-Massen und Vakuolen [2, 5, 8–14, 16–18]. Mit einem Rand versehene Vakuolen (d. h. zytoplasmatische Vakuolen mit einem dünnen Rand, der aus basophilem granulären Material besteht) wurden bei Post-Polio-Patienten ebenfalls gefunden (Abb. 3) [5].

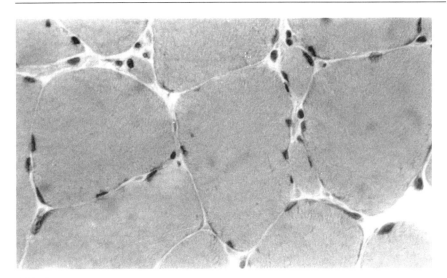

Abb. 2
Muskelbiopsie (Hämatoxylin-Eosin-Färbung) des M. tibialis anterior von einem Patienten mit leichter Muskelschwäche infolge Poliomyelitis. Man beachte die zerstreuten „angulated" und abgerundeten Muskelfasern, die von Fasern normaler Größe umgeben sind. (Originalvergrößerung, × 400)

Von einigen Untersuchern wurde über Infiltrate oder entzündliche Zellen berichtet *[8–14]* und immunologische Faktoren oder eine persistente Poliovirus-Infektion als Ursachen der neuen oder zunehmenden Muskelschwäche angesehen. Andere Untersuchungen konnten das Vorliegen entzündlicher Veränderungen aber nicht bestätigen *[2, 5, 17, 18, 21]*, so daß diese Hypothese eher mit Skepsis zu betrachten ist.

Elektronen-Mikroskopie

Bei Poliopatienten mit schwerer Schwäche zeichnet sich die Ultrastruktur des Muskels durch eine ausgedehnte Fibrosis und eine signifikante Reduktion des kontraktilen Gewebes aus *[5]*. Eine myofibrilläre Unordnung (d. h. Verlust der normal organisierten Filamente), die durch Bündel wahllos angeordneter Filamente ersetzt ist, Aggregate von Z-Linien-Material, das Stäbchen ähnelt, und Vakuolen sind beschrieben worden. Andere Veränderungen in den Muskelfasern betreffen große, vesikuläre, zentral angeordnete Kerne, Gruppen von pyknotischen, zentral liegenden Kernen, Vakuolen, zytoplasmatische Körperchen und Fasersplitterung *[5]*.
In Muskelfasern von Patienten mit einer leichteren Form der Schwäche fanden BORG et al. eine gut erhaltene sarkomere Struktur mit dicht gepackten, exakt ausgerichteten Myofilamenten *[5]*.

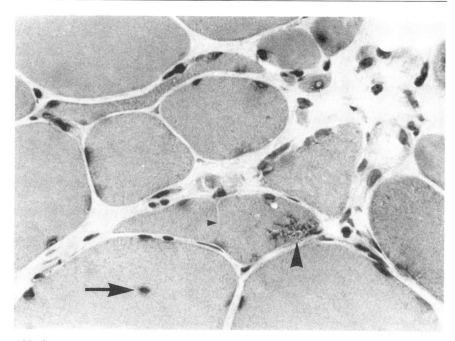

Abb. 3
Muskelbiopsie (Hämatoxylin-Eosin-Färbung) des M. tibialis anterior von einem Patienten mit mäßiger Muskelschwäche nach Poliomyelitis. Unter den Muskelfasern mit verschiedenen Graden der Atrophie findet sich eine Faser mit Randvakuole (kleiner Pfeilkopf) und einem Splitterungsphänomen (großer Pfeilkopf). Ein Kern im Inneren wird durch einen Pfeil angezeigt. (Originalvergrößerung, × 400)

Bei einem Patienten mit einer alten Polio beschrieben SCHIFFER et al. erweiterte subsarkolemale Bereiche, die Haufen von Mitochondrien und bizarr geformten Riesenmitochondrien enthielten, einige davon mit para-kristallinen Einschlüssen [23].

Denervation-Reinnervation

Die beschriebenen Muskelfaserveränderungen wurden der fortschreitenden Denervation in vorher reinnervierten motorischen Einheiten zugeschrieben [2, 6, 9–14]. Neurophysiologische Untersuchungen haben die Ansicht über einen fortlaufenden Denervations-Reinnervations-Prozeß unterstützt. Die Ursache über die späte Denervation Jahrzehnte nach der akuten Poliomyelitis ist unklar. Ferner gibt es bis jetzt keine zuverlässigen histopathologischen Kriterien der Muskelfasern, um zwischen Patienten mit stabiler Schwäche und solchen mit neuer Muskelschwäche (d. h. PPMA) zu unterscheiden.

DALAKAS et al. fanden eine erhöhte Anzahl von kleinen, vereinzelten, „angulated" Muskelfasern bei Patienten mit PPMA und meinten, daß PPMA auf das Absterben einzelner Nervenendigungen zurückzuführen ist *[10–12]*. Andererseits fanden CASHMAN et al. in einer Untersuchung keinerlei morphologische Unterschiede bei Muskelbiopsien von stabilen oder PPMA-Patienten *[9]*.

EINARSSON et al. sowie TOLLBÄCK et al. konnten durch Verwendung der Makro-Elektromyographie nachweisen, daß die motorischen Einheiten bei Patienten mit einer alten Polio vergrößert sind *[15, 24]*. Denervation und Reinnervation infolge kollateraler Sprossung könnten die Hauptursache für die Vergrößerung der motorischen Einheiten sein. TOLLBÄCK et al. zeigten weiterhin, daß die Größe der motorischen Einheiten in einem umgekehrten Verhältnis zu der Muskelkraft stand *[24]*. So wird der Hauptfaktor für die Abnahme der Muskelkraft bei Patienten der Verlust von Motoneuronen sein. Bei den von EINARSSON et al. untersuchten Patienten wurde der minimale

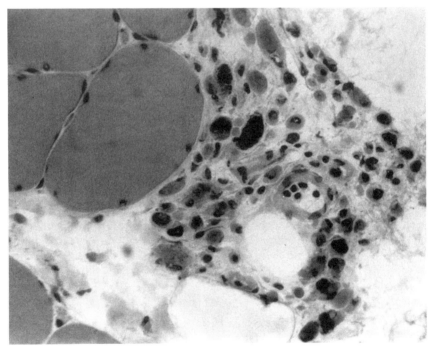

Abb. 4
Muskelbiopsie (Hämatoxylin-Eosin-Färbung) des M. tibialis anterior von einem Patienten mit zunehmender Muskelschwäche (Post-Polio Muskelatrophie = PPMA) aus einer 2-jährigen Verlaufsstudie. Man beachte die Muskelfasern mit normaler Größe und ein Bündel mit durch Denervation verursachten atrophischen Muskelfasern. (Originalvergrößerung, × 400)

Verlust von Motoneuronen auf über 70% geschätzt *[15]*. GRIMBY et al. beschrieben einen Patienten mit Polio, bei dem innerhalb einer 2-Jahres-Verlaufsstudie ein Kraftverlust auftrat. Die Muskelbiopsie zeigte Muskelfaszikeln mit hypertrophen Typ-I-Fasern und Faszikeln, die nur stark atrophische Fasern enthielten (Abb. 4). GRIMBY et al. waren der Meinung, daß dies auf die Denervation von motorischen Einheiten mit einem vorher hohen Grad an Reinnervation zurückzuführen sein könnte *[16]*. Tierexperimentelle Untersuchungen über die Denevervation ergaben, daß das Perimysium die Reinnervation begrenzt *[20]*. So könnte die erhöhte Muskelschwäche bei diesem Patienten mit Polio das Resultat der Denervation sein und die Unfähigkeit, über die Grenzen der Muskelfaszikeln auszusprossen, d. h. eine „Erschöpfung" der Reinnervierungskapazität.

Adaptive Muskelfaser-Veränderungen

Bei einer EMG-Untersuchung fanden PERRY et al. eine Überbeanspruchung der Muskulatur während der Fortbewegung und meinten, daß das die Ursache für die zunehmende muskuläre Dysfunktion bei Patienten mit alter Polio sein könnte *[22]*. Bei Patienten mit einer auf Polio zurückzuführenden Schwäche des M. ant. tib. fanden BORG et al. in EMG-Studien eine übermäßige Beanspruchung der verbliebenen motorischen Einheiten beim Gehen. Muskelbiopsien dieser Patienten zeigten fast ausschließlich Typ-I-Fasern, die einen erhöhten Querschnitt aufwiesen, d. h. hypertroph waren (Abb. 5) *[5]*. Bei einer anderen Untersuchung konnten ähnliche Befunde im M. vastus lateralis erhoben werden *[17]*. In einer weiteren Studie von BORG et al. enthielten einige der Typ-I-Fasern sowohl langsame wie schnelle schwere Myosin-Ketten *[4]*. Es wurde kein Verlust an motorischen Einheiten mit hoher Ansprechschwelle und hoher axonaler Leitungsgeschwindigkeit festgestellt, die normalerweise die Typ-II-Muskelfasern innervieren *[3, 4]*. Daraus schlußfolgerten BORG et al., daß der Mangel an Typ-II-Fasern auf eine Muskelfaser-Transformation von Typ II zu Typ I zurückzuführen sein könnte *[4]*. TOLLBÄCK et al. fanden bei der Untersuchung der isokinetischen Fuß-Dorsiflexionskraft, daß die kontraktilen Fähigkeiten der überbeanspruchten Muskelfasern sich nicht parallel mit dem histochemischen Fasertyp veränderten *[25]*, was die Annahme einer Muskelfasertransformation zusätzlich unterstützt.

Die überbeanspruchten Typ-I-Muskelfasern zeigten wenig morphologische und ultrastrukturelle Veränderungen *[5]*. Bei einer Studie über die Proteine des Zytoskeletts wiesen sie sogar eine normale Zytoskelettstruktur auf *[6]*. Das könnte daraufhin deuten, daß diese adaptativen Muskelfaserveränderungen angemessen sind, der erhöhten Belastung Rechnung zu tragen. Die Hypertrophie der Muskelfasern könnte bis zu einem gewissen Grad als

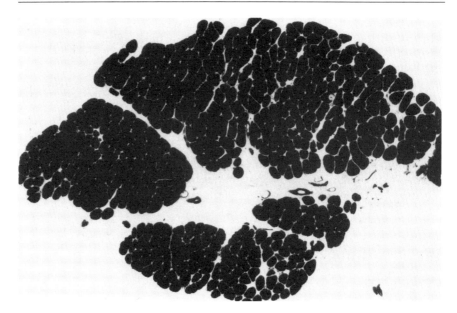

Abb. 5
Muskelbiopsie (Myosin-ATPase-Färbung; pH 4,3) des M. tibialis anterior von einem Polio-Patienten mit Muskelschwäche und durch das Gehen verursachter starker Abnutzung der verbleibenden motorischen Einheiten. Man beachte die absolute Dominanz der Typ I (slow-twitch)-Muskelfasern. (Originalvergrößerung, ×40)

Kompensation für die verminderte Muskelkraft anzusehen sein. Andererseits wurde in den hypertrophen Typ-I-Fasern eine geringe Kapillardichte und eine niedrigere Aktivität der oxidativen und glykolytischen Enzyme gefunden *[7, 17, 19]*. Diese Faktoren könnten für die Entwicklung von Muskelschwäche, Müdigkeit und Muskelschmerzen wichtig sein, was häufig auftretende Symptome bei Patienten mit einer alten Poliomyelitis sind.

Danksagung. Diese Studie wurde von Swedish Medical Research Council unterstützt (Proj. 3875).

Literatur

1. ABARBANEL, J. M., LICHTENFELD, Y, ZIRKIN, J. et al.: Inclusion body myositis in post-poliomyelitis muscular atrophy. Acta Neurol. Scand. **78** (1988), 81–84.
2. ÅBOM, B., LAURSEN, H., EGSGÅRD, H. et al.: Late Effects of Poliomyelitis on Muscular Function and Morphology: A Preliminary Report. In HALSTEAD, L. S., WIECHERS, D. O. (Hrsg.): Research and Clinical Aspects of Poliomyelitis. Birth Defects **23** (1987), 4, 223–227.

3. BORG, K., BORG, J.: Conduction velocity and refractory period of single motor nerve fibres in antecedent poliomyelitis. J. Neurol. Neurosurg. Psychiatry **50** (1987), 443-446.

4. BORG, K., BORG, J., EDSTRÖM, L. et al.: Motoneuron firing and isomyosin type of muscle fibres in prior polio. J. Neurol. Neurosurg. Psychiatry **52** (1989), 1141–1148.

5. BORG, K., BORG, J., EDSTRÖM, L., GRIMBY, L.: Effects of excessive use of remaining muscle fibers in prior polio and LV lesion. Muscle Nerve **11** (1988), 1219–1230.

6. BORG, K., EDSTRÖM, L.: Prior poliomyelitis: An immunohistochemical study of cytoskeletal proteins and a marker for muscle fibre regeneration in relation to usage of remaining motor units. Acta Neurol. Scand. **87** (1993), 128–132.

7. BORG, K., HENRIKSSON, J.: Prior poliomyelitis-reduced capillary supply and metabolic enzyme content in hypertrophic slow-twitch (type I) muscle fibers. J. Neurol. Neurosurg. Psychiatry **54** (1991), 236–249.

8. BROWN, S., PATTEN, B. M.: Post-polio syndrome and amyotrophic lateral sclerosis: A relationship more apparent than real. In HALSTEAD, L. S., WIECHERS, D. O. (Hrsg.): Research and Clinical Aspects of Poliomyelitis. Birth Defects **23** (1987), 4, 83–98.

9. CASHMAN, N. R., MASELLI, R., WOLLMAN, R. L. et al.: Late denervation in patients with antecedent paralytic poliomyelitis. N. Engl. J. Med. **317** (1987), 7–12.

10. DALAKAS, M. C.: Morphologic changes in the muscles of patients with post-poliomyelitis neuromuscular symptoms. Neurology **38** (1988), 99–104.

11. DALAKAS, M. C.: New neuromuscular symptoms after old polio („the post-polio syndrome"): Clinical studies and pathogenetic mechanisms. In HALSTEAD, L. S., WIECHERS, D. O. (Hrsg.): Research and Clinical Aspects of Poliomyelitis. Birth Defects **23** (1987), 4, 229–236.

12. DALAKAS, M. C., ELDER, G., HALLETT, M. et al.: A long-term follow-up study of patients with post-poliomyelitis neuromuscular symptoms. N. Engl. J. Med. **314** (1986), 959-963,

13. DALAKAS, M. C., SEVER, J. L., FLETCHER, M. et al.: Neuromuscular symptoms in patients with old poliomyelitis: Clinical, virological and immunological studies. In HALSTEAD, L. S., WIECHERS, D. O. (Hrsg.): Late Effects of Poliomyelitis. Symposia Foundation, Miami (1985), S. 73-89.

14. DALAKAS, M.C., SEVER, J. L., MADDEN, D. L. et al.: Late postpoliomyelitis muscular atrophy: Clinical, virologic and immunologic studies. Rev. Infect. Dis. **6** Suppl. 2 (1984), S562–S567.

15. EINARSSON, G., GRIMBY, G., STÅLBERG, E.: Electromyographic and morphological functional compensation in late poliomyelitis. Muscle Nerve **13** (1990), 165–171.

16. GRIMBY, G., BORG, J., BORG, K., STÅLBERG, E.: Postpoliosyndromet – Funktionsnedsättningar hos poliodrabbade. Läkartidningnen **89** (1992), 3179–3182.

17. GRIMBY, G., EINARSSON, G.: Muscle morphology with special reference to muscle strength in post-polio subjects. In HALSTEAD, L. S., WIECHERS, D. O. (Hrsg.): Research and Clinical Aspects of Poliomyelitis. Birth Defects **23** (1987), 4, 265–274.

18. GRIMBY, G., EINARSSON, G., HEDBERG, M., ANIANSSON, A.: Muscle adaptive changes in post-polio subjects. Scand. J. Rehabil. Med. **21** (1989), 19–26.

19. HENRIKSON, J., NEMETH, P. M., BORG, K. et al.: Fibre type-specific enzyme activity profiles. A single fibre study of the effects of chronic stimulation on the rabbit fast-twitch tibialis anterior muscle. In PETTE, D. (Hrsg.): The Dynamic State of Muscle Fibers. Berlin, Walter de Gruyter, 1991, S. 385–398.

20. KUGELBERG, E., EDSTRÖM, L., ABBRUZZESE, M.: Mapping of motor units in experimentally reinnervated rat muscle. J. Neurol. Neurosurg. Psychiatry **33** (1970), 319–329.

21. MELCHERS, W., DE VISSER, M., JONGEN, P. et al.: The postpolio syndrome: No evidence for poliovirus existence. Ann. Neurol. **32** (1992), 728–732.

22. PERRY, J., BARNES, G., GRONLEY, J. K.: The postpolio syndrome: An overuse phenomenon. Clin. Orthop. **233** (1988), 145–162.

23. SCHIFFER, D. PALMUCCI, L., BERTOLOTTO, A., MONGA, G.: Mitochondrial abnormalities of late motor neuron degeneration following poliomyelitis and other neurogenic muscular atrophies. J. Neurol. **221** (1979), 193–201.

24. TOLLBÄCK, A., BORG, J., BORG, K., KNUTSON, E.: Isokinetic strength, macro EMG and muscle biopsy of paretic foot dorsiflexors in chronic neurogenic paresis. Scand. J. Rehabil. Med. **25** (1993), 183–187.

25. TOLLBÄCK, A., KNUTSON, E., BORG, J. et al.: Torque-velocity relation and muscle fibre characteristics of foot dorsiflexors after long-term overuse of residual muscle fibers due to prior polio or L5 root lesion. Scand. J. Rehabil. Med. **24** (1992), 151–156.

6 Lokale Muskel- und Ganzkörper-Ermüdung

James C. Agre

Müdigkeit zählt mit zu den häufigsten Ursachen, die von Patienten als Grund für das Aufsuchen der Ambulanz einer Klinik für Innere Medizin angegeben werden *[93]*. So wird über dieses Symptom z. B. häufiger geklagt, als über Rückenschmerzen, Arthritis oder Erkältung. Obwohl Müdigkeit also eine der am häufigsten vorgebrachten Beschwerden in Kliniken der Allgemeinmedizin ist, werden die ihr zugrunde liegenden Mechanismen bis heute noch nicht klar verstanden. Es fehlt an Möglichkeiten, sie in den Kliniken objektiv und direkt zu messen. So wurde schon von BASMAJIAN festgestellt: „Müdigkeit ist ein komplexes Phänomen und vielleicht der Komplex zahlreicher Phänomene" *[15]*. BASMAJIAN führte aus, daß die Müdigkeit, die von einem anstrengenden Tag voller Aktivität verursacht wird, sich wahrscheinlich völlig anders bemerkbar macht, als die, welche man nach der Routinearbeit eines langen Tages bei sitzender Tätigkeit empfindet. Aus unserer eigenen Erfahrung können wir das alle bestätigen. Ganz offensichtlich gibt es verschiedene Arten von Müdigkeit. Sie umfassen emotionale Müdigkeit, Müdigkeit des zentralen Nervensystems, „allgemeine" Müdigkeit sowie periphere neuromuskuläre Müdigkeit *[15]*.

In Übereinstimmung mit der komplexen Natur der Müdigkeit, ist ihre Definition etwas nebulös. Nach dem *American Heritage Dictionary* ist Müdigkeit:

„1. Physikalische oder mentale Schläfrigkeit nach Anstrengung.

2. Ermüdende Anstrengung oder Aktivität, Arbeit.

3. *Physiologisch*: Die verminderte Kapazität oder totale Unfähigkeit eines Organismus, Organs oder Organteiles wegen übermäßiger Stimulation oder langdauernder Anstrengung normal zu funktionieren" *[12]*.

In einer Besprechung der stoffwechselmäßigen und physiologischen Faktoren der Müdigkeit setzten MACLAREN und Mitarb. die physiologische Definition der Muskelmüdigkeit ähnlich der oben genannten physiologischen fest, nämlich das „Versagen, die erforderliche oder erwartete Kraft oder Stärke aufrecht zu erhalten" *[62]*. Die erste Definition ist eine angemessene, allgemeine Definition für Müdigkeit, die letztere eine gute Definition für lokale Muskelermüdung. Nicht eine Definition vermag aber für die spezifische Ursache der Müdigkeit einen zur Zeit angemessen Beitrag leisten, unser gegenwärtiges mangelhaftes Verständnis der verwickelten Komplexizität des Müdigkeitsprozesses zu erklären.

Weil über die allgemeine Müdigkeit relativ wenig bekannt ist und sie besonders mit dem Post-Polio-Phänomen in Zusammenhang steht, soll in diesem Kapitel vor allem über die Muskelermüdung berichtet werden. Es würde das Anliegen dieses Kapitels sprengen, wenn noch andere medizinisch verwandte Ursachen für Müdigkeit, wie Anämie oder kardiologische, respiratorisch-pulmonale oder endokrinologische Erkrankungen diskutiert würden.

Zentrale und periphere Quellen von Muskelermüdung

Muskuläre Ermüdung kann ihren Ursprung sowohl in zentralen wie peripheren Quellen haben. Die Kommandokette für die Muskelkontraktion umfaßt eine Reihe von Schritten vom Hirn bis hin zu den Actin-Myosin-Brücken innerhalb der Muskelfasern. In Abb. 1 sind die Kommandokette für die Muskelkontraktion und die Hauptursachen für die muskuläre Ermüdung dargestellt. Kurz gesagt, kann zentrale Müdigkeit als Ergebnis einer Fehlfunktion von Nervenzellen oder der Hemmung der willkürlichen Aktivitäten auftreten. In dieser Beziehung wurde die Wirkung der sensorischen Bahnen auf die Formatio reticularis als kritisch vorgeschlagen *[13].* Periphere Müdigkeit kann an drei Stellen auftreten: neuromuskuläre Synapsen und Muskelzellmembran (Erregung), beim Calcium-Freisetzungsmechanismus (Aktivierung) und in den gleitenden Filamenten (kontraktile Prozesse) (Abb. 1) *[62].* Für die Verursachung der Ermüdung innerhalb des Muskels wurden zwei Hypothesen aufgestellt: Die Akkumulations-Hypothese, die auf der Anhäufung von Metaboliten, wie H^+, Ammoniak und anorganischem Phosphat fußt und die Erschöpfungs-Hypothese, welche den Verbrauch bestimmter Stoffwechselprodukte wie ATP, Phosphokreatin und Glycogen annimmt *[84].* Es würde jedoch das Ziel dieses Kapitels sprengen, all diese Fragen im Detail zu diskutieren. Interessenten müssen deshalb hinsichtlich weiterer Details auf früher veröffentlichte Arbeiten verwiesen werden *[13, 14, 62, 84].*

Post-Polio-Müdigkeit

In mehreren Berichten wurde dokumentiert, daß Poliobetroffene über eine Vielzahl von neuen muskuloskelettalen und neuromuskulären Symptomen klagen *[10, 26, 29, 31, 45–48].* In Tabelle 1 sind einige der häufigsten neuen gesundheitlichen Probleme und der Schwierigkeiten bei den All-

Komponenten der Kommandokette

Ursachen von Fehlern bei der Kraftentwicklung

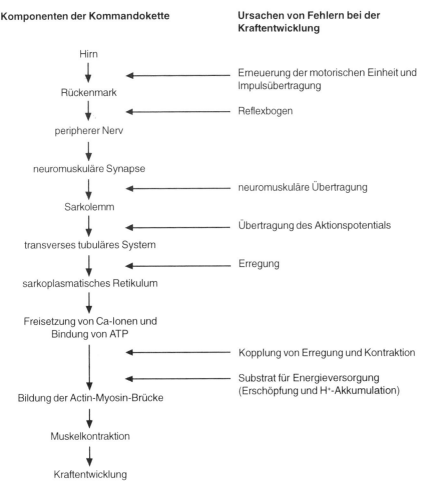

Hirn

↓

Rückenmark ← Erneuerung der motorischen Einheit und Impulsübertragung

↓ ← Reflexbogen

peripherer Nerv

↓

neuromuskuläre Synapse

↓

Sarkolemm ← neuromuskuläre Übertragung

↓ ← Übertragung des Aktionspotentials

transverses tubuläres System

↓ ← Erregung

sarkoplasmatisches Retikulum

↓

Freisetzung von Ca-Ionen und Bindung von ATP

↓ ← Kopplung von Erregung und Kontraktion

↓ ← Substrat für Energieversorgung (Erschöpfung und H⁺-Akkumulation)

Bildung der Actin-Myosin-Brücke

↓

Muskelkontraktion

↓

Kraftentwicklung

Abb. 1
Die Kommandokette der Muskelkontraktion und die Hauptursachen der muskulären Ermüdung (Aus MACLAREN, D. O. M., GIBSON, H., PERRY-BILLINGS, M., EDWARDS, R. H. T.: A Review of metabolic and physiological factors in fatigue. In PANDOLF, K. B. [Hrsg.]: Exercise and Sport Sciences Reviews, Bd. 17. Williams & Wilkins, Baltimore, 1989, S. 29–66; mit Erlaubnis. (Modifiziert nach EDWARDS, R. H. T.: Biochemical basis of fatigue. In KNUTTGEN, H. G. [Hrsg.]: Biochemistry of Exercise. Human Kinetics, Champaign, IL, 1983, S. 3–28).

tags-Aktivitäten zusammengestellt, denen sich PPS-Betroffene gegenübergestellt sahen, wie sie sich aus den Unterlagen von Post-Polio-Kliniken *[10, 46]* bzw. einer nationalen Befragung *[45]* ergeben. Es ist bemerkenswert, daß in allen drei Berichten die Müdigkeit an erster Stelle steht. Es muß aber darauf hingewiesen werden, daß in keinem dieser Berichte der

Tabelle 1
Neue Probleme mit der Gesundheit und bei Alltagsaktivitäten

Symptome	Prozent mit Beschwerden		
	HALSTEAD *[45]* n = 539	HALSTEAD *[46]* n = 132	AGRE *[10]* n = 79
Gesundheitliche Probleme			
Müdigkeit	87	89	86
Muskelschmerzen	80	71	86
Gelenkschmerzen	79	71	77
Muskelschwäche			
früher befallen	87	69	80
früher nicht befallen	77	50	53
Kälteintoleranz	–	29	56
Atrophie	–	28	39
ADL-Probleme			
beim Gehen	85	64	–
Treppensteigen	83	61	67
Anziehen	62	17	16

ADL = Aktivitäten des täglichen Lebens (Alltagsprobleme)

Begriff „Müdigkeit" speziell definiert wurde und daß deshalb die Grundlage für die positive Beantwortung dieses Punktes durch die Befragten nicht absolut sicher zu beurteilen ist.

Es ist möglich, daß der Post-Polio-Betroffene bei der Beantwortung der Frage über Müdigkeit diese nach einem oder der Kombination mehrerer der folgenden Begriffe interpretierte: emotionale Müdigkeit, Müdigkeit des Zentralnervensystems, „allgemeine" Müdigkeit und/oder periphere neuromuskuläre Ermüdung *[15]*. Nur nach sorgfältiger Abwägung und Interpretation der Beschwerden über Müdigkeit können für den einzelnen Patienten geeignete therapeutische Maßnahmen empfohlen werden. Einige der Post-Polio-Patienten leiden unter emotionalen Stress oder Depressionen *[22, 27, 40, 55]*. Es ist hypothetisch wie klinisch bekannt, daß bei diesen Patienten beides dazu führen kann, daß sich die Betroffenen außerordentlich ermüdet fühlen *[23]*. In einer aktuellen, kleineren Studie wurde bei 12 Patienten einer Post-Polio-Klinik das Müdigkeitsphänomen untersucht *[73]*. Dabei fand man heraus, daß bei den Untersuchten das Ausmaß der Ermüdung, gemessen nach einer Müdigkeitsskala, dasjenige der nichtbehinderten Population um das Doppelte übertraf und der von Patienten mit multipler Sklerose und systemischem Lupus erythematodus (SLE) ganz ähnlich war. Es wurde auch darüber berichtet, daß Einzelne, als Teil der allgemeinen Ermüdung, eine durchdringende Müdigkeit (wie hinter einer Mauer verborgen) erfahren können *[45]*. In dieser Studie hatten 43% der Befragten an sich ein Phänomen beobachtet, als ob sie hinter einer Mauer verborgen wären, und 68% aus dieser Gruppe berichteten, daß sich bei ihnen diese Erscheinung täglich einstellt. Allgemein tritt diese Polio-„Mauer" am mittleren oder späten Nachmittag auf. Ihr kann nur begegnet werden, indem die Ruhephasen verlängert werden, ein „Nickerchen" eingelegt oder das Ausmaß der Aktivitäten während des Tages insgesamt reduziert wird.

Drei Variable, die mit diesen Müdigkeitsbeschwerden verknüpft sind *[45]*, (Krankenhausaufenthalt, Benutzung eines Beatmungsgerätes und Lähmung aller 4 Gliedmaßen während der akuten Polio-Erkrankung), scheinen die allgemein zugrunde liegende Variable, nämlich die Schwere der akuten Polio-Erkrankung, zu widerspiegeln. Der/die exakte/n Mechanismus/men für diese Beschwerden ist/sind unbekannt. Es scheint aber, daß die zugrunde liegende Ursache für diese Polio-„Mauer" im Ursprung zentral ist, da Ruhe und Reduzierung der täglichen Gesamtaktivitäten zu helfen scheinen.

BRUNO und Mitarb. stellten die Hypothese auf, daß die schwere, schwächende Müdigkeit, die manche Polio-Betroffene empfinden, auf das Altern von postenzephalitisch zerstörten Neuronen im retikulären System zurückzuführen sein könnte *[23]*. Es ist bekannt, daß das Poliovirus nicht nur Vorderhornzellen des Rückenmarkes schädigt oder abtötet, sondern daß es auch eine Anzahl spezieller Bereiche im Gehirn befällt, einschließlich der Formatio reticularis. Als Ursache für die schwere Müdigkeit bei einigen Post-Polio-Patienten ist die Dysfunktion dieses Systems mit zunehmendem Alter, besonders wenn es durch eine längere Zeit zurückliegende Polioenzephalitis-Infektion teilweise geschädigt wurde, angenommen worden. Diese Hypothese ist sehr interessant, bedarf aber weiterer Untersuchungen, ehe endgültige Aussagen gemacht werden können. Zur Zeit muß darauf hingewiesen werden, daß Ruhephasen und/oder reduzierte Gesamtaktivitäten dieses Symptom lindern oder beseitigen können *[10, 23, 45]*.

Einige klinische Berichte bieten Information darüber, daß zumindest einige der Müdigkeits-Beschwerden, über die Post-Polio-Patienten klagen, mit dem Konzept der lokalen muskulären Ermüdung vereinbar sind. Zum Beispiel berichteten COSGROVE und Mitarb., daß die häufigste Beschwerde bei Patienten ihrer Post-Polio-Klinik die abnehmende Ausdauer sei *[29]*. Sie schilderten, daß 153 ihrer 154 untersuchten instabilen Post-Polio-Patienten (d. h. diejenigen, die an einem progredienten Verlust der Muskelfunktion litten), fortschreitende Schwierigkeiten in der Ausdauer bei der Verrichtung ihrer üblichen täglichen Aktivitäten hatten. Auch in einer weiteren aktuellen Studie wird darüber berichtet, daß zwei Drittel der Post-Polio-Betroffenen über zunehmenden Kraftverlust während physiotherapeutischer Übungen und/oder schwere Mißempfindungen in der Muskulatur klagten *[18]*. Beide Beschwerden stimmen mit der übermäßigen lokalen Muskelermüdung überein.

Im weiteren Verlauf dieses Kapitel soll berichtet werden über:
– angenommene neurophysiologische und funktionelle Ursachen für die Abnahme der Funktion bei Post-Polio-Betroffenen, die es dem Einzelnen zuneh-

mend schwerer machen, mit den Anforderungen des täglichen Lebens zurecht-
zukommen und möglicherweise zu Problemen mit der Müdigkeit führen;
– was ist über die neuromuskuläre Funktion und die lokale muskuläre
Müdigkeit bei Polio-Betroffenen bekannt;
– die Wirkungen von Übungen bei Post-Polio-Patienten und
– einige funktionelle und klinische Folgerungen aus diesen Informationen, die nützliche Ratschläge auf der Grundlage physiologischer Prinzipien
für die Behandlung von Post-Polio-Patienten mit Müdigkeitsbezogenen
Problemen geben können.

Hypothesen neurophysiologischer Ursachen für den Rückgang der neuromuskulären Funktion

Bei Polio-Betroffenen sind eine ganze Reihe neurophysiologischer Erklärungen für das späte Auftreten von Verschlechterungen der neuromuskulären
Funktion vorgeschlagen worden [52]. Der Verlust an Kraft im Laufe der Zeit
kann sicher zu Beschwerden führen, die mit minderer Ausdauer und größerer
Ermüdbarkeit zusammenhängen. Über den letzteren Gesichtspunkt soll im
Detail weiter unten diskutiert werden. Die angenommenen Ursachen umfassen:
a) chronische oder reaktivierte Polioviren;
b) Vernarbungen innerhalb der Motoneuronen, die zu einer fortschreitenden
Dysfunktion mit dem Älterwerden führen;
c) Dysfunktion, die auf überhöhten Stoffwechselbedarf der verbliebenen
Motoneurone zurückzuführen ist;
d) Verlust von motorischen Einheiten mit dem normalen Alterungsprozeß
und schließlich
e) Verlust von Muskelfasern innerhalb der vergrößerten reinnervierten
motorischen Einheiten.

Virusreaktivierung, Vernarbung, überhöhter Stoffwechselbedarf

In der Vergangenheit wurde die Existenz chronischer und/oder reaktivier-
ter Polioviren als Ursache für den Funktionsverlust bei Polio-Betroffenen
in die Diskussion gebracht. Diese Theorie ist inzwischen aber völlig ent-
kräftet worden [42]. Jedoch ist es sicherlich der Fall, daß die überlebenden
Motoneuronen durch die ursprüngliche Poliomyelitis-Infektion permanent
vernarbt sind. Daher sind diese mit der stärkeren Belastung, die durch die
vergrößerten überlebenden motorischen Einheiten verursacht wird, nicht
mehr in der Lage, all ihre innervierten Muskelfasern stoffwechselmäßig ausreichend zu versorgen [25, 92]. Die motorischen Einheiten bei Post-Polio-

Betroffenen können auf das 7fache der normalen Größe angewachsen sein *[37]*. Solche vergrößerten Einheiten haben Schwierigkeiten, all ihre Muskelfasern in den überlebenden Einheiten ausreichend zu ernähren. In diesem Zusammenhang ist die Erwähnung interessant, daß post mortem bei der pathologischen Untersuchung von 8 Patienten (Alter zwischen 36 und 61 Jahre), die Poliomyelitis gehabt hatten und an einer nicht neurologischen Erkrankung zwischen 9 Monaten und 44 Jahren nach der akuten Poliovirus-Infektion verstorben waren, unabhängig vom Vorliegen oder Fehlen neuer Schwäche vor dem Tod bei den Betreffenden Anzeichen für weiter ablaufende neuronale Aktivitäten nachgewiesen werden konnten *[76]*. Nur bei Verstorbenen mit neuer Muskelschwäche (d. h. Patienten mit progressiver Post-Polio-Muskelatrophie = PPMA) wurden axonale Sphäroide gefunden. Diese sollen bei einen Defekt im Transport von Nahrungsstoffen vom Neuron hinunter zum Axonkörper auftreten *[41]* und vorwiegend bei Patienten mit Erkrankungen des Motoneurons unter akuter neuronaler Verschlechterung gefunden werden *[24]*. So ist angenommen worden, daß PPMA das Ende eines Spektrums einer ablaufenden neuronalen Reaktion darstellt, welche langsam die Fähigkeit der überlebenden Motoneurone beeinflußt, die Integrität der distalen Nervenendigungen aufrecht zu erhalten *[76]*.

Verlust von motorischen Einheiten

Die Abnahme der Zahl von Vorderhornzellen ist ein Teil des normalen Alterungsprozesses. Die Zahl dieser Zellen nimmt nach dem 60. Lebensjahr deutlich ab *[87]*. Sicher erfolgt auch schon vor diesem Zeitpunkt ein geringer und nicht nachweisbarer Rückgang der Zahl motorischer Einheiten, aber beim normalen Patienten hat das keine funktionellen Konsequenzen. Beim Post-Polio-Patienten mit bereits signifikanten Defiziten ist die Wirkung jedoch sehr deutlich. Im fortgeschrittenen Alter stellt das offenbar eine der Hauptursachen von neuer Schwäche bei Post-Polio-Betroffenen dar. Die schon vergrößerten motorischen Einheiten haben wahrscheinlich nur eine begrenzte Kapazität zur Reinnervierung im Vergleich zu dem, was im normalen alternden Muskel vor sich geht.

Verlust von Muskelfasern innerhalb der motorischen Einheiten

Heute verfügen wir über histologische *[25, 43]*, immunhistochemische [25] und elektrophysiologische *[25, 30, 31, 37, 63, 77, 88, 91, 92]* Anhaltspunkte, die den vor sich gehenden Prozeß der Denervierung und Reinnervierung von Muskelfasern innerhalb der motorischen Einheiten sogar Jahrzehnte nach der akuten Poliomyelitis hinlänglich dokumentieren. Es gibt aber keine Merkmale für Instabilität, um zwischen stabilen Post-Polio-Patienten und jenen zu unterscheiden, die über neue Schwächezustände klagen *[25, 30, 37, 63, 77,*

92]. Intuitiv möchte man sagen, daß die neu reinnervierten Muskelfasern eine reduzierte Funktionskapazität aufweisen. Das kann zurückzuführen sein auf

1. dysfunktionale, sich neu bildende motorische Endplatten, die präsynaptische und/oder postsynaptische Defizite aufweisen, die Muskelfaser zu erregen;
2. auf reduzierte metabolische Fähigkeiten, die neu reinnervierten Muskelfasern so zu versorgen, daß sie zur Ausdauerleistung in der Lage sind und/oder
3. auf unvollständige Reinnervation.

Jeder dieser Mechanismen allein kann zu einem progressiven Verlust von Kraft oder Ausdauer führen. Um den/die spezifischen Mechanismus/en endgültig zu ermitteln, sind weitere Untersuchungen erforderlich.

Hypothesen für den Verlust der neuromuskulären Funktion

Um den offensichtlichen Verlust der neuromuskulären Funktion zu erklären, sind verschiedene funktionelle Ursachen zur Diskussion gestellt worden *[11]*. Diese gehen vom progressiven Verlust an Kraft und/oder Ausdauer durch Über- oder Unterbeanspruchung bis zu Problemen mit dem Körpergewicht und chronischer Schwäche, die der Betroffene, ehe das Post-Polio-Syndrome als Krankheitsbegriff bekannt wurde, vielleicht gar nicht wahrgenommen hat.

Schwäche durch Minderbeanspruchung

Es ist bekannt, daß mangelhafte Nutzung zu einem Rückgang der Muskelkraft und der cardiorespiratorischen Fitness führt. MÜLLER wies nach, daß junge, gesunde Personen 20% ihrer Kraft schon innerhalb einer Woche der Immobilisation einbüßen können *[67]*. SALTIN und Mitarb. fanden bei jungen und gesunden Personen nach 3 Wochen Bettruhe einen Rückgang ihrer cardiorespiratorischen Fitness um 25% *[83]*.
Es gibt indirekte Anhaltspunkte zur Vermutung, daß Unterbeanspruchung zumindest bei einigen Post-Polio-Betroffenen eine Rolle beim Verlust ihrer neuromuskulären Funktionen spielen könnte. GRIMBY und Mitarb. berichteten über niedrige Konzentration des aeroben Enzyms Zitratsynthetase im Quadrizeps von Post-Polio-Betroffenen. Man glaubte, daß dieser Befund in Übereinstimmung mit dem geringen Grad von deren Aktivität steht, da Aktivität dafür bekannt ist, die Konzentration aerober Enzyme innerhalb des Muskels zu erhöhen *[43]*. BORG und HENRIKSSON berichteten über geringe Konzentrationen von Zitratsynthetase und Phosphofruktokinase, einem glykolytischen Enzym, sowie einer Abnahme der Kapillardichte im M. tibialis anterior bei Post-Polio-Patienten *[21]*. Auch hier wurde angenommen, daß die insgesamt geringe Nutzung der Muskeln zu diesen Befunden führte und

daß die geringe Kapillardichte und die niedrigen Konzentrationen von oxidativen und glykolytischen Enzymen wichtige Faktoren bei der Herausbildung von Muskelschwäche, Müdigkeit und Schmerzen sein können. Die Konzentration von HDL-Cholesterin ist bei Post-Polio-Patienten signifikant reduziert, wie ein klinischer Bericht zeigte *[9]*, was ebenfalls mit der reduzierten Aktivität bei den Betroffenen in Zusammenhang gebracht wurde, da Aktivität die HDL-Cholesterin-Konzentration steigert. Ebenfalls wurde bei 44% der in einer Post-Polio-Klinik vorgestellten Patienten festgestellt, daß der Rückgang ihrer Funktionen mit einem Krankenhausaufenthalt begann *[10]*. Obwohl nicht nachweisbar, kann die geringe Beanspruchung der Muskulatur, die schon eine Bettruhe mit sich bringt, zu einem weiteren Funktionsverlust führen, von dem sich der Patient nicht wieder voll erholt. Das ist ein kompliziertes spezielles Problem, da eine Reaktivierung nach der Immobilisation wiederum zu Problemen der Überbeanspruchung führen kann.

Schwäche durch Überbeanspruchung

Das Konzept der Überbeanspruchung ist nicht neu, auch wenn die ihr zugrunde liegenden Mechanismen noch nicht voll verstanden werden. Wahrscheinlich gibt es einige unterschiedliche physiologische Mechanismen, die für Überbeanspruchung verantwortlich sind. Diese Mechanismen können sowohl stoffwechselmäßige Ermüdung der Muskulatur wie anatomische Muskelfaserrisse durch Überarbeitung umfassen.

Zur Überbeanspruchungsschwäche bei Post-Polio-Patienten gibt es einige kurze Berichte. So erwähnte LOVETT 1915, daß Aktivität eher zu Verschlechterung bei einigen Polio-Patienten führte, als zur erwarteten Verbesserung der Muskelkraft *[60]*. Er registrierte, daß die Verschlechterung mit der Aktivität der Personen zusammenhing; je größer die Aktivität, um so größer die Verschlechterung der Kraft. BENNETT und KNOWLTON zitierten 5 Fälle, wo Post-Polio-Patienten ihre Funktionalität durch übermäßige Aktivitäten verloren. Die Autoren glaubten, daß das ein Beweis für Überbelastungsschwäche sei *[17, 54]*.

Einige Berichte in der Literatur setzen indirekt eine chronische Überbeanspruchung der Muskeln bei Post-Polio-Patienten voraus. In einer Studie über Energieaufwand und Einsatz von Orthesen berichteten LUNA-REYES und Mitarb., daß der Energieverbrauch bei der Bewegung – gemessen in Kilokalorien pro Kilogramm Körpergewicht pro gelaufenem Meter – bei Post-Polio-Kindern mit Beinschwäche dreimal größer war, wenn keine Beinorthese verwendet wurde *[61]*. In einer kinesiologischen Untersuchung schilderten BORG und Mitarb., daß einige Polio-Patienten ihren M. tibialis anterior beim Gehen maximal oder nahezu maximal einsetzten, was zu Überbeanspruchungsermüdung führen könnte *[20]*. In einer anderen kinesiologischen Studie untersuchten PERRY und Mitarb. an 34 instabilen Post-Polio-Patienten verschiedene Muskelgruppen der unteren Extremitäten während der Fortbewegung mittels der dynamischen Elektromyographie. Im Durchschnitt wiesen die Probanden einen erhöhten Einsatz von mindestens von zwei Muskelgruppen auf. Diese Befunde stützen das Konzept der überhöhten Muskelbeanspruchung *[75]*. In einer anderen Untersuchung wurde nachgewiesen, daß Patienten, die über einen progressiven Kräfteverlust klagen, vor allem solche waren, die in der Anamnese eine stärker ausgedehnte akute Lähmung aufwiesen, aber eine relativ größere funktionelle Wiederherstellung erlebt hatten, weniger behindert waren und über einen höheren Grad von aktueller Aktivität berichteten *[53]*. Sehr wahrscheinlich, obwohl bei den Betreffenden nicht bewiesen, führt die stärkere Aktivität zu Überbelastungsproblemen und nachfolgend zu den Beschwerden eines Funktionsverlustes. In einer aktuellen dynamometrischen Untersuchung wurde über instabile Post-Polio-Patienten im Vergleich mit stabilen oder mit Kontrollen (Nichtpolio) berichtet, die in der Erholung der Muskelkraft nach ermüdenden Übungen ein Defizit aufwiesen *[5]*. Es wurde angenommen, daß das Erholungsdefizit mit stärkerer lokaler Muskelermüdung zusammenhing *[79]*.

In Tierexperimenten konnten anatomische Muskelfaserrisse durch übermäßigen Gebrauch nachgewiesen werden *[89]*, aber in der Literatur findet sich kein konkreter Hinweis, daß dies auch bei Post-Polio-Patienten der Fall sein könnte. Eine Zerstörung von Muskelfasern könnte eine Erhöhung der Konzentration von Muskelenzymen im Blut, wie Creatinkinase (CK), zur Folge haben. In zwei Untersuchungen war die mittlere Konzentration von CK bei instabilen Post-Polio-Betroffenen tatsächlich erhöht *[71, 90]*, jedoch ist nichts über die Signifikanz bekannt. In der einen Studie *[71]* wurden sowohl instabile wie stabile Post-Polio-Patienten getestet. Dabei war die Inzidenz des CK-Anstiegs zwischen beiden Gruppen nicht unterschiedlich, und der Anstieg korrelierte nicht mit neuer oder Restschwäche.

Gewichtsprobleme

Anstieg des Körpergewichts, als Ergebnis der Zunahme von adipösen Gewebe, tritt bekannterweise oft beim Älterwerden auf. Dabei macht die Gewichtszunahme es für den Einzelnen mehr und mehr schwierig, mit den alltäglichen Dingen des Lebens fertig zu werden. Die Literatur enthält zwar wenig Information über Gewichtsprobleme bei Post-Polio-Patienten, aber man kann mit Sicherheit davon ausgehen, daß das ein ernsthaftes Problem bei vielen von ihnen ist (besonders durch die Schwierigkeiten, die viele Post-Polio-Betroffene mit den Verrichtungen des täglichen Lebens haben und wegen des doch mehr sitzenden Lebensstiles, der zu einer Anhäufung von Fettgewebe führen kann). In einem klinischen Bericht findet sich der Hinweis, daß 60% der untersuchten Patienten neue Gewichtszunahme an sich beobachteten *[10]*.

Chronische Schwäche

Vor Jahren demonstrierte BEASLEY an Post-Polio-Patienten mit offensichtlich „normaler" Kraft (manueller Muskeltest) signifikante Defizite, wenn die Kraft quantitativ bestimmt worden war (Abb. 2) *[16]*. Der durchschnittliche Post-Polio-Patient mit „normaler" Muskelkraft (manuell getestet) hatte immerhin einen Kraftverlust von 50%, wenn quantitativ gemessen wurde. Tatsächlich wiesen diese Patienten mit „normaler" Kraft aber einen Kraftverlust von bis zu 80% auf. Ein solches Defizit kann sich dann noch auf die unangenehmen Wirkungen einer Gewichtszunahme und den normalen Alterungsprozeß aufpfropfen. Moderne Untersuchungen, die echte quantitative Meßmethoden einsetzten, haben ebenfalls nachgewiesen, daß die Post-Polio-Betroffenen viel schwächer sind als die normale Population *[5, 35, 36]*.

Bei einem Post-Polio-Betroffenen kann die Kombination der Schonung einiger Muskeln und der Überbeanspruchung anderer, verbunden mit Gewichtsproblemen und chronischer Schwäche, zweifellos zu einem fortschreitenden Verlust von funktionellen Fertigkeiten führen, speziell, wenn sich dazu noch der normale Alterungsprozeß gesellt. Diese Faktoren können dann in Kombination auch zu weiteren Problemen mit der Müdigkeit führen.

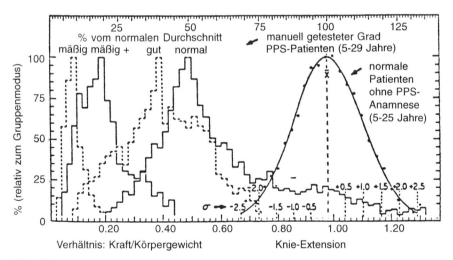

Abb. 2
Bewertungsfehler der Kniestreckung bei manueller Muskeltestung (Aus BEASLEY, W. C.: Quantitative clinical muscle testing: with emphasis upon estimating level of paresis relative to a standardized normal value. An exhibit presented at the Third International Congress of Physical Medicine Meeting. Washington, D.C., 21.–26. August, 1960).

Beweise für den progressiven Kraftverlust

Obwohl über das Auftreten von Spätfolgen in Form von neu auftretender Schwäche bei Polio-Betroffenen schon vor über einem Jahrhundert berichtet wurde *[28, 78]*, gibt es bis heute in der Literatur nur wenig objektive Befunde, die nachweisen, daß der Kräfteverlust größer ist, als er als Resultat des normalen Alterungsprozesses zu erwarten wäre. In einigen Untersuchungen fußte die Bestimmung des progressiven Kraftverlustes nur auf den Aussagen der Patienten und nicht auf longitudinalen Studien mit begründeten und zuverlässigen Messungen. Keiner der drei Berichte in der herangezogenen Literatur, die exakte und zuverlässige Messungen für die Kraft bei Polio-Betroffenen anwendeten, fanden irgendeinen Kräfteverlust *[6, 69, 70]*. In einer dieser Studien wurden nur 6 Patienten über eine Zeit von 400 bis 2100 Tagen untersucht *[70]*, in einer anderen wurde die Kraft von 34 PPS-Patienten über ein Jahr kontrolliert *[6]*, und die dritte testete 7 Patienten 3 Jahre lang (69). Bei den nur geringen Patientenzahlen in zwei der Studien und der kurzen Testdauer in der dritten überrascht es nicht, wenn bei keiner dieser Untersuchungen ein signifikanter Kräfteverlust gefunden wurde. In einer aktuelleren Untersuchung wurde jedoch in einer 3-Jahres-Studie nachgewiesen, daß sowohl stabile wie instabile PPS-Betroffene einen signifikanten Kraftverlust im M. quadriceps femoralis hatten, jedoch nicht im M. biceps humerus *[8]*. Der Grad des Kraftverlustes im Quadriceps war aber nicht größer als in der Kontrollgruppe (Nicht-Polio). So kann zur Zeit nicht nachgewiesen werden, daß der Kraftverlust direkt mit der Poliomyelitis zusammenhängt oder nicht vielleicht eher mit dem Alterungsprozeß. Offensichtlich sind weitere Untersuchungen erforderlich.

Quantitative Bestimmung von Kraft, Ausdauer und Ermüdung

Messungen mit dynamometrischen und elektromyographischen Techniken

Die Funktion des M. quadriceps femoralis wurde bei 41 Kontrollpersonen (Nicht-Polio), 34 instabilen Post-Polio-Betroffenen (mit progressivem Kräfteverlust) und 16 stabilen PPS-Betroffenen (ohne progressivem Kräfteverlust) untersucht *[5, 79, 80]*. Alle Probanden waren gesund und zu Beginn der Untersuchungsserie zwischen 30 und 60 Jahre alt. Alle instabilen PPS-Patienten klagten über einen progressiven Verlust an Muskelkraft und/oder Ausdauer im allgemeinen. Ferner berichteten die meisten dieser Gruppe, daß der in dieser Studie untersuchte Quadriceps Kraft und/oder Ausdauer verloren hatte. Bei den stabilen PPS-Patienten fehlten diese Symptome.

Beim manuellen Muskeltest hatten alle PPS-Betroffenen im Quadriceps eine Kraft, die größer als die Antischwerkraft war *[64]*. Bei allen Untersuchten wurde die Kraft, die Ausdauer, die Arbeitskapazität und die Fähigkeit, sich nach erschöpfenden Aktivitäten zu erholen, im M. quadriceps ermittelt. Daneben wurden die Quadriceps-Muskeln elektomyographisch untersucht, um Anhaltspunkte für das Vorliegen einer alten Poliomyelitis sowie neue Denervationserscheinungen bei den Post-Polio-Betroffenen zu ermitteln.

In der instabilen Gruppe waren die Untersuchten beim Eintritt ihrer akuten Polio-Erkrankung signifikant älter als in der stabilen (8,1 ± 6,2 bzw. 4,7 ± 3,8 Jahre) und zum Zeitpunkt ihrer maximalen Erholung, die der akuten Polio folgte (16,4 ± 8,1 bzw. 9,7 ± 6,3 Jahre). Obwohl es in der Proportion der während der Akuterkrankung hospitalisierten Patienten keinen Unterschied gab, so war die Dauer des Krankenhausaufenthaltes bei der instabilen Gruppe signifikant länger als die in der stabilen Gruppe (5,1 ± 4,4 bzw. 1,2 ± 0,8 Monate). Aus diesen Befunden läßt sich ersehen, daß die instabilen Patienten zum Zeitpunkt ihrer Akuterkrankung älter waren, daß sie vier mal länger hospitalisiert waren und sich langsamer als die stabilen Probanden erholten. Die beiden letzten Befunde sind sicher mit einer schwerer abgelaufenen Polio-Erkrankung bei den instabilen Post-Polio-Patienten kompatibel und decken sich mit den Ergebnissen von HALSTEAD und ROSSI *[45]*. Einen weiteren Hinweis, daß die ursprüngliche Polio-Erkrankung bei den instabilen Patienten schwerer abgelaufen war, lieferten EMG-Untersuchungen. Bei der instabilen Post-Polio-Gruppe wurden größere Verluste von Motoneuronen während der Akutphase gefunden, aber es gab keinen Unterschied zwischen den beiden Gruppen als Beweis für neue Denervationen *[5]*.

Durch Testung von Kraft und Ausdauer konnten bei der instabilen Post-Polio-Gruppe signifikante Defizite in der neuromuskulären Funktion nach-gewiesen werden (Tab. 2). Die Muskelkraft war viel geringer als in der stabilen Gruppe. Im Durchschnitt hatte die instabile Gruppe nur etwa 50% der normalen Kraft (bezogen auf die Durchschnittskraft der Kontrollgruppe), während die stabile Gruppe etwa noch 75% der normalen Kraft besaß. Jedoch unterschied sich die isometrische Ausdauerzeit (das ist die Zeit, in der die Probanden ihren M. quadriceps mit 40% der maximalen Kraft belasten konnten, bis sie dazu nicht mehr in der Lage waren) innerhalb der 3 Gruppen nicht signifikant. Dagegen war die isometrische Arbeitskapazität (= die Menge Arbeit, die der Muskel während des Ausdauertestes leistete) in der instabilen PPS-Gruppe signifikant geringer als in den beiden anderen. Diese Gruppe verfügte ungefähr nur über 50% der normalen Arbeitskapazität, während die stabile Post-Polio-Gruppe ähnliche Werte wie die Kontrollgruppe aufwies. Es wurde gefunden, daß Arbeitskapazität mit der Muskelkraft zusammenhängt (Abb. 3). Die Analysen zeigten keine Differenz der Arbeitskapazität innerhalb der 3 Gruppen, wenn die Muskelkraft berücksichtigt wurde.

Tabelle 2
Mittelwert (± s) von Kraft, Ausdauerzeit und Arbeitskapazität bei instabilen, stabilen Post-Polio- und bei Kontrollpersonen.

Variable	instabil (n = 34)	stabil (n = 16)	Kontrollen (n = 41)
Kraft der Knieextension (Nm)	113 ± 75 *	159 ± 87 **	207 ± 61
Ausdauerzeit (sec) ***	102 ± 36	116 ± 52	119 ± 39
Arbeitskapazität (Nmsec)	5024 ± 3213 *	8221 ± 4140	9826 ± 4144

*   instabile Gruppe signifikant (p < 0,05) geringer als die stabile und die Kontrolle
**   stabile Gruppe signifikant (p < 0,05) geringer als Kontrolle
*** keine signifikanten (p > 0,05) Unterschiede zwischen den drei Gruppen

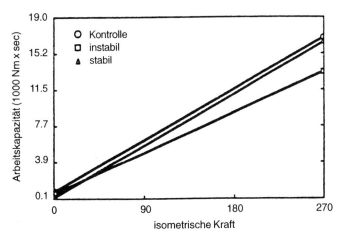

Abb. 3
Korrelation zwischen Arbeitskapazität (in Nmsec) und isometrischer Muskelkraft (in Nm) bei instabilen, stabilen und Kontrollpersonen. Die Korrelation für jede Gruppe ist signifikant (p < 0,05). Keine Signifikanz (p > 0,05) zwischen den verschiedenen Gruppen in der Neigung der Regressionsgeraden. (Nach *[5]*, mit Genehmigung)

Während der isometrischen Ausdauerübung, die bis zur Erschöpfung durchgeführt wurde, sind zwei elektrophysiologische Messungen der lokalen Muskelermüdung durchgeführt worden (mittlere Frequenz des Kraftspektrums und die „root mean squared" Amplitude des EMG-Signals, aus dem die neuromuskuläre Effektivität bestimmt werden konnte) *[34, 56, 59, 65]*. Während des Testverlaufs gaben die Probanden in regelmäßigen Abständen das Maß ihrer wahrgenommenen Erschöpfung an *[19]*, der die Anstrengung in den Muskeln als Ergebnis der durchgeführten Übungen repräsentierte. Innerhalb der drei Gruppen wurden bei der elektromyographischen Messung der lokalen Muskelermüdung keine Unterschiede gefunden.

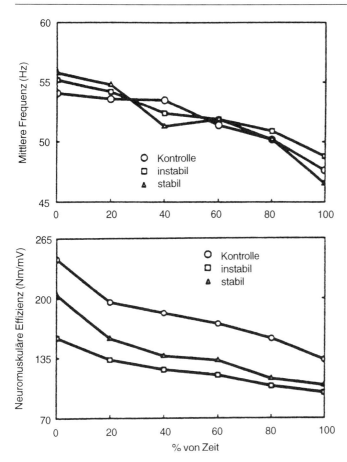

Abb. 4
Durchschnittliche Veränderungen der neuromuskulären Effizienz (NMe) und
der mittleren Frequenz des Kraftspektrums (Fm) während eines Ausdauertestes
vom Start (0%) bis zur Erschöpfung (100%) bei instabilen Post-Polio-, stabilen
Post-Polio- und Kontroll-Patienten. Es gibt keine signifikanten $(p > 0,05)$
Unterschiede zwischen den Gruppen bei allen Variablen. (Nach *[79]*, mit Genehmigung)

Abb. 4 stellt die Veränderung der mittleren Frequenz des Kraftspektrums
der Oberflächensignale und der neuromuskulären Leistungsfähigkeit dar,
die im Quadriceps vom Start der Ermüdungsübung bis zum Ende der
Aktivität gemessen wurde. Der RPE (rate of perceived exertion = Grad der
empfundenen Erschöpfung) unterschied sich innerhalb der drei Gruppen
nicht, was von signifikanter klinischer Bedeutung ist; d. h., alle Probanden
konnten den Grad der Ermüdung in ihren Muskeln während der Übungs-

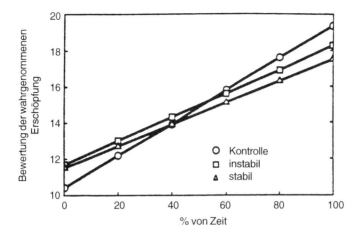

Abb. 5
Vergleich der durchschnittlichen Veränderungen bei der Bewertung der wahrgenommenen Erschöpfung (RPE) während eines Ausdauertestes vom Start (0%) bis zur
Erschöpfung (100%). Keine Signifikanz (p > 0,05) zwischen den Gruppen. (Nach
[5], mit Genehmigung)

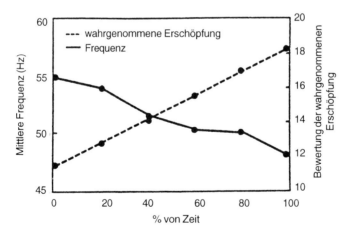

Abb. 6
Wechselwirkung zwischen dem Grad der wahrgenommenen Erschöpfung (RPE)
und der mittleren Frequenz des Kraftspektrums (Fm) bei der instabilen Post-Polio-
Gruppe. Die Wechselwirkung ist statistisch signifikant (p < 0,05). (Nach *[80]*, mit
Genehmigung)

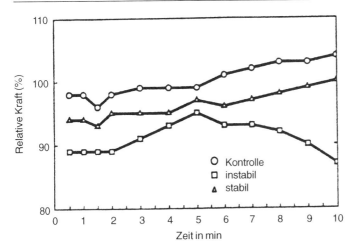

Abb. 7
Vergleich der Erholung der durchschnittlichen isometrischen Kraft von 30 Sekunden
bis zu 10 Minuten nach der Erschöpfung. Instabile Patienten unterscheiden sich signifikant ($p < 0,05$) von den Kontrollen. Zwischen stabilen und Kontrollpatienten
gibt es keine signifikanten Unterschiede ($p > 0,05$). (Nach *[5]*, mit Genehmigung)

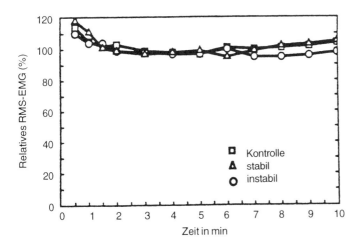

Abb. 8
Durchschnittliche Veränderungen in den Amplituden der „root mean squared" Elek-
tromyogramme (RMS-EMG) nach Erschöpfung bei instabilen Post-Polio-, stabilen
Post-Polio- und Kontroll-Patienten. Die Messungen wurden in Intervallen von
30 Sekunden bis 10 Minuten nach der Erschöpfung vorgenommen. Es wurden keine
signifikanten Unterschiede zwischen den drei Gruppen gefunden ($p > 0,05$). (Nach
[79], mit Genehmigung)

periode gleich wahrnehmen, vom Beginn der Übung bis zum Punkt der Erschöpfung (Abb. 5). Außerdem waren RPE und die EMG-Parameter der lokalen Muskelermüdung sehr ähnlich. Wenn der Proband berichtete, daß er im Muskel zunehmende Ermüdung verspürte, zeigten auch die elektrophysiologischen Werte, daß der Muskel tatsächlich objektiv mehr ermüdete. Abb. 6 liefert ein Beispiel solcher Befunde bei einem instabilen Post-Polio-Patienten.

Der Test nach solchen Ausdauerübungen zeigte, wie instabile PPS-Betroffene sich kräftemäßig signifikant langsamer erholten als die Kontrollgruppe, während die stabile PPS-Gruppe ähnliche Werte aufwies wie die Kontrollgruppe (Abb. 7). Das Defizit in der Erholung bei der instabilen Gruppe schien aber offensichtlich nicht auf Mattigkeit oder Mangel an Willen zurückzuführen sein. Es stimmte mit der stärkeren lokalen Muskelermüdung bei den Betreffenden überein, da es keinen Unterschied in der Amplitude der relativen „root mean squared" EMG-Amplitude während des Erholungstestes gab (Abb. 8). Die subjektive Zeit bis zur vollständigen Erholung nach den Ermüdungsübungen war bei der instabilen PPS-Gruppe auch signifikant länger. Bei der stabilen PPS- und der Kontroll-Gruppe (Nicht-Polio) trat die Erholung gewöhnlich innerhalb eines Tages ein. Die Probanden der instabilen Gruppe benötigten nach der Belastungsübung dazu zwei bis drei Tage [7].

NMR-Spektroskopie-Messungen bei Handübungen mit niedriger und hoher Intensität

In einer Studie wurde die ^{31}P-NMR-Spektroskopie eingesetzt, um zu ermitteln, ob es einen Unterschied in der Konzentration von Energie-Phosphaten oder im pH in den Unterarmmuskeln bei Post-Polio-Probanden und Kontrollpersonen bei Ruhe und nach niedrig- oder hochintensiven Handgreifübungen gab [85]. Mit dieser Technik kann man metabolische Abnormalitäten bei Patienten mit Muskeldenervation [95] und mit chronischem Müdigkeits-Syndrom [86] nachweisen. 17 Post-Polio- und 28 Kontrollpersonen wurden untersucht. Obwohl die Reaktion auf die Übungen bei der Post-Polio-Gruppe stark variierte, gab es keine signifikanten Unterschiede zwischen den Gruppen während der Ruhe und nach den Belastungen. Daraus ziehen die Autoren die Schlußfolgerung, daß die Ganzkörper-Ermüdung bei den Polio-Patienten nicht mit irgendeiner systemischen Stoffwechsel-Anomalität zusammenhing.

In beiden oben genannten Studien wurden beim Vergleich der Post-Polio-Muskeln mit den Kontrollmuskeln keine Unterschiede während der Belastungsübungen bei allen Messungen gefunden, einschließlich der psychophysiologischen (den RPE), der elektrophysiologischen (mittlere Frequenz des Kraftspektrums und der neuromuskulären Leistungsfähigkeit) und den Messungen mit der Magnet-Resonanz-Spektroskopie. Die letzt-genannten Messungen werden zur indirekten Beurteilung von Stoffwechsel-prozessen während ermüdender Muskelaktivitäten eingesetzt, während die erstere die subjektive Bewertung des Probanden für den Grad der An-strengung innerhalb des belasteten Muskels darstellt. Vom physiologischen Standpunkt erscheint es also so, daß der Post-Polio-Muskel angemessen adaptiert und kompensiert ist. Trotzdem konnte in der einen Studie, welche die Erholung der Kraft nach erschöpfenden Übungen untersuchte, festgestellt werden, daß der Post-Polio-Muskel seine Kraft viel langsamer als der normale Muskel wiedergewinnt, unabhängig davon ob die Messungen im Labor durchgeführt *[5, 79]* oder ob sie von der Versuchsperson subjektiv bewertet wurden *[7]*. Bis jetzt ist die exakte Ursache dafür unbekannt, aber aus den vorliegenden Daten scheint es so, daß sie mehr peripherer als zentraler Natur sind.

Günstiger Effekt von Ruhephasen auf die Muskelfunktion

Obgleich instabile Post-Polio-Betroffene über signifikant weniger Kraft und eine geringere Arbeitskapazität verfügen und sie ihre Kräfte deutlich langsamer als die Kontrollpersonen regenerieren, können sie Ermüdung in den Muskeln genauso gut wahrnehmen wie diese *[5]*. Das weist daraufhin, daß Post-Polio-Betroffene übermäßige lokale Muskelermüdung durch Ein-teilen ihrer Aktivitäten vermeiden können, d. h. Einlegen von Ruhephasen in ihre planmäßigen Aktivitäten.

Eine Studie sollte zeigen, ob eingeschobene Ruhephasen instabilen Post-Polio-Patienten erlauben würden, sowohl gleiche wie stärkere Belastung mit weniger lokaler Muskelermüdung zu leisten und ihre Fähigkeit, sich schneller nach Aktivitäten zu erholen, zu steigern, wenn dieselben Perso-nen konstant bis zur Erschöpfung arbeiteten *[4]*.

Dazu wurden 7 instabile Post-Polio-Patienten an 3 verschiedenen Tagen getestet, wobei zwischen den Tests wenigstens eine Woche eingeschoben wurde. Am ersten Tag wurden Kraft- und Ausdauer-Übungen und die Testung der Erholung wie oben beschrieben vorgenommen. Beim zweiten Test mußten die Probanden die gleiche Menge isometrischer Arbeit mit der gleichen relativen Intensität wie beim ersten leisten, aber die Übungen wurden von jeweils 2 Minuten Erholungsphasen unterbrochen. Am dritten Testtag leisteten die Probanden 20 Sekunden isometrische Übungen mit der gleichen relativen Intensität mit 2 Minuten Erholung zwischen den Übungsintervallen. Die Übungen wurden fortgesetzt, bis die jeweilige Belastung größer als „sehr hart" empfunden wurde oder 18 Intervalle der isometrischen Übungen geleistet waren.

Zu Beginn der Übung gab es für jede der drei Varianten keine signifikanten Unterschiede in den mit der lokalen Muskelermüdung zusammenhängenden

Tabelle 3
Merkmale aus der Literatur, die Ähnlichkeiten und Unterschiede zwischen stabilen und instabilen Post-Polio-Betroffenen herausstellen

Ähnlichkeiten	Autor/en
1. Nachweis der Denervation/Reinnervation von Muskelfasern in motorischen Einheiten	WIECHERS & HUBBEL 1981 *[92]*
	CRUZ MARTINEZ et al. 1984 *[30]*
	CASHMAN et al. 1987 *[25]*
	EINARSSON et al. 1990 *[37]*
	RAVITS et al. 1990 *[77]*
	MASELLI et al. 1992 *[63]*
2. Erhöhte Serum-Kreatinkinase	NELSON 1990 *[71]*
3. Muskelausdauer (bei Übungen mit vergleichbarer relativer Belastung)	AGRE & RODRIQUEZ 1990 *[5]*
4. Elektrophysiologisch Hinweis auf lokale Muskelermüdung (bei Übungen mit vergleichbarer relativer Belastung)	RODRIQUEZ & AGRE 1991 *[79]*
5. Messung wahrgenommener Erschöpfung (bei Übungen mit vergleichbarer relativer Belastung)	AGRE & RODRIQUEZ 1991 *[4]*
6. Grad des zeitabhängigen Kraftverlustes	AGRE et al. 1992 *[8]*

Unterschiede

1. Hinweise für ursprünglich schwerere Polioerkrankung bei instabilen PPS-Betroffenen	KLINGMAN et al. 1988 *[53]*
	HALSTEAD & ROSSI 1985 *[45]*
2. Instabile PPS-Betroffene hatten ihre Polioerkrankung im älteren Lebensalter	HALSTEAD & ROSSI 1985 *[45]*
	AGRE & RODRIQUEZ 1990 *[5]*
3. Instabile PPS-Betroffene waren während ihrer Akuterkrankung länger hospitalisiert	HALSTEAD & ROSSI 1985 *[45]*
	AGRE & RODRIQUEZ 1990 *[5]*
4. Instabile PPS-Betroffene nehmen einen höheren Grad von frischer Aktivität wahr	KLINGMAN et al. 1988 *[53]*
5. Instabile PPS-Betroffene haben schwächere Muskeln	AGRE & RODRIQUEZ 1990 *[5]*
6. Instabile PPS-Betroffene haben eine reduzierte Kapazität für Muskelarbeit	AGRE & RODRIQUEZ 1990 *[5]*
7. Instabile PPS-Betroffene haben ein Erholungsdefizit bei der Wiedererlangung der Muskelkraft nach ermüdenden Übungen	AGRE & RODRIQUEZ 1990 *[5]*
	AGRE et al. 1991 *[7]*

Meßwerten (EMG oder RPE). Jedoch zeigten beide Meßwerte am Ende der Übungsphasen signifikant höhere lokale Muskelmüdigkeit bei den konstanten Übungsbedingungen verglichen mit den beiden anderen (Abb. 9). Daneben war die relative Erholung der Kraft bei diesen Übungsvarianten signifikant größer. Erwähnenswert ist auch, daß die Menge isometrischer Arbeit, die bei der Variante mit den Intervallen geleistet werden konnte, signifikant größer war (237% im Durchschnitt) als während der konstan-

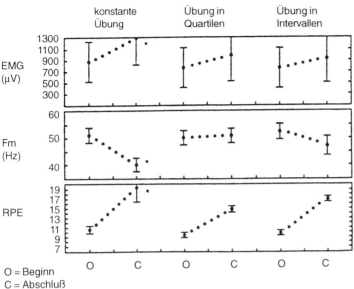

konstante Übung   Übung in Quartilen   Übung in Intervallen

O = Beginn
C = Abschluß

Abb. 9
Vergleich der konstanten isometrischen Übung zu den Quartilen und den isometrischen Übungen in Intervallen in Bezug auf die EMG-Amplitude, die mittlere Frequenz (Fm) und die Bewertung der wahrgenommenen Erschöpfung (RPE) bei sieben instabilen Post-Polio-Patienten zu Beginn und nach Ende der Übung. Die Endwerte jeder Variablen sind signifikant ($p < 0,05$) unterschiedlich, im Vergleich mit den konstanten Übungen zu jeder Übungsquartile oder den Intervallübungen. (Nach *[4]*, mit Genehmigung)

ten Übungsserie. All diese Befunde zeigen, daß eingelegte Ruheperioden zu einer signifikanten Reduktion der lokalen Muskelermüdung beitragen können, sogar wenn gleiche oder größere Arbeitsleistungen durch instabile Post-Polio-Patienten vollbracht wurden.

Der Effekt von Übungen bei Post-Polio-Patienten

Muskelkraft-Übungen

Verschiedene frühere Untersuchungen haben nachgewiesen, daß Kräftigungsübungen, die Wochen oder wenige Jahre nach der akuten Poliomyelitis-Erkrankung begonnen wurden, eine günstige Wirkung hatten *[33, 44, 58, 68, 82]*. Daneben gibt es aber auch eine Reihe von Berichten, die das Gegenteil nachwiesen, nämlich daß zu intensive Übungen oder Aktivitäten in dieser Periode nachteilig gewesen sind *[17, 50, 54, 66]*.

In einem Rückblick von HERBISON und Mitarb. über Physiotherapie bei Patienten mit peripheren Neuropathien wird festgestellt, daß kurze isometrische oder isotonische Kontraktionen von größerem Wert für die Muskelkraft sein können als ein Programm mit gewöhnlichen erschöpfenden Übungen, weil die Überanstrengung die partiell denervierten Muskeln zerstören kann *[49]*.

Die Ergebnisse von Studien über Muskelkräftigungs-Übungen bei Patienten mit Post-Polio-Syndrom sollen kurz im Folgenden dargestellt werden:

FELDMANN und SOSKOLNE berichteten über folgenden Effekt: Mindestens 24 Wochen wurden nicht ermüdende Übungen an 32 Muskelgruppen bei 6 Post-Polio-Patienten durchgeführt *[38]*. Dabei verbesserte sich die Kraft bei 14 Muskeln, 17 behielten ihre alte Kraft und nur bei einem Muskel nahm die Kraft ab. Leider wird weder auf die Besonderheiten des Übungsprogramms noch auf die Ergebnisse eingegangen.

EINARSSON und GRIMBY berichteten über die Wirkung von einem standardisierten, 6 Wochen lang 3mal pro Woche durchgeführten isokinetischem und isometrischen Übungsprogramm auf den M. quadriceps bei 12 Post-Polio-Patienten mit einer Muskelkraft von 3+ oder darüber bei manueller Testung *[35, 36]*. Die isokinetische und die isometrische Kraft konnten signifikant gesteigert werden; auch die Citratsynthetase-Konzentration nahm zu, wenn auch nicht signifikant. Es gab keinen Hinweis auf eine Schädigung des Muskels durch das Übungsprogramm, da keine histopathologischen Veränderungen in Biopsien gefunden wurden, die vor und nach dem Training entnommen worden waren.

FILLYAW und Mitarb. berichteten über den Effekt von nicht ermüdenden Langzeit-Widerstandsübungen bei 17 Post-Polio-Patienten *[39]*. Durch den maximalen Drehmoment konnte in den beübten die Kraft gesteigert werden im Vergleich zu den Kontrollmuskeln, bei denen keine Kraftveränderung nachweisbar war. FILLYAW und Mitarb. zogen daraus die Schlußfolgerung, daß bei Patienten mit dem Post-Polio-Syndrom die Muskelkraft durch nicht ermüdende Übungen gesteigert werden kann, doch sollten sie sich wenigstens alle 3 Monate einem quantitativen Muskelkraft-Test unterziehen, um sich vor Überbelastungs-Schwäche zu schützen.

AGRE und Mitarb. informierten über die Wirkung eines streng kontrollierten, 12 Wochen lang durchgeführten Muskeltrainingsprogramms mit nicht ermüdenden Übungen für den Quadriceps bei Patienten mit einer manuell getesteten Muskelkraft von wenigstens 3+ *[3]*. Jeden zweiten Tag führten die Testpersonen 6–10 Kniestreckungen mit Sandsack-Gewichten, die auf dem Knöchel lagen, durch. Sie hielten das Gewicht jeweils 5 Sekunden bei voller Streckung und ruhten sich dann 25 Sekunden vor der nächsten Wiederholung aus. Das Gewicht wurde gesteigert, wenn die Probanden 10 Wiederholungen durchführen konnten, ohne einen RPE *[19]* von „sehr hart" zu erreichen. Nach dem Abschluß des Programms (12 Wochen) betrug die durchschnittliche Steigerung des Gewichtes, das eine Person heben konnte, 60%. Kein Proband hatte Probleme mit dem Übungsprogramm. Es wurden weder Veränderungen in der Konzentration der Serum-Kreatinkinase noch in der Höhe der Jitter oder Blockierungen bei der EMG-Testung nach dem Übungsprogramm im Vergleich zu den Werten davor festgestellt. Die Schlußfolgerung war, daß sich mit einem sorgfältig kontrollierten und überwachten Trainingsprogramm die Kraft von Post-Polio-Betroffenen sicher um mindestens 3+ steigern läßt.

Kardiorespiratorisches und allgemeines Training

Vom kardiorespiratorischen Standpunkt betrachtet gelten Post-Polio-Patienten als dekonditioniert. OWEN und JONES berichteten, daß die aerobe Kraft des typischen Post-Polio-Patienten der eines Patienten mit einem frischen Herzinfarkt ähnlich ist *[72]*. Die durchschnittliche maximale Stoffwechselkapazität dieser Patienten betrug nur 5,6 metabolische Äquivalente (ein metabolisches Äquivalent ist der Energieaufwand einer Person bei vollständiger Ruhe). JONES und Mitarb. berichteten über Reaktionen auf ein 16 Wochen (3mal/Woche) lang durchgeführtes aerobes Trainingsprogramm *[51]*. 16 Testpersonen übten auf einem Fahrrad-Ergometer mit einer Intensität von 70% der maximalen Pulsfrequenz. Um Probleme mit Muskelermüdungen zu vermeiden, wurden die Übungen in Runden von 2–5 Minuten mit Ruhepausen von 1 Minute durchgeführt. Die Patienten wurden angehalten, pro Sitzung 15–30 Minuten zu üben. Während der ersten Wochen wurde das Training mit etwas geringerer Intensität begonnen und dann allmählich gesteigert. Im Vergleich mit 21 Kontrollpersonen, die keine Veränderungen in ihrer Fitness aufwiesen, konnte die Arbeitskapazität bei den Probanden um 18% und die aerobe Kraft um 15% gesteigert werden. Während des Trainingsprogramms gab es keine Zwischenfälle. Subjektiv berichteten die Versuchspersonen über einen Rückgang der Müdigkeit während ihrer Tagesaktivitäten und über ein Gefühl des Kraftzuwachses in den Muskeln der unteren Extremitäten. Daraus wurde die Schlußfolgerung gezogen, daß Post-Polio-Patienten ihre aerobe Fitness ähnlich wie gesunde Nichtpolio-Betroffene sicher steigern können.

GRIMBY und EINARSSON berichteten über den Effekt eines 6monatigen, 2mal wöchentlich durchgeführten Trainingsprogramms von 12 Post-Polio-Patienten *[42]*. Alle Probanden hatten Polio 28–44 Jahre vor der Studie und konnten laufen, nur einer benötigte einen Gehstock. Bei allen war eine signifikant reduzierte Kraft in verschiedenen Muskelgruppen der unteren Extremitäten zu verzeichnen. Nach einer Aufwärmphase von 5 Minuten wurde sowohl Lauf- wie Fahrrad-Training 5–10 Minuten bei submaximaler Belastung durchgeführt. Danach fanden Mobilitäts- und Dehnungsübungen für individuelle Muskelgruppen gegen das eigene Körpergewicht statt. Die Versuchspersonen wurden daneben auch hinsichtlich Heimprogrammen und täglicher Aktivitäten beraten.

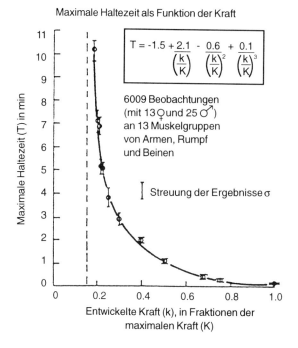

Maximale Haltezeit als Funktion der Kraft

$$T = -1.5 + \frac{2.1}{\left(\frac{k}{K}\right)} - \frac{0.6}{\left(\frac{k}{K}\right)^2} + \frac{0.1}{\left(\frac{k}{K}\right)^3}$$

6009 Beobachtungen
(mit 13 ♀ und 25 ♂)
an 13 Muskelgruppen
von Armen, Rumpf
und Beinen

Streuung der Ergebnisse σ

Maximale Haltezeit (T) in min

Entwickelte Kraft (k), in Fraktionen der
maximalen Kraft (K)

Abb. 10
Ausdauer und Arbeitsintensität. Statische Arbeit: Wirkung auf Unterbrechungen der maximalen Kraft. (Nach *[84]* modifiziert nach *[81]*)

Die Fahrrad-Ergometrie zeigte, daß das Übungsprogramm zu einer Verbesserung der Spitzenleistung geführt hatte und die Pulsfrequenz bei submaximaler Belastung reduziert war. Die Muskelkraft war in den Ellenbogen-Streckern und Hüft-Beugern erhöht, in den Knie-Streckern nicht signifikant. Der Muskelfaser-Querschnitt und die Konzentration der Citratsynthetase war bei der Versuchsgruppe nicht signifikant erhöht, aber einige Teilnehmer wiesen eine Steigerung der Knie-Strecker-Kraft auf, wobei auch deren Muskelfaser-Querschnitt zugenommen hatte. Bei einem Probanden ergab sich ein Hinweis für Überbelastung. Er hatte einen ungewöhnlich hohen Anteil von Typ-II-Muskelfasern, was bei Post-Polio-Patienten sehr selten ist. Objektive Messungen wiesen eine verminderte Kraft und Ausdauer während des Trainingsprogramms nach, was auch mit dem subjektiv empfundenen Gefühl einer deutlichen Ermüdung während und nach dem Training übereinstimmte. Wegen hoher Motivation des Probanden wurde das Training fortgesetzt, wobei sich dieser des Risikos der weiteren Teilnahme voll bewußt war. Während des folgenden halben Jahres erreichte die Muskelkraft dieser Versuchsperson bei etwas vermindertem Trainingspensum wieder die vor Beginn des Trainings gemessenen Werte, wobei auch die Müdigkeit abnahm. Aus den Untersuchungen wurde gefolgert, daß sich ein Übungsprogramm, das Ausdauertraining, Streckübungen und submaximales Kräftigungstraining kombiniert, bei Post-Polio-Betroffenen durchaus positiv auswirken kann, wobei aber die kardiorespiratorischen Konditionierungs-Effekte in dem Programm im Vordergrund zu stehen schienen. Ein Proband erlitt durch das Programm schädliche Nebenwirkungen, die aber durch eine Reduktion des Aktivitätsgrades wieder abklangen. Der Betroffene hatte während des Trainings über erhöhte Müdigkeit geklagt. Wenn also niemand über subjektive Zunahme der Müdigkeit klagt, scheint ein Trainigsprogramm durchaus positive Wirkungen haben zu können.

DEAN und ROSS untersuchten die Auswirkungen eines modifizierten aeroben Trainings auf die Bewegungsenergetik bei Post-Polio-Patienten *[32]*. Ihr modifiziertes Programm bestand aus drei Traningssitzungen/Woche 6 Wochen lang. Die Probanden bewegten sich bei jeder Übungsperiode 20–40 Minuten auf einem Laufband mit einer Geschwindigkeit und einer Steigung, die von jedem einzelnen als angenehm empfunden wurde (die empfundene Belastung überstieg nicht „etwas schwer" und Schmerzen lagen stets bei 0 bzw. wurden niemals bis zu „leicht" erhöht). Verglichen mit der Kontrollgruppe von 13 Personen wies die Versuchsgruppe am Ende der Studie eine größere Bewegungsökonomie (Reduktion des Energiebedarfs beim Gehen) und Laufausdauer auf. Jedoch fanden sich keine Veränderungen hinsichtlich der kardiorespiratorischen Konditionierung bei den Untersuchten. Die Schlußfolgerung war, daß ein modifiziertes aerobes Trainingsprogramm eine Rolle bei der Erhöhung der Ausdauer spielen kann und bei Post-Polio-Betroffenen die Ermüdung während der Verrichtung der täglichen Aktivitäten durch eine Verbesserung ihrer Leistungsfähigkeit bei der Bewegung reduziert.

Funktionelle Folgerungen bei instabilen Post-Polio-Patienten

In diesem Bericht wurde gezeigt, daß instabile Post-Polio-Patienten in der Anamnese meist eine schwerere Poliomyelitis-Erkrankung durchgemacht hatten, was auch durch EMG-Befunde bekräftigt wurde *[5]*. Die instabile Post-Polio-Gruppe war auch viel schwächer als die stabile und wies deshalb eine erheblich reduzierte Kapazität für isometrische Arbeit auf. Die Ausdauerzeit war aber in der instabilen Post-Polio-Gruppe, der stabilen und der Kontrollgruppe (Nichtpolio) jeweils dieselbe, wenn unter isometrischen Übungsbedingungen bei allen Versuchspersonen die Anstrengungen relativ berücksichtigt wurden.

Es muß darauf hingewiesen werden, daß Post-Polio-Betroffene mit ausgeprägter Schwäche ihre täglichen Aktivitäten nicht immer in demselben Maße verrichten können wie andere Personen. Die Post-Polio-Muskeln müssen an der oberen Grenze der Belastbarkeit arbeiten, um Aktivitäten zu leisten, die von Gesunden mit einem viel geringeren Kraftaufwand zu vollbringen sind. Anstrengungen von hoher Intensität lassen außerdem die Muskeln viel rascher ermüden bei einer Ausdauer, die bei größeren relativen Belastungen geringer ist *[81]*. So kann z. B. bei einer Versuchsperson, die eine isometrische Arbeit mit 20% maximaler Anstrengung leistet, die Ausdauer etwa 10 Minuten betragen; mit 40% maximaler Anstrengung liegt die Ausdauer nur noch bei 2 Minuten (Abb. 10) *[81]*. So würde jemand mit der Hälfte der Kraft (der durchschnittliche Post-Polio-Betroffene in den oben zitierten Studien) doppelt so viel *relative Leistung* aufbringen müssen, um dieselbe *absolute* Arbeit wie eine starke Person zu leisten und über eine signifikant verminderte Ausdauer verfügen.

Es wurde auch nachgewiesen, daß Post-Polio-Betroffene in den Quadriceps-femoralis-Muskeln Kraft verlieren, obwohl aktuelle Untersuchungen nicht darauf hindeuten, daß der Grad des Verlustes größer ist, als bei Nicht-Polio-Personen ähnlichen Alters. Der Kraftverlust kann bei Post-Polio-Patienten einen viel größeren Einfluß auf das Individuum haben kann als bei anderen Menschen. Der Post-Polio-Betroffene muß wegen seiner Muskelschwäche für jede Aktivität immer eine viel höhere relative Anstrengung aufbringen. Das bedeutet, daß der Schwache sich stets knapp an seiner Leistungsschwelle bewegt. Ein auch noch so geringer Kraftverlust macht es ihm schwierig, wenn nicht sogar unmöglich, weiterhin mit den Anforderungen des täglichen Lebens fertig zu werden, da das Niveau seiner Kraft schnell unter die dafür erforderliche Schwelle absinken kann.

Neuere vorläufige Untersuchungsergebnisse fügen weitere Beweise für die angenommene Beziehung zwischen Muskelschwäche und Problemen mit der Ermüdung hinzu. Eine Gruppe von 78 Post-Polio-Patienten wurde untersucht, um festzustellen, ob die reduzierte Muskelkraft sowohl mit der Ermüdung wie dem Post-Polio-Syndrom zusammenhängt (wie von HALSTEAD und ROSSI definiert) *[46]*, mit Schwierigkeiten beim Laufen und/oder Schwierigkeiten beim Treppensteigen *[1, 2]*. Die Kraft des M. quadriceps wurde zu Beginn der Untersuchung und 4 Jahre später quantitativ ermittelt. Zu Beginn der Abschlußuntersuchung füllten die Probanden einen Fragebogen aus, der sich auf neue Symptome bezog. Bei der Auswertung fanden wir, daß Patienten mit Klagen über neue Müdigkeit, über Probleme beim Gehen oder Treppensteigen und über das Post-Polio-Syndrom sowohl zum Zeitpunkt der ersten als auch der letzten Messung im Vergleich mit der anderen Gruppe signifikant schwächer waren. Obwohl die Kraft innerhalb der 4 Jahre zwischen den Messungen in der gesamten Gruppe signifikant abgenommen hatte (etwa 2% pro Jahr), unterschied sich der Grad des Verlustes – im Vergleich zu der Gruppe mit geäußerten Beschwerden – nicht von dem in der Gruppe ohne neue Beschwerden. So scheint es, daß Post-Polio-Patienten mit Klagen über Ermüdung viel weniger Kraft haben als diejenigen ohne solche Beschwerden.

Zusätzliche Untersuchungen haben gezeigt, daß die instabilen Post-Polio-Patienten sowohl größere Schwierigkeiten bei der Wiedererlangung ihrer

Kräfte nach erschöpfenden Aktivitäten hatten als auch, daß die subjektive Erholungszeit bei ihnen zwei- bis dreimal so lang war, wie bei den stabilen Post-Polio-Betroffenen oder bei Kontrollpersonen *[5, 7]*. Vielleicht sind die Kombination von verminderter Kraft und Arbeitsleistung einerseits und das Defizit in der Erholung nach extremer lokaler Muskelermüdung andererseits Faktoren, die bei instabilen Post-Polio-Patienten für Beschwerden über Ermüdung und für den progressiven Rückgang der neuromuskulären Funktion verantwortlich sind. Auf alle Fälle weist das Defizit bei der Krafterholung darauf hin, daß instabile Post-Polio-Patienten extreme lokale Muskelermüdungen unbedingt vermeiden sollten.

Klinische Folgerungen

Es ist von großer klinischer Bedeutung, daß die RPE bei instabilen und stabilen Post-Polio-Patienten sowie bei Kontrollpersonen während eines isometrischen Ausdauertests ähnlich waren *[5]*. Wie diese Befunde demonstrieren, besitzen instabile Post-Polio-Patienten die Fähigkeit, Muskelermüdung zu empfinden und ihre Aktivitäten vor der Erschöpfung beenden zu können. Diese Wahrnehmung kann von den Betreffenden zur Steuerung ihrer Aktivitäten eingesetzt werden, um starke lokale Muskelermüdung zu vermeiden. Post-Polio-Patienten können, wie wir oben beschrieben haben, auch intensivere Übungen mit weniger Anzeichen von lokaler Muskelermüdung leisten, wenn sie ihre Aktivitäten richtig einteilen *[4]*.

Wir empfehlen sehr, daß Post-Polio-Betroffene ihre täglichen Aktivitäten reduzieren, um extreme lokale Muskelermüdungen zu vermeiden. Bei klinischen Untersuchungen akzeptieren die Betroffenen stets, daß mit einer Krafteinteilung Schmerzen *[10, 94]* und Müdigkeit *[10, 73, 94]* reduziert werden können.

In einer neueren Studie wird über den Effekt der Compliance (= Grad, bis zu dem Post-Polio-Patienten klinische Empfehlungen, wie Benutzung von Orthesen, Änderungen des Lebensstiles, Gewichtsreduktion, Reduzierung der Arbeitszeit und aerobe Übungen befolgen) auf eine ganze Reihe von Faktoren, einschließlich der Müdigkeit, berichtet *[74]*. Die Patienten wurden mit ihrem Einverständnis in 3 Gruppen eingeteilt: Mitarbeitende (n = 30), partiell Mitarbeitende (n = 32) und nicht Mitarbeitende (n =15). Am Ende der Vergleichsperiode (durchschnittlich 2 Jahre) registrierten 100% der mitarbeitenden Patienten Besserung oder Befreiung von ihren Müdigkeitsbeschwerden, 68% der zweiten Gruppe berichteten von Besserung und nur 3% von einer Zunahme ihrer Müdigkeit. Keiner aus der Gruppe 3 registrierte Besserung oder Lösung der Müdigkeitsprobleme, und 36% berichteten sogar über deren Zunahme. Daraus kann man den Schluß ziehen, daß das Befolgen von Empfehlungen (Compliance) bei Post-Polio-Patienten die Symptome, einschließlich der Müdigkeitsbeschwerden, durchaus lindern kann.

Tabelle 4
Therapeutische Empfehlungen für Post-Polio-Betroffene zur Kontrolle ihrer Müdigkeitssymptome

1. Gewichtsreduktion, wenn irgend möglich
2. Schutz der geschwächten Muskeln vor Überbelastung durch Einsatz geeigneter Hilfsmittel
3. Reduzierung der gesamten Aktivitäten („Kürzer Treten")
4. Vermeidung von übermäßiger Ermüdung
5. Geeignete leichte Übungen unter Anleitung bei Gefahr einer zu geringen Muskelnutzung

Die modernen Trainingsuntersuchungen haben nachgewiesen, daß Post-Polio-Patienten sowohl von kräftigenden wie von kardiovaskulären und allgemeinen Konditionierungsübungen profitieren können, jedoch ist diese Information mit einiger Vorsicht zu interpretieren. Bei allen Untersuchungen wurden die Patienten sorgfältig überwacht und die Trainingsprogramme so angelegt, daß sie in ihrer Natur nicht ermüdend waren. Wie von GRIMBY und EINARSSON ausgeführt, kann es sogar bei einem solchen Programm zu einer Überbelastung und zu weiteren Dysfunktionen kommen, denen nur mit Ruhe, weniger mit Übungen zu begegnen ist *[42]*. Zum gegenwärtigen Zeitpunkt kann man nur empfehlen, daß ein Trainingsprogramm für einen Post-Polio-Patienten immer sorgfältig zusammengestellt und überwacht wird, damit der Betroffene nicht noch mit zusätzlichen Problemen, die sich aus dem Programm ergeben, konfrontiert wird.

Schlußfolgerungen

Müdigkeit ist ein komplexes Phänomen und vielleicht ein Komplex von zahlreichen Phänomenen. Zum gegenwärtigen Zeitpunkt wird sie noch nicht voll verstanden, aber ganz bestimmt leidet jeder von Zeit zu Zeit darunter. Bei der Population der Post-Polio-Betroffenen ist die Müdigkeit aber eine vorherrschende Beschwerde, welche die Funktionsfähigkeit insgesamt stört. Die Ursache/n für übermäßige Müdigkeit bei dieser Personengruppe ist/sind gegenwärtig nicht exakt bekannt, aber sie können sowohl mit zentralen wie peripheren Faktoren zusammenhängen. Es ist bekannt, daß instabile Post-Polio-Patienten im Vergleich mit stabilen oder mit Kontrollpersonen meßbare Defizite in ihrer Muskelkraft, Arbeitskapazität und der Erholung nach anstrengenden Aktivitäten aufweisen. Bei Post-Polio-Betroffenen konnte im Verlauf der Zeit ein meßbarer Kraftverlust nachgewiesen werden. Aktuelle Untersuchungsdaten zeigten aber, daß deren Grad nicht größer ist als in der normalen Population. Eine weitere Einbuße an Kraft bei einem bereits geschädigten Menschen kann jedoch zu größeren Schwierigkeiten und zu mehr Ermüdung bei den Aktivitäten des Alltags führen, die eben auf diese Aktivitäten zurückgehen. So ist es allgemein bekannt, daß jemand, der bis zur Grenze seiner maximalen Leistungsfähigkeit arbeitet, um so schneller einschläft.

Die folgenden Empfehlungen können vielleicht dem Post-Polio-Patienten helfen, daß sich seine Müdigkeitssymptome bessern:

1. Wenn sich zu viel Fettgewebe angehäuft hat, ist eine Reduzierung des Körpergewichtes anzustreben.
2. Geschwächte Muskeln sollten vor Überbeanspruchung durch geeignete Maßnahmen geschützt werden (Verwendung von Stützapparaten, Krükken, Rollstühlen usw.). So kann zum Beispiel schon der Einsatz nur eines Teiles solch einer Ausrüstung zu einer deutlichen Reduzierung des Kraftaufwandes für die Fortbewegung führen.
3. Die gesamte Aktivität sollte reduziert werden. In den Aktivitäten sind Prioritäten zu setzen. Weniger wichtige Aktivitäten sollte man wenn möglich meiden. Der Tagesplan sollte effizienter gestaltet werden, um die unbedingt notwendigen Dinge erledigen zu können. Intervalle von Aktivität sollten sich mit Ruhepausen abwechseln.
4. Extreme Ermüdung sollte vermieden werden, da es sich gezeigt hat, daß instabile Post-Polio-Betroffene sich nicht so wie gesunde Personen von Erschöpfungen erholen. Dieses Problem scheint mit der starken lokalen Muskelermüdung zusammenzuhängen. Es wurde nachgewiesen, daß es bei einem instabilen Post-Polio-Patienten Tage dauern kann, bis er sich von erschöpfenden Tätigkeiten voll erholt hat.
5. Wenn das Problem in einer Unterbeanspruchung besteht, dann können sanfte Übungen, wie Dehnungen, kräftigendes und kardiorespiratorisches Fitness-Training sehr hilfreich sein. Solche Übungen sollten so durchgeführt werden, daß sie mit Ruhephasen untersetzt sind, damit übermäßige Ermüdung vermieden wird. Das Trainingsprogramm sollte außerdem individuell für jeden Einzelnen aufgestellt und sorgfältig überwacht werden.

Literatur

1. AGRE, J. C., GRIMBY, G., EINARSSON, G. et al.: Relationship between muscle strength and complaints of new fatigue, new muscle weakness, or new muscle pain in postpolio survivors (Abstract): Arch. Phys. Med. Rehabil. **74** (1993), 1261.
2. AGRE, J. C., GRIMBY, G., EINARSSON, G. et al.: A comparison between postpolio individuals living in Sweden and the United States (Abstract). Arch. Phys. Med. Rehabil. **74** (1993), 1261.
3. AGRE, J. C., HARMON, R. L., CURT, J. T. et al.: Nonfatiguing muscle strengthening exercise can safely increase strength in postpolio patients (Abstract). Med. Sci. Sports Exerc. **25** (Suppl.) (1993), S134.

4. AGRE, J. C., RODRIQUEZ, A. A.: Intermittent isometric activity: Its effect on muscle fatigue in postpolio subjects. Arch. Phys. Med. Rehabil. *72* (1991), 971–975.

5. AGRE, J. C., RODRIQUEZ, A. A.: Neuromuscular function: Comparison of symptomatic and asymptomatic polio subjects to control subjects. Arch. Phys. Med. Rehabil. **71** (1990), 545–551.

6. AGRE, J. C., RODRIQUEZ, A. A.: Neuromuscular function in polio survivors at one-year follow-up. Arch. Phys. Med. Rehabil. **72** (1991), 7–10.

7. AGRE, J. C., RODRIQUEZ, A. A., FRANKE, T. M., KNUTSON, E. R.: Recovery time after exhausting muscular exercise in postpolio and control subjects (Abstract). Arch. Phys. Med. Rehabil. **72** (1991), 778.

8. AGRE, J. C., RODRIQUEZ, A. A., FRANKE, T. M. et al.: A three-year follow-up study of neuromuscular function in postpolio subjects (Abstract). Med. Sci. Sports Exerc. **24** (Suppl.) (1992), S73.

9. AGRE, J. C., RODRIQUEZ, A. A., SPERLING, K.B.: Plasma lipid and lipoprotein concentrations in symptomatic postpolio patients. Arch. Phys. Med. Rehabil. **71** (1990), 393–394.

10. AGRE, J. C., RODRIQUEZ, A. A., SPERLING, K. B.: Symptoms and clinical impressions of patients seen in a postpolio clinic. Arch. Phys. Med. Rehabil. **70** (1989), 376–370.

11. AGRE, J. C., RODRIQUEZ, A. A., TAFEL, J. A.: Late effects of polio: Critical review of the literature on neuromuscular function. Arch. Phys. Med. Rehabil. **72** (1991), 923–931.

12. American Heritage Dictionary. 2nd College Ed. Boston, Houghton Mifflin Co., 1982, S. 492.

13. ASMUSSEN, E.: Muscle fatigue. Med. Sci. Sports Exerc. **11** (1979), 313–321.

14. ÅSTRAND, P.-O., RODAHL, K.: Textbook of Work Physiology: Physiological Bases of Exercise. McGraw-Hill, New York, 1978, S. 79–114.

15. BASMAJIAN, J. V.: Muscular tone, fatigue and neural influences. In BASMA-JIAN, J. V.: Muscles Alive: Their Functions Revealed by Electromyography, 4. Aufl., Williams & Wilkins, Baltimore. 1978, S. 79–114.

16. BEASLEY, W. C.: Quantitative muscle testing: Principles and applications for research and clinical services. Arch. Phys. Med. Rehabil. **42** (1961), 398–425.

17. BENNETT, R. L., KNOWLTON, G. C.: Overwork weakness in partially denervated skeletal muscle. Clin. Orthop. **12** (1958), 22–29.

18. BERRLY, M. H., STRAUSER, W. W., HALL, K. M.: Fatigue in postpolio syndrome. Arch. Phys. Med. Rehabil. **72** (1991), 115–118.

19. BORG, G. A. V.: Perceived exertion: A note on "history" and methods. Med. Sci. Sports Exerc. **5** (1973), 90–93.

20. BORG, K., BORG, J., EDSTROM, L., GRIMBY, G.: Effects of excessive use of remaining muscle fibers in prior polio and LV lesion. Muscle Nerve **11** (1988), 1219–1230.

21. BORG, K., HENRIKSON, J.: Prior poliomyelitis-reduced capillary supply and metabolic enzyme content in hypertrophic slow-twitch (type I) muscle fibers. J. Neurol. Neurosurg. Psychiatry **54** (1991), 236–240.

22. BRUNO, R. L., FRICK, N. M.: The psychology of polio as prelude to post-polio sequelae: Behavior modification and psychotherapy. Orthopedics **14** (1991), 1185–1193.

23. BRUNO, R. L., FRICK, N. M., COHEN, J.: Polioencephalitis and the etiology of post-polio sequelae. Orthopedics **14** (1991), 1269–1276.
24. CARPENTER, S.: Proximal axonal enlargement in motor neuron disease. Neurology **18** (1968), 842–851.
25. CASHMAN, N. R., MASELLI, R., WOLLMANN, R. I. et al.: Late denervation in patients with antecedent paralytic poliomyelitis. N. Engl. J. Med. **317** (1987), 7–12.
26. CODD, M. B., MULDER, D. W., KURLAND, L. T. et al.: Poliomyelitis in Rochester, Minnesota, 1935–1955: Epidemiology and long-term sequelae: A preliminary report. In HALSTEAD, L. S., WIECHERS, D. O. (Hrsg.): Late Effects of Poliomyelitis. Symposia Foundation, Miami (1985), S. 121–134.
27. CONRADY, L. J., WISH, J. R., AGRE, J. C. et al.: Psychologic characteristics of polio survivors. A preliminary report. Arch. Phys. Med. Rehabil. **70** (1989), 458–463.
28. LEPINE, C.: Sur un cas de paralysie générale spinale antérieure subaigue, suivi d'autopsie. Gaz. Med. Fr. (Paris) **4** (1875), 127–129.
29. COSSGROVE, J. L., ALEXANDER, M. A., KITTS, E. L. et al.: Late effects of poliomyelitis. Arch. Phys. Med. Rehabil. **68** (1987), 4–7.
30. CRUZ MARTINEZ, M. A., FERRER, M. T., PEREZ CONDE, M. C.: Electro-physiological features in patients with non-progressive and late progressive weakness after paralytic poliomyelitis: Electromyogram and single fiber elec-tromyography study. Electromyogr. Clin. Neurophys. **24** (1984), 469–479.
31. DALAKAS, M. B., ELDER, G., HALLETT, M. et al.: A long-term follow-up study of patients with post-poliomyelitis neuromuscular symptoms. N. Engl. J. Med. **314** (1986), 959–963.
32. DEAN, E., ROSS, J.: Effect of modified aerobic training on movement energetics in polio survivors. Orthopedics **14** (1991), 1243–1246.
33. DELORME, T. L., SCHWAB, R. S., WATKINS, A. L.: The response of the quadriceps femoris to progressive resistance exercises in poliomyelitic patients. J. Bone Joint Surg. **30** (1948), 834–847.
34. DELUCA, C. J.: Myoelectric manifestations of localized muscular fatigue in humans. Crit. Rev. Biomed. Eng. **11** (1985), 251–279.
35. EINARSSON, G.: Muscle conditioning in late poliomyelitis. Arch. Phys. Med. Rehabil. **72** (1991), 11–14.
36. EINARSSON, G., GRIMBY, G.: Strengthening exercise program in post-polio subjects. In HALSTEAD, L. S., WIECHERS, D. O. (Hrsg.): Research and Clinical Aspects of Late Effects of Poliomyelitis. Birth Defects **23** (1987), 4, 275–283.
37. EINARSSON, G., GRIMBY, G., STÅLBERG, E.: Electromyographic and morpho-logical functional compensation in late poliomyelitis. Muscle Nerve **13** (1990), 165–171.
38. FELDMAN, R. M., SOSKOLNE, C. L.: The use of nonfatiguing strengthening exercises in post-polio syndrome. In HALSTEAD, L. S., WIECHERS, D. O. (Hrsg.): Research and Clinical Aspects of Late Effects of Poliomyelitis. Birth Defects **23** (1987), 4, 335–341.
39. FILLYAW, M. J., BADGER, G. J., GOODWIN, G. D. et al.: The effects of long-term non-fatiguing resistance exercise in subjects with post-polio syndrome. Orthopedics **14** (1991), 1253–1256.

40. FRICK, N. M.: Post-polio sequelae and psychology of second disability. Orthopedics **8** (1985), 851–853.

41. GRIFFIN, J. W., PRICE, D. L.: Proximal axonopathies induced by toxic chemicals. In SPENCER, P. S., SCHAUMBURG, H. H. (Hrsg.): Experimental and Clinical Neurotoxicology. William & Wilkins, Baltimore, 1980, S. 161–178.

42. GRIMBY, G., EINARSSON, G.: Post-polio management. C.R.C. Crit. Rev. Phys. Med. Rehabil. **2** (1991), 189–200.

43. GRIMBY, G., EINARSSON, G., HEDBERG, M., ANIANSSON, A.: Muscle adaptive changes in post-polio subjects. Scand. J. Rehabil. Med. **21** (1989), 19–26.

44. GUREWITSCH, A. D.: Intensive graduated exercises in early infantile paralysis. Arch. Phys. Med. **31** (1950), 213–218.

45. HALSTEAD, L. S., ROSSI, C. D.: New problems in old polio patients: Results of a survey of 539 polio survivors. Orthopedics **8** (1985), 845–850.

46. HALSTEAD, L. S., ROSSI, C. D.: Postpolio syndrome: Clinical experience with 132 consecutive outpatients. In HALSTEAD, L. S., WIECHERS, D. O. (Hrsg.): Research and Clinical Aspects of Late Effects of Poliomyelitis. Birth Defects **23** (1987), 4, 13–26.

47. HALSTEAD, L. S., WIECHERS, D. O. (Hrsg.): Late Effects of Poliomyelitis. Symposia Foundation, Miami (1985).

48. HALSTEAD, L. S., WIECHERS, D. O. (Hrsg.): Research and Clinical Aspects of Late Effects of Poliomyelitis. Birth Defects **23** (1987), 4, 1–363.

49. HERBISON, G. J., JAWEED, M. M., DITUNNO, J. F.: Exercise therapies in peripheral neuropathies. Arch. Phys. Med. Rehabil. **64** (1983), 201–205.

50. HYMAN, G.: Poliomyelitis. Lancet **1** (1953), 852.

51. JONES, D. R., SPEIER, J., CANINE, K. et al.: Cardiorespiratory response to aerobic training by patients with postpoliomyelitis sequelae. JAMA **216** (1989), 3255–3258.

52. JUBELT, B., CASHMAN, N. R.: Neurological manifestations of the post-polio syndrome. C.R.C. Crit. Rev. Clin. Neurobiol. **3** (1987), 199–220.

53. KLINGMAN, J., CHUI, H., CORGIAT, M. PERRY, J.: Functional recovery: A major risk factor for development of postpoliomyelitis muscular atrophy. Arch. Neurol. **45** (1988), 645–647.

54. KNOWLTON, G. C., BENNETT, R. L.: Overwork. Arch. Phys. Med. Rehabil. **38** (1957), 18–20.

55. KOHL, S. J.: Emotional responses to the late effects of poliomyelitis. In HALSTEAD, L. S., WIECHERS, D. O. (Hrsg.): Research and Clinical Aspects of Late Effects of Poliomyelitis. Birth Defects **23** (1987), 4, 137–145.

56. KOMI, P. V., TESCH, P.: EMG frequency spectrum during dynamic contractions in man. Eur. J. Appl. Physiol. **42** (1979), 41–50.

57. LANGE, D. J., SMITH, T., LOVELACE, R. E.: Postpolio muscular atrophy: Diagnostic utility of macroelectromyography. Arch. Neurol. **46** (1989), 502–506.

58. LENMAN, J.A.R.: A clinical and experimental study of the effects of exercise on motor weakness in neurological disease. J. Neurol. Neurosurg. Psychiatry **22** (1959), 182–194.

59. LINDSTROM, L., MAGNUSSON, R., PETERSON, I.: Muscular fatigue and action potential conduction velocity changes studied with frequency analysis of EMG signals. Electromyography **4** (1970), 341–356.

60. LOVETT, R. W.: The treatment of infantile paralysis: Preliminary report, based on a study of the Vermont epidemic of 1914. JAMA **64** (1915), 2118–2123.
61. LUNA-REYES, O. B., REYES, T. M., SO, M. L. F. Y. et al.: Energy cost of ambulation in healthy and disabled Filipino children. Arch. Phys. Med. Rehabil. **69** (1988), 946–949.
62. McLAREN, D. P. M., GIBSON, H., PARRY-BILLINGS, M., EDWARS, R. H. T.: A review of metabolic and physiological factors in fatigue. Sport Sci. Rev. **17** (1989), 29–66.
63. MASELLI, R. A., CASHMAN, N. R., WOLLMAN, R. L. et al.: Neuromuscular transmission as a function of motor unit size in patients with prior poliomyelitis. Muscle Nerve **15** (1992), 648–655.
64. Medical Research Council: Aids to the Examination of the Peripheral Nervous System, 2. rev. Aufl. (War Memorandum No. 7), Her Majesty's Stationery Office, London, 1943.
65. MILNER-BROWNER, H. S., MELLENTHIN, M., MILLER, R. G.: Quantifying human muscle strength, endurance, and fatigue. Arch. Phys. Med. Rehabil. **67** (1986), 530–535.
66. MITCHELL, G. P.: Poliomyelitis and exercise. Lancet **2** (1953), 90–91.
67. MÜLLER, E. A.: Influence of training and of inactivity on muscle strength. Arch. Phys. Med. Rehabil. **51** (1970), 449–462.
68. MÜLLER, E. A., BECKMANN, H.: Die Trainierbarkeit von Kindern mit gelähmten Muskeln durch isometrische Kontraktionen. Z. Orthop. **102** (1966), 139–145.
69. MUNIN, M. C., JAWEED, M. M., STAAS, W. E. et al.: Poliomyelitis muscle weakness: A prospective study of quadriceps strength. Arch. Phys. Med. Rehabil. **72** (1991), 729–733.
70. MUNSAT, T. L., ANDRES, P., THIBIDEAU, L.: Preliminary observations on long-term muscle force changes in the post-polio syndrome. In HALSTEAD, L. S., WIECHERS, D. O. (Hrsg.): Research and Clinical Aspects of Late Effects of Poliomyelitis. Birth Defects **23** (1987), 4, 329–334.
71. NELSON, K. R.: Creatine kinase and fibrillation potentials in patients with late sequelae of polio. Muscle Nerve **13** (1990), 722–725.
72. OWEN, R. R., JONES, D.: Polio residuals clinic: Conditioning exercise program. Orthopedics **8** (1985), 882–883.
73. PACKER, T. L., MARTINS, I., KREFTING, L., BROUWER, B.: Activity and post-polio fatigue. Orthopedics **14** (1991), 1223–1226.
74. PEACH, P. E., OLEJNIK, S.: Effect of treatment and noncompliance on post-polio sequelae. Orthopedics **14** (1991), 1199–1203.
75. PERRY, J., BARNES, G., GRONLEY, J. K.: The postpolio syndrome: An overuse phenomenon. Clin. Orthop. **233** (1988), 145–162.
76. PEZESHKPOUR, G. H., DALAKAS, M. C.: Long-term changes in the spinal cords of patients with old poliomyelitis: Signs of continuous disease activity. Arch. Neurol. **45** (1988), 505–508.
77. RAVITS, J., HALLETT, M., BAKER, M. et al.: Clinical and electromyographic studies of post-poliomyelitis muscular atrophy. Muscle Nerve **13** (1990), 667–674.
78. RAYMOND, M. (with contribution by CHARCOT, J. M.): Paralysie essentiele de l'enfance: Atrophie musculaire consécutive. Gaz. Med. Fr. **4** (1875), 225.

79. RODRIQUEZ, A. A., AGRE, J. C.: Electrophysiologic study of the quadriceps muscles during fatiguing exercise and recovery: A comparison of symptomatic postpolios to asymptomatic postpolios and controls. Arch. Phys. Med. Rehabil. **72** (1991), 993–997.
80. RODRIQUEZ, A. A., AGRE, J. C.: Physiologic parameters and perceived exertion with local muscle fatigue in postpolio subjects. Arch. Phys. Med. Rehabil. **72** (1991), 305–308.
81. ROHMERT, W.: Ermittlung von Erholungspausen für statische Arbeit des Menschen. Int. Z. Angew. Physiol. **18** (1960), 123–164.
82. RUSSELL, W. R., FISCHER-WILLIAMS, M.: Recovery of muscular strength after poliomyelitis. Lancet **1** (1954), 330–333.
83. SALTIN, B., BLOMQVIST, G., MITCHELL, J. H. et al.: Response to exercise after bed rest and after training: Longitudinal study of adaptive changes in oxygen transport and body composition. Circulation **38** Suppl. 7 (1968), 1–78.
84. SIMONSON, E.: Physiology of Work Capacity and Fatigue. C. C. Thomas, Springfield, 1971.
85. THOMPSON, R. T., BARTON, P. M., MARSH, G. D., CAMERON, M. G. P.: Postpolio fatigue: A ^{31}P magnetic resonance spectroscopy investigation. Orthopedics **14** (1991), 1263–1267.
86. THOMPSON, R. T., GRAVELLE, D., HAHN, A. DRIEDGER, A. A.: The biochemical heterogeneity of chronic fatigue: A ^{31}P NMRS investigation. Presented at the Annual Meeting, Society of Magnetic Resonance in Medicine (Abstr. 886), 1990.
87. TOMLINSON, B. E., IRVING, D.: The number of limb motor neurons in the human lumbosacral cord throughout life. J. Neurol. Sci. **34** (1977), 213–219.
88. TROJAN, D. A., GENDRON, D., CASHMAN, N. R.: Electrophysiology and electrodiagnosis of the post-polio motor unit. Orthopedics **14** (1991), 1353–1361.
89. VAN LINGE, B.: The response of muscle to strenuous exercise: An experimental study in the rat. J. Bone Joint Surg. **44B** (1962), 711–721.
90. WARING, W. P., DAVIDOFF, G., WERNER, R.: Serum creatine kinase in the post-polio population. Amer. J. Phys. Med. Rehabil. **68** (1989), 86–90.
91. WIECHERS, D. O.: Pathophysiology and late changes of the motor unit after poliomyelitis. In HALSTEAD, L. S., WIECHERS, D. O. (Hrsg.): Late Effects of Poliomyelitis. Symposia Foundation, Miami (1985), S. 91–94.
92. WIECHERS, D. O., HUBBELL, S. L.: Late changes in the motor unit after acute poliomyelitis. Muscle Nerve **4** (1981), 524–528.
93. WOODWELL, D. A.: Office visits to internists, 1989. Adv. Data **209** (1992), 1–11.
94. YOUNG, G. R.: Energy conservation, occupational therapy, and the treatment of post-polio sequelae. Orthopedics **14** (1991): 1233–1239.
95. ZOCHODNE, D. W., THOMPSON, R. T., DRIEDGER, A. A. et al.: Metabolic changes in human muscle denervation: Topical ^{31}P NMR spectroscopy studies. Magn. Reson. Med. **7** (1988), 373–383.

7 Differentialdiagnose und Prognose

Antony J. Windebank

Zur Beschreibung der Poliomyelitis-Spätfolgen werden in der englischsprachigen Literatur eine Reihe verschiedener Begriffe verwendet: Post-Polio-Syndrome (PPS), post-polio progressive muscular atrophy (PPMA) und late sequelae of paralytic polio. Obwohl jeder dieser Begriffe seine Vorzüge hat, muß bei manchen zur Vorsicht gemahnt werden. Das wichtigste ist zu vermeiden, daß dem Patienten ein Etikett angeheftet wird, welches weitere diagnostische Überlegungen verhindert. Allgemein gesagt, muß nicht jeder, der Poliomyelitis gehabt hat und nun ein neues medizinisches Problem besitzt, ein Post-Polio-Syndrom aufweisen. Die zweite Warnung besteht darin, daß die Bezeichnung „Syndrom" eine Vielzahl von Symptomen und Zeichen beinhaltet, die innerhalb einer definierten Population relativ homogen sind. Wie in diesem Kapitel zu diskutieren sein wird, ist das bei Personen, die in der Vergangenheit Polio hatten, aber nicht der Fall.

Umfassende klinische Erfahrungen von Behandlungszentren und Untersuchungen innerhalb der Population weisen darauf hin, daß es wenigstens 3 deutlich unterscheidbare Symptomkomplexe gibt:

– Die erste und wahrscheinlich am meisten vorkommende Art von Beschwerden – etwa im 40. bis 50. Lebensjahr – betrifft das stufenweise Einsetzen von Muskelschmerzen und -müdigkeit, die mit deren Gebrauch zusammenhängen. Diese Patienten klagen häufig über Schwäche, aber bei genauerer Nachfrage erfährt man, daß es sich dabei nicht etwa um Ermüdung von spezifischen Muskelgruppen handelt, sondern eher um eine Komponente der Müdigkeit.

– Der zweite Typ von Beschwerden umfaßt degenerative Gelenkerkrankungen oder andere mechanische Gelenk- oder Bindegewebe-Probleme, die durch den ständigen Gebrauch von ungenügend stabilisierten Gelenken verursacht werden. Das betrifft besonders die gewichtstragenden Teile des Achsenskeletts sowie die unteren Extremitäten und die Schultern.

– Das dritte und wahrscheinlich seltenere Problem ist eine fortschreitende Schwäche und Atrophie von speziellen Muskelgruppen, die zu einem progressiven Verlust der neuromuskulären Funktion führen. Da Prognose und therapeutische Behandlung dieser Arten von Beschwerden ganz unterschiedlich sind, ist es ganz besonders wichtig, sorgfältig zwischen ihnen zu unterscheiden. Wie in diesem Kapitel diskutiert werden soll, ist es bei jedem einzelnen Patienten erforderlich, die Ursache der individuellen Symptome mit Bedacht zu beurteilen, damit eine rationelle Therapie eingeleitet werden kann.

Diagnose

Eine der schwierigsten Herausforderungen, denen sich ein Arzt bei der Vorstellung eines Patienten mit Poliospätfolgen gegenüber sieht, ist die Bestätigung der Originaldiagnose Poliomyelitis sowie die Ermittlung des Ausmaßes der Erkrankung. Bei praktisch allen Patienten, die in der Sprechstunde der Ärzte in Industrieländern vorsprechen, gilt, daß ihre ursprüngliche Erkrankung mindestens 40 Jahre zurückliegt. In unserer Studie, die sich auf diese Population stützte, war das Durchschnittsalter der Untersuchten beim Polioausbruch 9 Jahre. Im Jahre 1993 betrug ihr durchschnittliches Alter 55 Jahre *[20]*. Außer ganz wenigen besaß praktisch keiner der Untersuchten Krankenberichte von seiner Originalerkrankung, und viele hatten nur schwache Erinnerungen an deren Ausmaß. Poliomyelitis unterlag in den meisten Ländern der Meldepflicht, so daß es für viele der Untersuchten zumindest über die staatlichen Statistiken möglich war, eine gewisse Sicherheit in der Diagnose zu erlangen. Für die meisten Betroffenen ist das aber wegen des Fehlens aussagefähiger Berichtssysteme praktisch unmöglich. In den 30er, 40er und 50er Jahren haben auch viele soziale Faktoren die Diagnose Poliomyelitis beeinflußt. Die Krankheit trat epidemisch auf, was Furcht bei den Familien und dem medizinischen Personal verursachte. Für den Fall, daß man sich bei der Krankenpflege diese Krankheit zuzog, konnte eine „Polio-Versicherung" abgeschlossen werden. Diese Faktoren veranlaßten natürlich die Ärzte, bei Patienten mit einer Reihe von chronischen oder anderen neurologischen Handikaps die Diagnose Polio zu stellen. Uns sind eindeutige Fälle von Hirnlähmungen oder Spina bifida bekannt geworden, die in diese Kategorie fallen.

Der zweite Teil der Bestätigung der Originaldiagnose besteht in der Differenzierung zwischen paralytischen und nichtparalytischen Fällen. Diese Unterscheidung ist deshalb wichtig, weil es keine wirklich glaubhaften Hinweise auf späteinsetzende Polio-Folgen gibt, die mit nichtparalytischer Polioerkrankung zusammenhängen. Durch uns und andere Autoren wurde geschätzt, daß das Verhältnis zwischen paralytischen und nichtparalytischen Poliofällen zwischen 1:1 und 1:3 liegt. Eine Hauptschwierigkeit war die Unterscheidung zwischen nichtparalytischer Polio und anderen Virusinfektionen. Die Untersuchung des Liquors war zur Stützung der Diagnose von Nutzen, wurde aber bei nichtparalytischen

Fällen nicht routinemäßig durchgeführt. Da die Hauptschwierigkeiten der Spätfolgen aber ohnehin die paralytische Erkrankungsform betreffen, ist es nicht so kritisch, zwischen der nichtparalytischen Form und anderen Kinderkrankheiten zu unterscheiden. Das Hauptkriterium ist das Vorliegen einer glaubwürdigen Anamnese von Schwächezuständen, die auf Poliomyelitis zurückgehen. Schwere Rücken- und Gliederschmerzen sowie Muskelspasmen während der akuten Erkrankung haben früher die Diagnose von Lähmungen erschwert. Das ist aus den diagnostischen Kriterien zu ersehen, die 1948 durch die „National Conference on Recommended Practices for the Control of Poliomyelitis" (Ann Arbor, Michigan) aufgestellt wurden (Tab. 1).

Tabelle 1
Diagnostische Kriterien für paralytische Poliomyelitis (1948)

Zu den Kriterien zählen mindestens 3 der folgenden:

1. Vorgeschichte, die mit Poliomyelitis vereinbar ist
2. Fieber
3. Nackensteife und/oder steifer Rücken
4. 10–500 Zellen/ml im Liquor während der akuten oder der frühen Rekonvaleszenz-Phase
5. Proteingehalt des Liquors über dem Normalwert
6. Nachgewiesene Muskelschwäche oder -lähmung

Das letzte Kriterium, „nachweisbare Muskelschwäche oder Lähmung" wird darin folgendermaßen definiert: „Paralytische Fälle werden als solche erklärt, bei denen definierte Schwäche oder Lähmung nachgewiesen wurden, die mindestens bei zwei Untersuchungen im Abstand von einigen Stunden bestanden. Die Ergebnisse einer Untersuchung auf Lähmung der Muskeln der Extremitäten oder des Rumpfes kann während Phasen von Muskelschwäche oder Krämpfen sehr unzuverlässig sein."
Wie schon oben erwähnt ist der Ausschluß von anderen Ursachen einer Lähmung recht wichtig. Praktisch bei keinem Patienten sind während der akuten Erkrankung damals elektrophysiologische Untersuchungen durchgeführt worden. Wegen der Art des Reinnervierungsprozesses kann man heute mit einer EMG-Untersuchung aber fast immer feststellen, ob ein Betroffener signifikante Beteiligung der Neuronen-Versorgung in den getesteten Muskeln aufweist.
Der nächste wichtige Teil der klinischen Anamnese ist die Bestimmung der anatomischen Lage und des Grades der ursprünglichen Lähmung. Es muß noch einmal betont werden, daß man sich dabei nicht sehr auf das Gedächtnis der Patienten verlassen kann. Bei neueren Untersuchungen *[19, 20]* haben wir die Erinnerung der Patienten an die ursprüngliche Lage der Lähmung mit gleichzeitiger neurologischer Untersuchung verglichen. Im

allgemeinen erinnerten sich die Patienten an nur schwach beteiligte Gliedmaßen überhaupt nicht. So konnten sich z. B. Patienten mit einer kompletten Lähmung des rechten Armes nicht mehr daran erinnern, daß sie auch leichte Lähmungen im linken Arm hatten. Das hat aber Auswirkungen, wenn sie jetzt zunehmende Schwierigkeiten im linken Arm feststellen, auf den sie sich wegen der Lähmung des rechten bisher verlassen mußten. Als wichtige negative Aussage haben wir gefunden, daß progressive Schwäche nicht in Extremitäten auftritt, die an der Originalerkrankung unbeteiligt waren.

Nachdem so deutlich wie möglich die Art und das Ausmaß der akuten Erkrankung festgestellt worden sind, müssen die vorliegenden neuen Beschwerden erfaßt werden. Besonders ist dabei darauf zu achten, zwischen Schwäche spezieller Muskeln, allgemeiner Müdigkeit und durch Schmerzen verursachten verminderten Muskelgebrauch zu unterscheiden. Diese Symptome treten allgemein bei Patienten auf, die Polio hatten. Die Differenzierung zwischen den unterschiedlichen Symptomen ist für das Aufstellen von sinnvollen Therapievorschlägen für jeden einzelnen Patienten sehr wichtig.

Differentialdiagnose

Die meisten Patienten, die Polio durchgemacht hatten und jetzt mit neuen Schwierigkeiten zu tun haben, klagen über Beschwerden, wie Müdigkeit, Schmerzen und Schwäche. Die Ursache jeder einzelnen Beschwerde sollte getrennt ermittelt und nicht in einer Sammeldiagnose Post-Polio-Syndrom zusammengefaßt werden. Nach getrennter Erfassung jedes Symptoms kann dann die Beziehung zur ursprünglichen Poliomyelitis herausgearbeitet werden.

Schwäche

Es ist schwierig, am Anfang zwischen spezifischer Muskelschwäche, leichter Ermüdbarkeit einzelner Muskeln, verminderter Muskelbeanspruchung wegen Schmerzen und allgemeiner Müdigkeit zu unterscheiden. Die Befragung über bestimmte Fertigkeiten, die der Patient vorher zu leisten in der Lage war, kann hier weiterhelfen. Zum Beispiel: „Können Sie in der gleichen Weise wie vorher Treppen steigen?" Wenn das nicht der Fall ist, muß man feststellen, ob das mit Schmerzen im Knie zusammenhängt oder mit Muskelschwäche, Atemnot oder anderen Ursachen. Das ist von großer Bedeutung, wenn man die genaue Vorgeschichte von einem Patienten, der Polio hatte, ermitteln will. Wenn neue Schwäche festgestellt wird, dann sind das zeitliche

Einsetzen und die Beziehungen zu anderen Symptomen für die Bewertung von Belang. Das gilt besonders für Patienten, die Polio hatten, weniger für andere, die über Schwäche klagen. Wenn man Patienten untersucht, finden sich bei den meisten aus der Originalerkrankung herrührende Zustände, und diese von „neuer" Schwäche zu unterscheiden ist auf der Grundlage einer Untersuchung allein nicht möglich.

In unseren Populations- und klinisch-bezogenen Untersuchungen fanden wir, daß Patienten mit einer alten Polio mehr Schwierigkeiten mit der Funktion der unteren Extremitäten hatten. Die meisten hängen mit Abnahme der Stabilität des Knies zusammen. Ein M. quadriceps mit Restschwäche, der in der Vergangenheit das Kniegelenk während der Belastung noch stabilisieren konnte, ist dazu jetzt nicht mehr in der Lage. Relativ selten klagen Patienten mit einer alten Polio über fortschreitende Schwäche in den oberen Extremitäten.

Bei progressiver Schwäche sollten verschiedene Diagnosen in Betracht gezogen werden. Bei Polio-Betroffenen sind erworbene Neuropathien wahrscheinlich häufiger. Diese betreffen allgemein nicht unmittelbar mit der Polio zusammenhängende, wie mediane Neuropathien des Handgelenks (Karpaltunnel-Syndrom) aber auch solche, die spezifisch mit der durchgemachten Polio in Verbindung stehen. Eine Auflistung der Möglichkeiten, die wir bei unseren Untersuchungen fanden, ist in Tabelle 2 zusammengestellt.

Auch Wurzelreizsyndrome gehören hierher. Wegen Skoliosen oder schneller fortschreitender degenerativer Gelenkerkrankungen neigen Polio-Patienten mehr zu mit den Bandscheiben zusammenhängenden Erkrankungen,

Tabelle 2
Kompressions-Neuropathien bei Patienten mit Polio, die mit Folgen einer paralytischen Erkrankung vergleichbar sind

Betroffener Nerv	Ursache
N. ulnaris der Hand (Guyan-Kanal)	erhöhter Druck einer Gehhilfe auf die Innenhand
N. ulnaris im Ellenbogen	Auflegen des Ellenbogens zur besseren Stützung im Rollstuhl oder beim Transport
Plexus brachialis (bes. Truncus inferior)	zunehmender Druck einer gewichtstragenden Unterarmstütze sowie wachsende Belastung der Achselhöhle, die durch die Anstrengung des Körpers, einen von Skoliose betroffenen Rumpf zu stabilisieren verursacht wird
N. peronaeus im Knie	Haltung des Beines im Rollstuhl oder falsch angepaßte Knie- oder Beinorthese

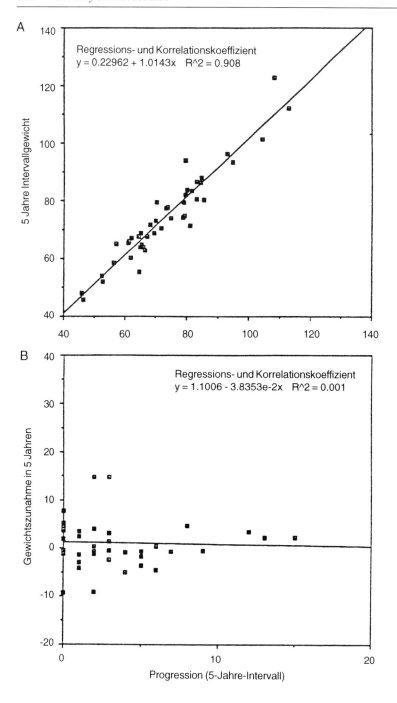

A

Regressions- und Korrelationskoeffizient
y = 0.22962 + 1.0143x   R^2 = 0.908

5 Jahre Intervallgewicht

B

Regressions- und Korrelationskoeffizient
y = 1.1006 - 3.8353e-2x   R^2 = 0.001

Gewichtszunahme in 5 Jahren

Progression (5-Jahre-Intervall)

die spezifische zervikale oder lumbosakrale Radikulopathien hervorrufen. Das kann langsamer vor sich gehen als ein akuter Bandscheiben-Vorfall. In diesem Fall sind die radikulären Schmerzen weniger vorherrschend.

Auch andere neuromuskuläre Erkrankungen muß man bei diesen Patienten, die doch meist über 50 Jahre alt sind, in Erwägung ziehen. Dazu gehören periphere Neuropathien, Myasthenia gravis, Polymyositis und Muskeldystrophie. Wir haben jede dieser Erkrankungen gesehen, die sich als „Post-Polio-Syndrom" maskierten. Hier sind klinische Merkmale für die Differentialdiagnose hilfreich, wie die speziellen Untersuchungen, die im folgenden Teil besprochen werden.

Ebenfalls können sich auch Störungen des Nervensystems in Form von Schwäche in der Gruppe der über 50jährigen darstellen. Dazu gehören der M. Parkinson und die amyotrophe Lateralsklerose (ALS). Der Zusammenhang der letzteren mit früher durchgemachter Polio wird kontrovers diskutiert. Die gegenwärtigen Beweise sprechen aber stark gegen Beziehungen zwischen einer alten Poliomyelitis und der Entwicklung einer progressiven Erkrankung des Motoneurons *[1–4, 6, 9, 10, 14, 16]*.

Ein wichtiger Faktor, der signifikant zu einer deutlichen Erhöhung der Schwäche in den Beinen beiträgt, ist die Zunahme des Körpergewichts. Diese wird durch verschiedene Faktoren gefördert, wozu auch die durch das Alter bedingte verminderte Aktivität zählt, welche die Beinschwäche beschleunigt. Dieses Problem ist bei Patienten mit Rest-Beinschwäche am größten. Bei den Patienten unserer klinischen Studie hatten alle, die über Zunahme der Beinschwäche ohne erkennbare andere Ursachen klagten, eine Gewichtszunahme von 5–15 kg erfahren. Die Beziehungen zwischen Ursache und Wirkung beim Zusammenspiel zwischen verminderter Aktivität, Gewichtszunahme und geringerer zur Verfügung stehender Kraft sind sehr komplex, aber es steht außer Zweifel, daß die erhöhte mechanische Belastung durch größeres Körpergewicht zu der verminderten Gehfähigkeit beiträgt. In unserer Populationsstudie *[19]*, die sich über 5 Jahre hinzog, war bemerkenswert, daß Patienten vom neuromuskulären Gesichtspunkt her stabil blieben und daß es keine signifikanten Veränderungen im Gewicht bei dieser Gruppe gab (Abb. 1A). Auf der anderen Seite korrelierte die Häufigkeit der Symptome nicht mit der Gewichtszunahme dieser Population (Abb. 1B).

◀ Abb. 1
Gewichtsveränderungen bei Patienten mit früherer Poliomyelitis. 50 Personen aus einer Kohorte von Patienten mit einer dokumentierten Anamnese von paralytischer Polio wurden 5 Jahre lang untersucht. In dieser Zeit blieb das Gewicht stabil (A). Es ergab sich keine Beziehung zwischen Müdigkeits-, Schmerz- und Schwächesymptomen (Progressionswerte) und Gewichtsveränderungen (B). Die Progression ist ein Teil der von den Patienten selbst berichteten Symptome aus einer standardisierten Befragung. Der Maximalwert betrug 50.

Müdigkeit

Es gibt zwei Aspekte des Symptoms der Müdigkeit: Globale Müdigkeit oder Erschöpfung und frühe Ermüdbarkeit spezifischer Muskelgruppen. Schwache Muskeln, egal durch welche Ursache, ermüden durch wiederholte mechanische Belastungen wahrscheinlich schneller als normale. Jedoch läßt sich das äußerst schwer direkt nachweisen, wenn spezifische neuromuskuläre Erkrankungen, wie Myasthenia gravis fehlen. Es ist dann schwierig zu sagen, ob Muskelgruppen, die als Folge der Polio schwach sind, mehr oder weniger Ausdauer als normale Muskeln besitzen. Ähnlich schwierig ist der Nachweis, daß sich die Ausdauer mit dem Altern verändert. Wenn der Patient über Müdigkeit in speziellen Muskelgruppen klagt, sollte das so untersucht werden, als wenn er Beschwerden mit zunehmender Schwäche in diesen Muskeln hätte. Besondere Beachtung verdient der Ausschluß neuromuskulärer Erkrankungen.

Patienten mit Rest-Polio-Erscheinungen und mit anderen signifikanten neurologischen Beschwerden berichten oft über globale Müdigkeit oder Erschöpfungserscheinungen. Bei Patienten mit multipler Sklerose ist das ein herausragendes Symptom. Die biologische Grundlage dieser Müdigkeit ist noch nicht bekannt. Sie könnte von dem höheren Aufwand für die Bewältigung der normalen Alltagsprobleme herrühren. Müdigkeit ist ein vorherrschendes Symptom, über das besonders Patienten mit einer relativ „benignen" Form des „Post-Polio-Syndroms" klagen. Die *benigne* Natur äußert sich im Fehlen von progredienten neuromuskulären Ausfällen. Die Symptome, besonders die Müdigkeit, können sehr behindernd sein. Es ist deshalb wichtig, andere Ursachen der Müdigkeit abzuklären, die durch verschiedene Methoden behandelbar sind.

Wir haben bei Patienten, die Poliomyelitis durchgemacht hatten, zwei unabhängige Ursachen für Müdigkeit gefunden. Die erste ist *Depression*. Es muß betont werden, daß in einer Studie über eine Population eindeutig nachgewiesen werden konnte, daß Polio-Betroffene nicht stärker zu Depressionen neigen und die Gesamtsymptome nicht mit Depressionen korrelieren [20]. Jedoch ist ein Patient mit Polio-Vorgeschichte natürlich nicht vor Depressionen geschützt. Wie bei jedem anderen Menschen können reaktive und endogene Komponenten aktiv sein. Reaktive Komponenten können spezifisch mit dem wahrgenommenen Funktionsverlust im fortgeschrittenen, speziell im mittleren Alter, in Beziehung gebracht werden. Patienten, die als Kind an Polio erkrankt waren, haben gewöhnlich einen großen Teil ihres Lebens damit verbracht, ihre Muskelschwäche unter Einsatz von großer physischer Kraft auszugleichen. Das kommt schon durch den Stolz zum Ausdruck, den viele während der Erholungsphase in der Kindheit empfanden, wenn sie in der Lage waren, ohne Krücken, Gehstöcke oder Stützapparate auszukommen. Die Aussichten, nun wieder auf solche Hilfsmittel angewiesen zu sein, kann zutiefst deprimierend sein.

Die zweite selbständige Ursache von Müdigkeit kann auf *Schlafapnoe* oder anderen *Schlafstörungen* beruhen. Schlafapnoen sind bei jedem zu vermuten, der unter Schläfrigkeit während des Tages, Schnarchen, morgendlichen Kopfschmerzen und Verwirrtheitszuständen leidet. Sie können zusätzlich auch bei Personen mit Polio erwartet werden, die eine beeinträchtigte Atmungsfunktion oder signifikante Gewichtsprobleme haben. Besondere Risikopatienten sind die, welche Hypnotika oder Narkotika einnehmen. Wie später beschrieben wird, kann man solche Patienten erkennen und für sie eine Therapie empfehlen. In den folgenden Abschnitten sollen auch therapeutische Methoden für unspezifische Müdigkeit diskutiert werden.

Schließlich muß auch in Betracht gezogen werden, daß Müdigkeit ein Symptom für eine systemische oder Stoffwechselerkrankung sein kann, die gar nichts mit Polio zu tun hat. Anämie, Krebs, Schilddrüsenunterfunktion, Herzfehler und Diabetes treten mit steigender Häufigkeit bei zunehmendem Alter auf. Begleitende systemische Symptome sollten Anlaß für eine angemessene getrennte Untersuchung sein.

Schmerz

Die Bewertung von Schmerz ist völlig abhängig von der klinischen Vorgeschichte, die der Patient angibt. Es gibt keine andere Möglichkeit, ihn zu bewerten, und man sollte die Beschreibung der Schmerzen durch den Patienten sorgfältig und aufmerksam registrieren. Die Art und die Lokalisierung des Schmerzes zusammen mit der Vorgeschichte des Einsetzens und der Beziehung zu bestimmten Aktivitäten führen im allgemeinen zu einem Verständnis über seine Ursachen. Bei Personen mit einer alten Poliomyelitis können sowohl Einklemmungen von Nerven wie degenerative Gelenkerkrankungen ziemlich häufig auftreten. Diejenigen mit signifikanten Restlähmungen, axialer Muskelschwäche oder einer der unteren Extremitäten neigen besonders zu degenerativen Gelenkerkrankungen der tragenden Punkte der Wirbelsäule und der Beine. Das trifft für alle alternden Menschen zu, aber ist aus zwei Gründen besonders lästig für solche, die bereits eine Schwäche in den Beinen haben. Einige Gelenke sind eventuell nur noch wenig stabil und wurden jahrelang unter suboptimalen mechanischen Bedingungen und falscher Geometrie genutzt. Im Ergebnis einer ungleichmäßigen oder ungewöhnlichen Gewichtsverteilung könnte daraus übermäßiger Stress und Verschleiß des Knorpels resultieren. Das Genu curvatum ist dafür ein typisches Beispiel. Der zweite Faktor, der bei Personen mit Restlähmungen wirkt, besteht darin, daß ein normales Bein das schwächere entlasten muß und so in der Konsequenz über viele Jahre unter einem höheren Verschleiß zu leiden hat.

Muskelschmerzen können auch ein herausragendes Merkmal bei Patienten mit der *benignen* Form des „Post-Polio-Syndroms" sein. Der Schmerz wird als tief und ätzend, als oberflächlich und brennend oder auch als Kombination beider Formen beschrieben. Er ist oft in vielen Muskeln vorhanden, besonders im Hüftbereich, der Wirbelsäule und der Oberschenkel (-arme) vorhanden. Der Schmerz beginnt oft schleichend und schreitet von Extremität zu Extremität fort. Er tritt unregelmäßig auf, aber bleibt meist mehrere Tage bestehen. Häufig tritt er nicht in unmittelbaren Zusammenhang mit bestimmten Aktivitäten auf, sondern ist während des Abends oder der Nacht nach solchen physischen Aktivitäten besonders lästig. Schmerz wird durch psychologischen Stress verstärkt und kann die Aktivitäten erheblich beeinträchtigen. Der Schmerz hat viele Charakteristika wie myofasziales Schmerz-Syndrom oder Fibromyalgie *[17]*. Die Ursachen der Schmerzen sind noch unbekannt, aber wahrscheinlich multifaktoriell. Ein Faktor kann die chronische Überbeanspruchung des Muskels sein, die mit der Kompensierung von Schwäche zusammenhängt. In einigen Fällen kann das entsprechend durch die Vorgeschichte und die gezielte Therapie nachgewiesen werden.

Untersuchungen zur Bewertung des Post-Polio-Syndroms

Der Schwerpunkt der vorangehenden Diskussion waren die Individualität der Patienten und ihre Schwierigkeiten. Diese Individualität und eine spezifische Differential-Diagnose muß Grundlage der Labortests sein. Wir haben die von uns als nützlich gefundenen Tests in Tabelle 3 (S. 124) zusammengestellt. Der Schwerpunkt der Teste muß zum Ziel haben:
1. Bestätigung der ursprünglichen Poliomyelitis-Diagnose;
2. Bewertung des Ausmaßes und der Schwere der Originalerkrankung und ihrer Folgen;
3. Klärung der Differentialdiagnose des gegenwärtigen Symptomkomplexes;
4. Direkte Teste zum Ausschluß anderer Ursachen;
5. Wenn keine andere Erkrankung gefunden wird, Festlegung einer quantifizierten Funktionsgrundlinie.

Bestätigung der ursprünglichen Poliomyelitis-Diagnose

Wie schon früher erwähnt, kann die Bestätigung der Originaldiagnose Polio schwierig sein, da die alten Krankenblätter oft nicht mehr vorhanden sind und die Patienten sich an Erkrankungen ihrer Kindheit schwer erinnern. Aus diesem Grund kann die neurophysiologische Untersuchung sehr hilfreich sein. Die sensorische Nervenleitfähigkeit sollte normal sein. Wenn Abweichungen von der Norm zuverlässig nachgewiesen werden, müßten diese ihre Ursache in einer sekundären oder unabhängigen Erkrankung haben. Es dürfte in keiner Form Hinweise auf sensorische Beteiligung auf der Basis der Originalerkrankung noch als Spätfolge der Polio geben. Fokale sensorische Abweichungen sollten Anlaß sein, nach lokalen Nervkompressionen zu suchen, ausgedehnte sensorische Abnormalitäten für die Suche nach mehr diffusen peripheren Nervenerkrankungen.

Die Geschwindigkeit der Leitfähigkeit in den motorischen Nerven sollte normal sein, sofern keine Reduktion des motorischen Summenpotentials vorliegt. Die Dichte kann durch den Verlust von motorischen Einheiten sekundär reduziert sein. Die Amplitudenminderung sollte etwa dem Muster der klinischen Beteiligung entsprechen. Meist ist die Untersuchung mit der Nadel-EMG von Nutzen. Während der akuten Erkrankung gehen Motoneuronen im Rückenmark zugrunde, wodurch Muskelfasern ohne Innervierung übrig bleiben (verwaisen). Während der Erholungsphase kommt es zu einer Reinnervierung durch kollaterales Aussprossen der distalen Axone von überlebenden motorischen Neuronen. Das tritt nur in Muskeln auf, deren Pool an motorischen Neuronen durch die Viren befallen waren. Als Ergebnis werden große und komplexe motorische Einheiten in diesen Muskeln gefunden, während unbeteiligte Muskeln normal bleiben. Motorische Einheiten können sehr groß werden, besonders in schwer befallenen Muskeln, wobei einzelne überlebende Neuronen die obere Grenze ihrer Fähigkeit erreichen können, Muskelfasern zu reinnervieren. Es ist vermutet worden, daß als Ergebnis ein laufender dynamischer Prozeß der Remodellierung vor sich geht, worin einzelne Muskelfasern ihre ausgedehnten terminalen Axone verlieren und andere Fasern durch Aussprossen reinnerviert werden *[5]*. Wegen dieses Prozesses und vielleicht auch wegen der Länge der terminalen Aussprossungen kann sich der Sicherheitsfaktor der neuromuskulären Übertragung verringern. Elektromyographisch kann sich das als Veränderung in der Morphologie eines einzelnen MAP während wiederholten Feuerns manifestieren.

Darin könnte ein Teil der physiologischen Basis der Müdigkeit zu sehen sein *[5, 8]*. Eine Verschiebung im Gleichgewicht dieses Aufbauprozesses in Richtung Netzdenervation könnte die Grundlage für die progressive Schwäche bei Patienten mit progredienter Post-Polio-Muskel-Atrophie sein. Dieses Konzept konnte in unserer Populations-Studie nur teilweise bestätigt werden *[19]*. Da die Kapazität der Reinnervierung in stärker befallenen Muskeln durch die Anzahl der denervierten Muskelfasern übertroffen werden kann, ist es möglich, daß einige Fasern nicht reinnerviert werden können. Diese atrophischen und verwaisten Fasern produzieren unbegrenzt Fibrillationspotentiale. Diese sehr kleinen Potentiale können im Zusammenhang mit einem Prozeß gesehen werden, der viele Jahre zuvor eine Denervierung verursacht hat (E. LAMBERT, pers. Mittlg.). Der dynamische Remodellierungs-Prozeß könnte neuerliche denervierte Fasern und Fibrillationspotentiale mit höheren Amplituden verursachen. Bei unseren Untersuchungen war die Frequenz der größeren Fibrillationspotentiale ein nützlicher Indikator für eine progressive Denervation und korrespondierte meist eng mit den Symptomen der progressiven Schwäche. Das Interferenz-Muster repräsentiert den Verlust an motorischen Einheiten, so daß die Rate der MAP-Ergänzung in befallenen Muskeln gesteigert ist.

Zusammenfassend läßt sich sagen, daß die Beobachtung der MAP-Morphologie und des Entladungsverhaltens bestätigen kann, ob die Muskeln der Extremitäten an einer früheren Erkrankung der Motoneuronen beteiligt waren, was Hinweise auf die Ursache der Symptome geben kann. Die Verteilung widerspiegelt die Beteiligung bei der Originalerkrankung, obwohl die Empfindlichkeit des Nachweises von Veränderungen im EMG eine breitere Beteiligung zeigen können, als klinisch erwartet wurde.

Die wichtigste Differentialdiagnose für dieses Muster von EMG-Veränderungen ist progressive spinale Muskelatrophie, besonders die chronische, langsam fortschreitende Form dieser Erkrankung. Die Symmetrie und die klinische Vorgeschichte können zur Differentialdiagnose dieses Prozesses beitragen. Die seltene Möglichkeit des unabhängigen Vorkommens der spinalen Muskelatrophie neben einer alten Poliomyelitis sollte aber unterscheidbar sein. Die abweichenden EMG-Befunde lassen zuverlässig einen neuen primären myopathischen Prozeß unterscheiden. Mit einer normalen, richtig ausgeführten EMG-Untersuchung läßt sich die Vorgeschichte einer paralytischen Poliomyelitis der untersuchten Muskeln ausschließen und kann deshalb hilfreich sein, diese Diagnose bei Patienten mit chronischen Muskelschmerzen und chronischer Müdigkeit, die nichts mit Polio zu tun haben, auszuschließen.

Bewertung des Ausmaßes und der Schwere der Originalerkrankung und ihrer Folgen

Wie besprochen, ist die EMG-Untersuchung der zuverlässigste Test bei diesem Krankheitsprozeß. Neben der sorgfältigen klinischen Untersuchung können zwei weitere Prüfungen hilfreich sein. Die Messung der *isometrischen Muskelkraft*, die jetzt in vielen Abteilungen für physikalische Medizin oder orthopädischen Kliniken möglich ist, bestimmt die Kraft, die über ein Gelenk ausgeübt werden kann. Bei guter Kooperation des Patienten und sorgfältiger Stabilisation der Extremitäten, kann man gut reproduzierbare Meßwerte erhalten. Wenn möglich, können diese Ergebnisse mit den alters- und geschlechtsabhängigen sowie den entsprechenden habituellen Normalwerten der Bevölkerung verglichen werden. Das geht zwar über eine klinische Untersuchung hinaus, kann aber ein sehr empfindlicher Indikator für kleine Veränderungen im Verlauf der Zeit sein. Der erfahrene Untersucher kann im allgemeinen gut zwischen submaximalen Anstrengungen des Patienten und echter neuromuskulärer Schwäche unterscheiden. Die Wichtigkeit einer sorgfältigen Beachtung der Meßtechniken kann nicht genug betont werden *[18]*.

Die Messung der *Lungenfunktion* kann ebenfalls als Grundlage für die Ermittlung des Ausmaßes der Schädigung dienen. Wir fanden, daß die statischen Drücke (maximaler inspiratorischer und maximaler exspiratorischer oder Blasdruck) und die maximale spontane Ventilation über 2 Minuten die besten Indikatoren sind. Auch die Vitalkapazität ist als wiederholbare Langzeitmessung der Lungenfunktion einsetzbar. Dynamische Luftstrom-Tests sind am besten geeignet, um primäre obstruktive Lungenerkrankungen oder andere unabhängige Ursachen von respiratorischen Symptomen auszuschließen. Oximetrie während der Nacht oder andere Untersuchungen können erforderlich sein, um abzuschätzen, ob die Symptome auf nächtlichen respiratorischen Störungen oder Schlafapnoen beruhen.

Definition der Differentialdiagnose
des vorliegenden Symptomkomplexes

Die Differentialdiagnose ist der kritischste Teil der integrierten klinischen und labormäßigen Untersuchung des Patienten. Eine sorgfältige Bewertung der Symptome erlaubt in Verbindung mit den elektrophysiologischen Untersuchungen einen sehr spezifischen Einsatz anderer Labortests. Das kann am besten durch ein kurzes *Beispiel* dargestellt werden:
Ein Patient mit einer Anamnese einer paralytischen Polio, die alle 4 Gliedmaßen betraf, stellt sich mit einer progredienten Schwäche in der linken Hand vor. Die klinischen Untersuchungsergebnisse stimmen mit der alten Polio überein, können aber nicht unterscheiden, ob die deutliche Muskelatrophie der linken Hand neu oder alt ist. Die elektrophysiologische Untersuchung deutete auf eine Kompression des N. ulnaris im Guyan-Kanal der Hand hin. Als Ursache wurde der zunehmende Gewichtsdruck auf die Handfläche durch eine Krücke ermittelt und eine geeignete Therapie eingeleitet.

Direkte Tests zum Ausschluß anderer Ursachen

Der oben beschriebene Krankheitsprozeß könnte zur Lokalisierung einer Einklemmung und Nervenstamm- oder Wurzelkompression führen. Dann sind bildgebende Untersuchungen erforderlich, um Druckläsionen auszuschließen. Daneben sollte differentialdiagnostisch auch an systemische Ursachen von Müdigkeit und Schwäche, wie Hypothyreoidismus oder Anämie, gedacht werden.

Wenn keine andere Erkrankung gefunden werden kann,
ist eine quantitative Funktionsanalyse erforderlich

Wir fanden, daß die klinische und elektrophysiologische Untersuchung, die quantitative Bestimmung der isometrischen Muskelkraft und die Lungenfunktionsteste die brauchbarsten Funktionsmarker bei der Poliomyelitis sind. Wiederholte Messungen über mehrere Jahre hinweg können Veränderungen dokumentieren und Informationen über deren Ursachen liefern. Bei wiederholten Untersuchungen an ein und demselben Patienten ist es sehr wichtig, auf die Ursache neuer Symptome zu achten.

Prognose

Schätzungen, wie häufig späte, fortschreitende Probleme bei Poliopatienten auftreten, sind sehr schwierig. Als die ersten Arbeiten über progrediente, spät einsetzende Schwäche veröffentlicht wurden [15], schien das eine ganz seltene Erscheinung zu sein. Doch haben viele Berichte, die während der letzten 10 Jahre erschienen sind, die Vermutung nahegelegt, daß eine Vielzahl von Schwierigkeiten mit sehr viel größerer Häufigkeit auftreten kann, wie ursprünglich angenommen. Um mehr Einsicht in diese Frage zu erhalten, haben wir die Datenbanken der Bezirke von Rochester und Olmsted, Minnesota, zu Hilfe gezogen. Diese Datenbanken enthalten alle medizinischen Informationen über die Bewohner des Gebietes im Südosten des Staates Minnesota, wo die Mayo-Klinik liegt. Am wichtigsten war, daß die Informationen in zugänglichen Berichten mit codierter Diagnose von allen medizinischen Konsultationen abgespeichert waren. Durch die Verwendung dieser Datenbanken waren wir in der Lage, alle Bewohner, die zwischen 1935 und 1960 eine paralytische Poliomyelitis durchgemacht hatten, zu erfassen. Die Definition „paralytische Poliomyelitis" war die, welche von der *National Conference of Recommended Practices* zur Bekämpfung von Poliomyelitis, wie in diesem Kapitel weiter oben beschrieben, verwendet worden war.

Mit dieser Definition und den Original-Krankenblättern aus der Zeit der akuten Erkrankung, fanden wir 300 Personen heraus, die diese Kriterien erfüllten. Die Vollständigkeit unserer Ermittlungen wurden durch den Vergleich mit staatlichen Berichten abgesichert. Die Poliomyelitis war im Bundesstaat Minnesota meldepflichtig. Von den 300 Patienten wurden 298 in unsere Studie von 1986 einbezogen. Eine telefonische Befragung ergab, daß etwa 21% dieser Personen an irgendeiner Form von progredienten Spätfolgen litten [7]. Um die Ursache dieser Symptome zu verstehen, wählten wir eine Kohorte von 50 Betroffenen für eine künftige Studie aus. Die 50 Patienten waren für die Population der Polio-Überlebenden repräsentativ. Die Charakteristika der Originalerkrankung, der Schwere und der Verteilung der Lähmungen waren bei der untersuchten Gruppe und der Gesamtgruppe der Betroffenen ähnlich [20]. Die 50 Probanden wurden nicht auf der Basis irgendwelcher neuer Schwierigkeiten ausgewählt, sondern weil sie eine paralytische Polio durchgemacht hatten und zum Zeitpunkt ihrer Akuterkrankung Bewohner des Bezirkes Olmsted waren. Patienten, die an anderen Orten an Polio erkrankt und später in den Bezirk zugezogen waren, wurden in die Studie nicht mit aufgenommen.

Die Gruppe der 50 Probanden wurde dann im Detail untersucht, wobei strukturierte Fragebögen über die Vorgeschichte, gründliche neurologische Untersuchungen, detaillierte elektrophysiologische Studien, Messungen der isometrischen Muskelkraft, Prüfungen der Lungenfunktion, psychologische Befragungen und Funktionsteste, wie Gang und Gebrauchsfähigkeit der oberen Extremitäten einbezogen wurden. 5 Jahre später wurden diese Untersuchungen dann wiederholt, um abzuschätzen, ob in der Probandengruppe Stabilität oder Progredienz vorlag.

Im Einzelnen sind die Charakteristika der Kohorte an anderer Stelle beschrieben *[20]*. Das durchschnittliche Alter bei der akuten Polioerkrankung betrug bei ihnen 9 Jahre. Bei Beginn der Studie waren sie im Durchschnitt 50 Jahre alt (Bereich 35–71 Jahre). Die Population bestand also nicht aus Personen im fortgeschrittenen Lebensalter. Der Zeitraum von 41 Jahren zwischen der akuten Erkrankung und dem Beginn der Vergleichsstudie war charakteristisch für das Risiko der Population, ein Post-Polio-Syndrom zu entwickeln.

Bei Beginn der Studie 1986 hatten in der Gruppe der Probanden etwa 60% mindestens eines der Symptome von Schmerz, Müdigkeit oder zunehmender Schwäche. Bei nur 20% waren diese aber so schwer, daß Veränderungen im Lebensstil oder bei den täglichen Aktivitäten erforderlich waren *[20]*. Das betraf Veränderungen, die sich von der Erfordernis einer zusätzlichen Orthese bis zum vorzeitigen Ruhestand erstreckten, da längere Wege nicht mehr zurückgelegt werden konnten. Im Verlauf der 5-Jahres-Studie blieb die Zahl der Untersuchten mit einigen Beschwerden bei etwa 60% stabil, was auch die Arten und deren Häufigkeit betraf (Abb. 2).

Die Messungen der Funktion waren in dem Beoachtungszeitraum von 5 Jahren bemerkenswert stabil. Die Zeit, die für das Zurücklegen einer Strecke von 30 m benötigt wurde, veränderte sich leicht von 27,6 s (Standardabweichung ±7,5 s) auf 23,6 s (Standardabweichung ±5,4 s). Diese Differenz war, wenn auch gering, statistisch hoch signifikant ($p < 0{,}0001$ im t-Test). Bei der Testung der oberen Extremitäten wurden während der Beobachtungsperiode (mit einem speziellen Test von Minnesota) keine signifikanten Veränderungen festgestellt.

Die nach Punkten bewertete neurologische Untersuchung war ähnlich stabil *[20]*. Die Punktzahl bei diesem Test wird dabei beim Gesunden mit 0 bewertet und mit 268 bei einem Patienten mit vollständiger Lähmung aller motorischer Funktionen und dem Verlust sämtlicher Reflexe und der Sensibilität in den Extremitäten. Auf dem Höhepunkt der Akuterkrankung war die mittlere Punktzahl der Kohorte 31 (Bereich von 1–140,5). Bei der ersten Erfassung in der Verlaufsstudie lag der durchschnittliche Wert bei 20,3 (0–120,5) und hatte sich auf 17,1 (0–121) nach 5 Jahren verbessert. Die geringe Differenz war statistisch signifikant ($p = 0{,}0036$). Die Stabilität dieser Beobachtung bei Verwendung der linearen Regressionsanalyse war sehr eindrucksvoll. Das Gefälle der zweiten Behinderungs-Punktwer-

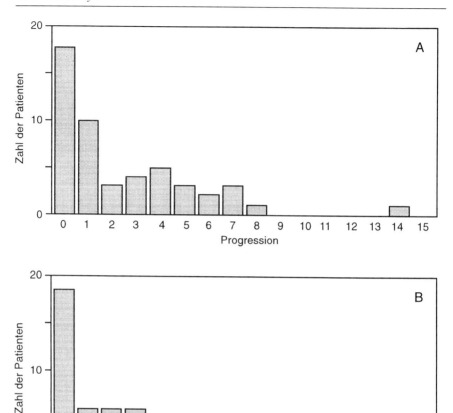

Abb. 2
Stabilität der Anzahl von Symptomen bei Patienten mit Polio. A zeigt die Verteilung
der Progressionswerte (s. Abb. 1) von 1986–1987, B bei den selben Patienten
5 Jahre danach.

tung gegen das der ersten war 0,998 mit einem hohen Korrelations-
koeffizienten ($r^2 = 0,953$).
Die elektrophysiologischen Variablen waren ähnlich gut erhalten. Der am
besten reproduzierbare Vergleich der gesamten motorischen Funktion ist
das Summenaktionspotential. Bei Einsatz medianer und peronealer Amplituden lag der Mittelwert bei der ersten Untersuchung bei 27,7 mV (Standardabweichung 10,1 mV) und 5 Jahre später bei 29,3 mV (Standardabweichung 11,2 mV). Dieser geringe Trend in Richtung einer Verbesserung

war statistisch nicht signifikant (p = 0,195), lag aber etwa in derselben Richtung wie die Gehfähigkeit und die Gesamtpunktwerte der neurologischen Behinderung.

Da diese Stabilität im Gegensatz zur herrschenden Meinung stand, überprüften wir die Daten mit einer Anzahl anderer Methoden. Zuerst waren wir daran interessiert, ob eine Extremität oder ein Muskel, die von der ursprünglichen Erkrankung nicht betroffen schienen, später eine Beeinträchtigung der neuromuskulären Funktion erfahren könnten. Uns lagen detaillierte neurologische Untersuchungen von allen Betroffenen aus der Zeit der akuten Erkrankung, von 1986–87 und 1991–92 vor. So konnten wir beurteilen, ob ein Muskel, der bei der Akuterkrankung noch nicht befallen war, in späteren Jahren betroffen wurde. Von 2700 untersuchten Muskeln bei den 50 Probanden fanden wir dafür nur 4 Beispiele. In jedem Fall waren die Veränderungen geringfügig. Das ist sicher darauf zurückzuführen, daß die Erstuntersucher einen schwachen Muskel bei einem akut erkrankten Kind übersahen. Die wichtige Schlußfolgerung daraus war, daß eine Extremität, welche vom ursprünglichen Krankheitsprozeß nicht betroffen worden war, auch in der Folge keine neuen Schwierigkeiten auf neuromuskulärer Basis entwickeln würde. Das schließt die Möglichkeit nicht aus, daß in einer normalen Extremität, welche viele Jahre lang die Schwäche einer anderen kompensieren mußte, degenerative Gelenkerkrankungen schneller als erwartet auftreten.

Der zweite Gesichtspunkt war, daß, seit wir eine ganze Population von Personen mit einem weiten Spektrum der Erkrankungsintensität analysierten, signifikante Veränderungen in den befallenen Gliedmaßen statistisch in der Majorität von normalen Extremitäten untergegangen sein könnten. Deshalb analysierten wir unsere Daten noch einmal, wobei wir alle normalen Gliedmaßen von denen trennten, die durch den Lähmungsprozeß befallen waren. Dazu betrachteten wir jede Person wie 5 separate „Extremitäten" (2 Arme, 2 Beine und die bulbäre Muskulatur). Dann untersuchten wir alle „Extremitäten" separat und ermittelten, ob sie bei der ursprünglichen Erkrankung mit befallen waren. Darauf verglichen wir Veränderungen in „Kontrollgliedmaßen", die niemals klinische Anzeichen einer Krankheitsbeteiligung aufgewiesen hatten, mit den gelähmten, die beteiligt waren. Es ergaben sich 115 „Kontrollextremitäten" und 135 „gelähmte". Bei diesen verglichen wir die Veränderung in der neurologischen Behinderungsskala, die isometrische Muskelkraft, die Summenaktionspotentiale der Muskeln, die in der Extremität gemessen worden waren und die Anzahl der Potentiale ihrer motorischen Einheiten. Auch mit dieser Methode wurden keine signifikanten Veränderungen zwischen den Variablen beider Arten von Extremitäten gefunden.

Ein abschließender Gesichtspunkt lag darin, daß die Instrumente, die für die Messung von Veränderungen über einen Verlauf von 5 Jahren eventuell nicht empfindlich genug waren. Wegen der ausführlichen Studien über Diabetes in derselben Population glauben wir aber, daß dies nicht der

Tabelle 3
Labordiagnostik bei Patienten mit einer alten Polio

Test	Indikation
EMG/NCV	Bestimmung der Folgen einer Erkrankung der Motoneuronen, um die Originaldiagnose zu stützen und das Ausmaß der Erkrankung zu ermitteln; Ausschluß von anderen Ursachen einer neuromuskulären Erkrankung (z. B. Radikulopathie, Einklemmung, periphere Neuropathie, Polymyositis); Bestimmung der quantitativen und objektiven Grundlagen der neuromuskulären Funktion
Quantitativer isometrischer Test der Muskelkraft	Quantitative Bestimmung der Kraft in ausgewählten Muskelgruppen
Lungenfunktionstest	Bestimmung der aktuellen neuromuskulären Atmungskapazität (inspiratorischer und exspiratorischer Druck, maximale Lungenkapazität); Grundlage und Schwächung als Ursache von Müdigkeit; Ausschluß anderer respiratorischer Probleme (z. B. chronisch obstruktive Lungenerkrankungen)
nächtliche Oximetrie (mit tranportablen Gerät oder per Telemetrie)	Kontrolle der Möglichkeit einer nächtlichen Hypoxie
Untersuchung im Schlaflabor	wenn Anamnese und Oximetrie Anlaß zu Verdacht auf nächtliche Hypoxie geben
Röntgenkontrolle der Gelenke	Prüfung des Ausmaßes von degenerativen Gelenkerkrankungen; Kontrolle der gewichtstragenden Gelenke mit und ohne Belastung; Kontrolle der Stabilität früherer orthopädischer Eingriffe
Kreatinkinase im Blut	kann als Indikator für aktiveren Verlust von neuromuskulären Funktionen bei einigen Patienten dienen: hohe Werte können auf andere neuromuskuläre Erkrankungen hinweisen (z. B. dystrophische Polymyositis)
MMPI (siehe Text)	Testung verborgener Depressionen
spezielle Darstellungsmethodenvon Nerven (NMR, CT von Kopf oder Wirbelsäule)	um spezielle Erkrankungen auszuschließen, die sich in der Anamnese ergeben haben (z. B. Spinalstenosen)
andere Bluttests und bildgebende Untersuchungen	um systemische Erkrankungen, die sich bei Anamnese und Untersuchung ergeben haben, auszuschließen (z. B. Diabetes, Anämie, Hypothyreoidismus)

NCV = Geschwindigkeit der Nervenleitfähigkeit; NMR = Kernspintomographie

Tabelle 4
Neue Schwierigkeiten bei Patienten mit früherer paralytischer Poliomyelitis *
(nach *[20]*)

Symptom	Patienten		
	Anzahl	neue Hilfsmittel erforderlich (n)	geänderte Aktivitäten (n)
nur Müdigkeit	2	1	0
nur Schmerzen	7 +)	0	1
Müdigkeit und Schmerzen	1	1	0
nur Schwäche	4	0	0
Schwäche und Schmerzen	9	2	0
Schwäche und Müdigkeit	2	1	0
Schwäche, Schmerzen, Müdigkeit	7	2	1
ohne neue Symptome	18	0	0

* Beschwerden, über die von 32 Patienten aus einer Gruppe von 50 mit paralytischer Poliomyelitis geklagt wurden.
  21 klagten über etwas neue Schwäche. Bei 7 erforderten die neuen Symptome neue Hilfsmittel für den Alltag und in 2 Fällen mußten die Patienten ihren Lebensstil verändern.
+) Alle 7 Patienten klagten über nichtausstrahlende lumbale oder cervikale Schmerzen.

Fall war *[11]*. Immerhin reichten dieselben Geräte aus, um das Vorliegen einer diabetischen Neuropathie nachzuweisen und deren progressiven Charakter über einen ähnlichen Zeitraum zu dokumentieren.
Zusammenfassend läßt sich feststellen, daß all unsere Messungen der neuromuskulären Funktion eine Stabilität bei dieser Gruppe von Patienten ergaben. Das beweist, daß eine Verschlechterung der neuromuskulären Funktion in unserer Populationsstudie von Patienten, die eine paralytische Poliomyelitis durchgemacht hatten, nicht sehr weit verbreitet war. Das bedeutet keineswegs, daß das „Post-Polio-Syndrom" nicht existiert. Beschwerden über Gliederschmerzen, Schwäche und Müdigkeit sind in dieser Population allgemein (Tab. 4) *[20]*. Um diese zu erklären, muß nach anderen Ursachen als neuromuskulärem Verschleiß geforscht werden. Unsere Studien waren nicht geplant, solche nachzuweisen oder zu messen. Aber wir glauben, daß degenerative Gelenkerkrankungen und Überlastungssyndrome hauptsächlich an diesen Symptomen beteiligt sind. Das ist eine wichtige Schlußfolgerung, da es in der physikalischen Medizin und bei den Orthopäden effektive Methoden zur Behandlung dieser Art von Problemen gibt.

Gleichermaßen schließen unsere Daten eine kleine Gruppe von Patienten nicht aus, die eine progressive neuromuskuläre Beeinträchtigung haben können. Diese gehören zu jenem Typ, der von MULDER *[15]* beschrieben wird und wahrscheinlich zu Lasten derjenigen mit verschlechterten neuromuskulären Funktionen geht, die bei Untersuchungen in Post-Polio-Kliniken gefunden wurden *[8]*. In unserer persönlichen Überweisungpraxis haben wir ähnliche Patienten gesehen. Bei diesen war die größte Schwierigkeit die Zunahme des Körpergewichtes und die Unfähigkeit, das Kniegelenk zu stabilisieren. Das tritt gewöhnlich wegen erhöhter Quadriceps-Schwäche auf, obwohl auch interne Störungen im Kniegelenk, die sekundär auf degenerativen Veränderungen beruhen, dazu beitragen können. Die erhöhte Quadriceps-Schwäche tritt in einem Muskel auf, der wahrscheinlich bis an die Grenze seiner Belastbarkeit gearbeitet hat und das Knie gerade noch stabilisieren konnte. Ein geringer Verlust der Muskelfunktion verursacht dann eine große Veränderung im Gangbild, wenn das Knie bei gewichtstragenden Extensionen nicht mehr stabilisiert werden kann. Ob die erhöhte Schwäche auf Überbelastung, natürlichem altersbedingten Verschleiß von Motoneuronen *[12, 13]* oder auf dem oben beschriebenen Remodellierungsprozeß beruht, ist unbekannt. Der Nachweis von progredientem neuromuskulären Verfall in den oberen Extremitäten von Patienten mit Polio ist sehr selten. Wenn er auftritt, sollte an andere Ursachen gedacht werden.

(Teile der in diesem Kapitel besprochenen Daten wurden beim Treffen der New York Academy of Sciences in Bethesda, Maryland, April 1994 sowie auf dem 46. Annual Meeting der American Academy of Neurology in Washington, DC, Mai 1994 vorgestellt.)

Literatur

1. ALTER, M., KURLAND, L. T., MOLGAARD, C. A.: Late progressive muscular atrophy and antecedent poliomyelitis. Adv. Neurol. **36** (1982), 303–309.
2. ARMON, C., DAUBE, J. R., WINDEBANK, A. J., KURLAND, L. T.: How frequently does classic amyotrophic lateral sclerosis develop in survivors of poliomyelitis? Neurology **40** (1990), 172–174.
3. BRAHIC, M., SMITH, R. A., GIBBS, C. J. JR. et al.: Detection of picornavirus sequences in nervous tissue of amyotrophic lateral sclerosis and control patients. Ann. Neurol. **18** (1985), 337–343.
4. BROWN, S., PATTEN, B. M.: Post-polio syndrome and amyotrophic lateral sclerosis: A relationship more apparent than real. Birth Defects **23**, 4 (1987), 83–98.
5. CASHMAN, N. R., MASELLI, R., WOLLMAN, R. L. et al.: Late denervation in patients with antecedent paralytic poliomyelitis. N. Engl. J. Med. **317** (1987), 7–12.
6. CHIÒ, A., MEINERI, P., TRIBOLO, A., SCHIFFER, D.: Risk factors in motorneuron disease: A case-control study. Neuroepidemiology **10** (1991), 174–184.

7. CODD, M. B., MULDER, D. W., KURLAND, L. T., et al.: Poliomyelitis in Rochester, Minnesota, 1935–1955: Epidemiology and long-term sequelae: A preliminary report. In HALSTEAD, L. S., WIECHERS, D. O. (Hrsg.): Late Effects of Poliomyelitis. Symposia Foundation, Miami (1985), S. 121–134.

8. DALAKAS, M. C., ELDER, G., HALLETT, M. et al.: A long-term follow-up study of patients with post-poliomyelitis neuromuscular symptoms. N. Engl. J. Med. **314** (1986), 959–963.

9. DEAPEN, D. M., HENDERSON, B. E.: A case-control study of amyotrophic lateral sclerosis. Amer. J. Epidemiol. **123** (1986), 790–799.

10. DEN HARTOG JAGER, W. A., HANLO, P. W., ANSINK, B. J. J., VERMEULEN, M. B. M.: Results of a questionnaire in 100 ALS patients and 100 control cases. Clin. Neurol. Neurosurg. **89** (1987), 37–41.

11. DYCK, P. J., KRATZ, K. M., LEHMAN, K. A. et al.: The Rochester Neuropathy Study: Design, criteria for types of neuropathy, selection bias, and reproducibility of neuropathic tests. Neurology **41** (1991), 799–807.

12. KAWAMURA, Y., DYCK, P. J.: Lumbar motoneurons of man: III. The number and diameter distribution of large- and intermediate-diameter cytons by nuclear columns. J. Neuropathol. Exp. Neurol. **36** (1977), 956–963.

13. KAWAMURA, Y., O'BRIEN, P., OKAZAKI, H., DYCK, P. J.: Lumbar moto-neurons of man: II. The number and diameter distribution of large- and intermediate-diameter cytons in „motoneuron columns" of spinal cord of man. J. Neuropathol. Exp. Neurol. **36** (1977), 861–870.

14. MILLER, J. R., GUNTAKA, R. V., MYERS, J. C.: Amyotrophic lateral sclerosis: Search for poliovirus by nucleic acid hybridization. Neurology **30** (1980), 884–886.

15. MULDER, D. W., ROSENBAUM, R. A., LAYTON, D. D. JR.: Late progression of poliomyelitis or form fruste amyotrophic lateral sclerosis? Mayo Clin. Proc. **47** (1972), 756–761.

16. ROOS, R. P., VIOLA, M. V., WOLLMAN, R. et al.: Amyotrophic lateral sclerosis with antecedent poliomyelitis. Arch. Neurol. **37** (1980), 312–313.

17. THOMPSON, J. M.: Tension myalgia as a diagnosis at the Mayo Clinic and its relationship to fibrositis, fibromyalgia and myofascial pain syndrome. Mayo Clin. Proc. **65** (1990), 1237–1248.

18. WINDEBANK, A. J.: Clinical evaluation of motor function. In DYCK, P. J., THOMAS, P. K., ASBURY, A. K. et al. (Hrsg.): Diabetic Neuropathy. W. B. Saunders, Philadelphia 1987, S. 100–106.

19. WINDEBANK, A. J., DAUBE, J. R., LITCHY, W. J., IVERSON, R.: A population-based study of the late effects of paralytic poliomyelitis (Abstr.). Neurology **44** (1994), 256.

20. WINDEBANK, A. J., LITCHY, W. J., DAUBE, J. R. et al.: Late effects of paralytic poliomyelitis in Olmsted County, Minnesota. Neurology **41** (1991), 501–507.

21. WINDEBANK, A. J., DAUBE, J. R., LITCHY, W. J. et al.: Late sequelae of paralytic poliomyelitis in Olmsted County, Minnesota. Birth Defects **23** (1987), 27–38.

8 Bewertung und Behandlung von respiratorischen Post-Polio-Folgen: Nichtinvasive Möglichkeiten

John R. Bach

PPS-bedingte Schwäche der inspiratorischen und exspiratorischen Muskulatur sowie Bulbärmuskelschwäche kann zu einer chronischen alveolären Hypoventilation (CAH), zu zusätzlichen pulmonalen Komplikationen und zu respiratorischem Versagen führen. Bei dieser Gruppe von Patienten können auch verstärkt Atmungsstörungen auftreten, die den Schlaf beeinträchtigen. Wegen ihrer schleichenden Natur werden respiratorische Symptome sehr oft mißgedeutet. Die generelle Lücke im Wissen über nichtinvasive respiratorische Muskelhilfen führt dann zu ungeeigneten Maßnahmen. Episoden von akutem respiratorischen Versagen verbunden mit sonst harmlosen Infektionen des Respirationstraktes oder bestimmte chirurgische Eingriffe unterbrechen häufig einen tückischen progressiven Verlauf. Unnötige invasive Untersuchungen und Behandlungsmaßnahmen beeinflussen andererseits die Lebensqualität und können sogar das Risiko von pulmonalen Komplikationen und die Sterblichkeit erhöhen.

Historischer Rückblick

In den 35 Jahren von 1928 – wo die Eiserne Lunge entwickelt wurde – bis 1962 erkrankten in den USA über 500 000 Personen an Poliomyelitis [56]. Bei etwa 15% der Patienten mit paralytischer Polio kam es zu Störungen der Atmung und/oder Schluckbeschwerden [66]. Während der Polioepidemie 1952 in Dänemark lag die Sterblichkeitsrate von Patienten mit Atemlähmungen bei bulbärer Poliomyelitis um 95% und bei 28% ohne bulbäre Beteiligung [66]. 25 von 200 überlebenden Polio-Patienten (12,5%), die ein Atemgerät benötigten, blieben weiter auf diese Hilfen angewiesen. Die dänischen Kollegen berichteten, daß die Mortalitätsrate bei diesen Patienten von 80% auf 41% durch häufigeren Einsatz der Tracheostomie zurückging [66].
Auch aus Spezialeinrichtungen in den USA kamen Berichte über signifikante Rückgänge der Mortalität, jedoch ohne Tracheostomie durch Einsatz der intermittierenden positiven Druckbeatmung (IPPV = intermittend posi-

tive pressure ventilation) unter individueller Patientenbetreuung. Von 1948 bis 1952 benötigten 15–20% der 3500 im Los Angeles General Hospital behandelten Patienten eine Atemhilfe. Dabei ging die Sterblichkeit von 12–15% im Jahre 1948 auf 2% im Jahr 1952 zurück *[57]*. Obwohl bei vielen Patienten in diesem Krankenhaus, besonders bei denen mit einer bulbären Poliomyelitis, eine Tracheostomie zur Absaugung der Sekrete während der negativen Körperdruckbeatmung durchgeführt worden war, sank in anderen Einrichtungen, wo weniger Tracheostomien eingesetzt worden waren, die Mortalität ebenfalls auf etwa 2% *[57]*. Somit kann man sagen, daß die früheren hohen Zahlen an Todesfällen nicht unbedingt mit einer schlechten Wirksamkeit der Ganzkörper-Beatmungsgeräte zusammenhing, sondern vielmehr mit einer ungenügenden Behandlung der Bulbärmuskel-Insuffizienz und der Aspiration *[57]*. Bessere Krankenbetreuung und mehr Aufmerksamkeit zur Beherrschung der Atemwegssekrete einschließlich geeigneter mechanischer Geräte waren weitere Faktoren, welche die Sterblichkeitszahlen senkten *[22–27, 57, 89]*. Diese zuletzt genannten Geräte sind für viele Patienten, die ein Atemgerät infolge PPS benötigen, weiter wichtig *[8, 10, 12, 13, 15]*.

Der erste Bericht über Ateminsuffizienz in Zusammenhang mit Poliospätfolgen stammt aus dem Jahre 1970 *[52]*. 1987 untersuchten Bach u. Mitarb. 75 solcher Patienten *[13]*. Bei 31 von ihnen traten die Spätfolgen im Durchschnitt 18 Jahre nach der Akuterkrankung auf. In neueren Arbeiten wurde die Mehrzahl als Spätfolgen beschrieben *[10, 45]*. Einige post-paralytische Polio-Betroffene, die während der Akutphase keine Atemhilfe benötigten, sind jetzt auf Atemgeräte angewiesen *[10, 45, 58]*. In einem neueren Überblick über die Spätfolgen von Poliomyelitis fand man, daß 42% der Befragten jetzt über Atmungsprobleme klagten *[51]*.

Pathophysiologie der späteinsetzenden pulmonalen Dysfunktion

Eine Schwäche der Atemmuskulatur kann infolge Alterns, Müdigkeit, und/oder beschleunigtem Verlust von verbliebenen Vorderhorn-Verbindungen zur Atemmuskulatur auftreten. Das führt zu einer Abnahme des Lungenvolumens, einschließlich der Vitalkapazität, und zu einem Rückgang der maximalen inspiratorischen und exspiratorischen Drücke und Luftströme. Mit dem Altern sinken bei PPS-Betroffenen, die eine späteinsetzende Atmungsinsuffizienz entwickeln, die Werte der Vitalkapazität auf über 60–90% gegenüber den Normalwerten *[13, 45]*. Es ist wahrscheinlich, daß bei PPS-Betroffenen im allgemeinen die Vitalkapazität ohnehin schneller zurückgeht. Das daraus resultierende restriktive Lungensyndrom wird häufig durch das Vorliegen einer Skoliose verschlimmert und führt zu einer gefährlichen Ateminsuffizienz. Wenn die Vitalkapazität auf einen Wert unter 55% des normalen fällt, ist eine Hyperkapnie wahrscheinlich *[30]*. Die Symptome können jedoch bei klinischen Patienten minimal sein, wie schrittweise Rückgänge in Kontrolleinrichtungen für die chronisch alveoläre Hypoventilation (CAH) zeigen *[8]*. Hypoxie, Hyperkapnie und Verlust an Vitalkapazität werden durch Lungenerkrankungen, Kyphoskoliosen, atmungsbedingte Schlafstörungen oder Fettleibigkeit verschlimmert, da diese die inspiratorische Muskelschwäche zusätzlich komplizieren.

Gleicherweise senkt die Atemmuskelschwäche den exspiratorischen Spitzenhustenstoß. Das beeinträchtigt die Fähigkeit, die Luftwege von Sekreten frei zu halten, besonders bei Infektionen. Verstopfungen der Luftwege durch Schwäche der Kehlkopfmuskulatur, durch Aspiration von Sekreten und Nahrungsmitteln wegen bulbärer Beteiligung, durch Stimmbandlähmungen oder Trachealstenosen infolge vorhergehender endotrachealer Intubation oder aus anderen Gründen behindern die exspiratorische Muskelfunktion und können den exspiratorischen Hustenstoß weiter senken. Die Anamnese von Rauchen oder chronischer Bronchorrhoe verstärken bei Patienten mit schwacher exspiratorischer oder Bulbärmuskulatur weiter die Tendenz, chronische Mukusverstopfungen zu entwickeln. Diese führen ihrerseits zu einem Ungleichgewicht zwischen Ventilation und Perfusion, zu Atelektasen, zu Pneumonien, zu pulmonalen Vernarbungen und einem Verlust der Lungenfunktion. Durch einen großen Mukuspfropfen kann eine plötzliche Hypoxie und ein akutes respiratorisches Versagen verursacht werden. Wenn diese Patienten nicht richtig behandelt werden, können wiederholte Intubationen, Bronchoskopien und Tracheostomien erforderlich sein. Für wirksame Atemwegsekretion und Schleimabhusten sind Spitzenhustenstöße von mindestens 5 l/s erforderlich *[20]*. Es ist falsch, adäquate Spitzenhustenstöße zu erzwingen, da dies zum Risiko pulmonaler Komplikationen beiträgt.

Das schnelle flache Atmungsmuster mit dem Verlust der Fähigkeit zu gelegentlichen tiefen Einatmungen („Seufzen") trägt zu dem Verlust der Lungenfunktion, zu erhöhter Steife des Brustkorbes und zu chronischen Mikroatelektasien bei *[38, 44]*. Auch das wird durch das Vorliegen einer Skoliose verschlimmert. Schwächere Lungenfunktion erfordert mehr Kraft für das Atmen.

Atmungsbedingte Schlafstörungen, die der Ausdruck zentraler oder obstruktiver Apnoen und Hypopnoen sind, kommen etwa bei 37,5% der über 62 Jahre alten Bevölkerung vor *[32]*. Wenn bei einem Patienten im Durchschnitt 10 oder mehr Apnoen plus Hypopnoen pro Stunde auftreten, bezeichnet man das als obstruktives Schlaf-Apnoe-Syndrom (OSAS) *[48, 54]*. Bei PPS-Betroffenen scheint es mehr atmungsbedingte Schlafstörungen zu geben, für die sowohl die Intrinsic-Muskulatur des Larynx *[57]* wie auch Schädigungen des Atmungskontrollzentrums, welche auf den enzephalitischen Prozeß während der primären Phase der Virusinfektion zurückgehen, verantwortlich sind *[55, 57, 79, 81]*. GUILLEMINAULT und MOTTA beobachteten bei 5 PPS-Patienten ein gemischtes Bild obstruktiv-zentraler Apnoen *[50]*. STELJES et al. wiesen bei 7 von 8 untersuchten PPS-Betroffenen mit Müdigkeit, Muskelschwäche, Muskel- oder Gelenkschmerzen, Schlafproblemen und Atemschwierigkeiten, obstruktive oder gemischte Apnoen nach *[87]*. Atmungsbedingte Schlafstörungen allein können CAH, Hypoxien, Rechtsherzinsuffizienz oder, in schweren Fällen, akutes kardiopulmonales Versagen zur Folge haben.

Arterielle O_2-Drucke von 10–20 mm Hg unter dem normalen Mittelwert sind für ältere Menschen ein Signal für das Vorliegen von Mikroatelektasien bei sonst stabilen restriktiven Lungensyndrom-Patienten mit normalen Thoraxröntgenbildern. Eine signifikante Lungenerkrankung besteht, wenn bei Fehlen einer Hyperkapnie und reversiblen Faktoren der PO_2 unter 60 mm Hg liegt. Die Korrektur des Säure-Basen-Gleichgewichts durch Einsatz von Hilfen für die inspiratorischen Muskeln, welche die alveoläre Atmung normalisieren, reduziert die Rechtsherz-Belastung ganz erheblich *[43]*.

Bei fehlender Korrektur führt eine schleichende progressive Hyperkapnie zu einer kompensatorischen metabolischen Alkalose. Die daraus resultierenden erhöhten Spiegel von Bikarbonat im Nervensystem tragen zur Vertiefung der ventilatorischen Reaktion auf Hypoxie und Hyperkapnie bei. Das führt zu einer Verschlechterung der CAH und kann die Wirksamkeit des Einsatzes von IPPV während der Nacht, wenn diese Behandlung eingeführt wird *[18]*, senken bis das Problem durch Normalisierung der normalen alveolären Ventilation rund um die Uhr korrigiert wird.

Atmungsteste

Die Symptome der Patienten sollten nicht auf das „Post-Polio-Syndrom" zurückgeführt werden, ohne daß eine entsprechende Prüfung der Atmungsfunktionen stattgefunden hat, dazu gehören auch Teste im Schlaflabor. Bei der Untersuchung sollten neben der Anamnese und Symptomatologie der Lungen die Vitalkapazität, die maximale Einströmkapazität (wenn die Vitalkapazität unter 1500 ml liegt), die Spitzenhustenstöße, nichtinvasive Messungen der Blutgaswerte und in seltenen Fällen, wenn die Diagnose unklar ist, eine ambulante Polysomnographie einbezogen werden. Durch Übergewicht, Blähungen des Abdomens und akute Infektionen des Respirationstraktes werden sowohl die Funktionen der inspiratorischen wie die der exspiratorischen Muskulatur herabgesetzt *[73]*. Arterielle Entnahmen zur Blutgasmessung sollten nur bei akut kranken Patienten erfolgen, um die zusätzliche Sauerstoffzufuhr zu überprüfen, nachdem sich die alveoläre Atmung durch den Einsatz von Atemgeräten normalisiert hat.

Post-Polio-Symptome und Anzeichen umfassen Müdigkeit, Kopfschmerzen, Schlafstörungen, verminderte Muskelkraft, Muskelschmerzen, Dyspnoen, Zyanose, Reizbarkeit, Beklemmung und Depressionen *[61]*. Diese Symptome sind aber auch für CAH und OSAS (s. o.) charakteristisch *[8]*. Andere Symptome und Anzeichen von CAH und OSAS umfassen Hypersomnolenz, mangelnde Konzentrationsfähigkeit, beeinträchtigte intellektuelle Funktion und Gedächtnis, Alpträume, die besonders das Atmen betreffen, verminderte Libido und frische Veränderungen im Körpergewicht. Patienten mit beeinträchtigter oropharyngealer Muskelfunktion können auch Beschwerden beim Schlucken und beim Abhusten ihrer Atemwegssekrete haben *[8]*. Partielle Stimmband- und Zungenlähmungen sind eine häufige Ursache für ungenügende Ausbildung des Spitzenhustenstoßes. Begleitende obstruktive Atemwegserkrankungen bei PPS-Patienten im mittleren oder höheren Alter, besonders bei chronischen Rauchern, können den Spitzenhustenstoß ebenfalls senken. Wenn immer ein Verdacht auf eine chronisch obstruktive Lungenerkrankung vorliegt, sollten die erzwungenen exspiratorischen Atemströme und die Spitzenhustenstöße getestet werden.

Wenn die Lungendysfunktion primär restriktiv ist, reicht ein genaues transportables Spirometer für die Messung der Vitalkapazität aus, um Fortschritte bei den Patienten und Reaktionen auf Behandlungen zu ermitteln. Dabei sollte die Vitalkapazität im Sitzen, im Liegen, bei anderen Positionen und, wenn diese eingesetzt werden, auch mit thorakolumbären Orthesen gemessen werden. Wenn der Wert der Vitalkapazität unter 1500 ml liegt, sollte die MIC (maximale Einströmkapazität) gemessen werden. Die MIC ist ein Maß für das maximale Luftvolumen, das mit geschlossener Zunge gehalten werden kann. Man kann es ermitteln, wenn man die Luft bei mechanischer Beatmung „ansammelt" und/oder durch die „Froschatmung" (glossopharyngeal breathing = GPB) *[12]*. Die MIC ist eine Funktion aus Lungenbeteiligung und der Kraft der Bulbärmuskulatur. Bei PPS-Patienten ist ein MIC-Wert von wenigstens 1000 ml erforderlich, um einen adäquaten Spitzenhustenstoß für die Reinigung der Luftwege von Sekreten zu erreichen und damit einen optimalen kontinuierlichen Einsatz von nichtinvasiven Hilfen ohne Rückgriff auf die Tracheostomie oder andere mechanische Beatmungsgeräte zu gewährleisten. Die MIC hat auch eine große Bedeutung, um das Froschatmungs-Potential und deren maxi-male Atemkapazität vorherzubestimmen *[12]*.

Jeder Patient mit einer Tages-Hyperkapnie oder weniger als 50% der erforderlichen normalen Vitalkapazität bedarf einer Überwachung der Oxyhämoglobin-Sättigung (SaO_2) und nach Möglichkeit einer Kontrolle des PCO_2 während des Schlafes. Der Kapnograph, der den Verlauf des PCO_2 messen kann, sowie das Pulsoximeter sollten die Daten summieren und ausdrucken können *[8, 15]*. Diese Messungen sind am bequemsten ambulant vorzunehmen. Bei klinischen Patienten können auch Schlafstudien mit transkutanen CO_2-Meßelektroden durchgeführt werden. Die Diagnose CAH wird unterstützt, wenn die nächtlichen PCO_2-Werte größer als 50 mm Hg sind. Ohne nächtliche PCO_2-Daten ist bei einem durchschnittlichen Oxyhämoglobin-Wert von weniger als 95% pro 1 Stunde während des Schlafes bei einem symptomatischen Patienten mit einer Vitalkapazität von weniger als 50% die Diagnose zu bestätigen und mit einer Behandlung zu beginnen. Bei einer CAH ist eine nächtliche Hypoventilation ernster als wenn sie am Tag auftritt *[18]*. Ohne begleitende zentrale oder obstruktive Apnoen oder Hypopnoen offenbart die Kontrolle der nächtlichen SaO_2 typischerweise ein relativ schwaches Absinken der Aufwach-SaO_2.

Obwohl Patienten mit schweren CAH und einer mittleren Schlaf-SaO_2 unter 90% vorübergehende und häufig schwere Abnahmen in der Sättigung aufweisen, signalisiert ein Sägezahnmuster der Oxyhämoglobinuntersättigung mit mehr als zehnmaligen Absinken auf 4% oder mehr pro Stunde bei einem symptomatischen Patienten mit relativ normaler Vitalkapazität und mittleren SaO_2-Werten das Vorliegen einer atmungsbedingten Schlafstörung. Bei symptomatischen Patienten sind oximetrische Untersuchungen hochsensibel, um diese Bedingungen zu überprüfen *[62, 90]*.

Für Patienten mit Vitalkapazitäten (in Rückenlage) von 50% der erwarteten Normalwerte und mit unklaren Ergebnissen der nächtlichen oximetrischen und Kohlendioxid-Untersuchungen, kann die Symptomatologie auf der Basis einer inspiratorischen Muskelschwäche und atmungsbedingten Schlafstörungen oder anderen Faktoren erklärt werden. Eine ambulante Polysomnographie kann bei der Bewertung hilfreich sein *[82]*.

Die pulmonale Behandlung von Post-Polio-Patienten

Die Behandlung eines restriktiven Lungensyndroms mit CAH oder atmungsbedingten Schlafstörungen bedarf keiner Hospitalisierung wegen akuter respiratorischer Ausfälle. Sowohl die atmungsbedingten Schlafstörungen wie die CAH können behandelt, die respiratorischen Kontrollmechanismen normalisiert werden, wobei Lebensqualität und -erwartung bei einer Behandlung, die entweder zu Hause oder in einer klinischen Umgebung durchführbar ist, gesteigert werden können. Die primären Ziele bei entsprechenden Patienten sollten darin liegen, die normale alveoläre Ventilation rund um die Uhr aufrecht zu erhalten, für eine wirksame Beseitigung der Sekrete in den Luftwegen zu sorgen, zumindest eine gewisse dynamische pulmonale Mitarbeit zu gewährleisten oder zu verbessern und, falls nachweisbar, die Faktoren, welche die atmungsbedingten Schlafstörungen verursachen, zu behandeln. Post-Polio-Betroffene können unter atmungsbedingten Schlafstörungen, CAH oder einer Kombination von beiden leiden. Es gibt PPS-Patienten, bei denen weder die atmungsbedingten Schlafstörungen noch das restriktive Lungensyndrom so ausgeprägt sind, daß sie einer Behandlung bedürfen, aber wenn beides zusammentrifft, ist eine Hilfe durch entsprechende Atemgeräte erforderlich *[13, 15]*.

Atmungsbedingte Schlafstörungen

Alle reversiblen Zustände, die mit obstruktivem Schlafapnoe-Syndrom (OSAS) zusammenhängen, sollten identifiziert und behandelt werden *[68, 84]*. Andererseits ist ein CPAP-Gerät (CPAP = continuous positive airway pressure) für die Mehrzahl der Patienten, bei denen keine behandlungsbedürftigen Verhältnisse gefunden wurden, ausreichend. Der CPAP wirkt wie eine pneumatische Schiene, die für einen offenen Luftweg sorgt. Ein CPAP von 5–15 mm H_2O ist im allgemeinen ausreichend. Die unabhängig voneinander variierbaren inspiratorischen (IPAP) und exspiratorischen (EPAP) Drücke bei Verwendung des BiPAP-Gerätes (BiPAP = bilevel positive airway pressure) der Fa. Respironics Inc. (Monroeville, Pennsylvania) verbessern die Wirksamkeit und den Komfort. Um die Wirksamkeit der Behandlung zu optimieren, sollten nächtliche Kontrollen der SaO_2 bei verschiedenen CPAP- oder BiPAP-Einstellungen vorgenommen werden. Bei Patienten mit paralytischer/restriktiver Atmungsinsuffizienz und atmungsbedingten Schlafstörungen, können CPAP und BiPAP mit einem niedrigen IPAP/EPAP-Verhältnis unwirksam sein. Entweder sollte ein hohes IPAP/EPAP Verhältnis oder ein anderes transportables druck- oder volumengesteuertes Atemgerät zur nichtinvasiven IPPV über orale, nasale oder oral-nasale Masken zum Anschluß des Patienten an das Gerät verwendet werden. Die nichtinvasive IPPV unterstützt die Atmung des Patienten und gewährleistet die Funktion der oberen Luftwege *[8, 13, 15, 17, 31, 34, 50, 67, 87]*. Zur Zeit wird klinisch der Einsatz eines neuen Gerätes (Demand Positive Airway Pressure der Fa. Medical Systems Inc., Hampton, New Hampshire), bei dem die positiven Drucke mit den durch die autonome Atmung erzeugten Luftströmen variieren, getestet und mit dem BiPAP-Gerät verglichen.

Trotz Wirksamkeit kann es vorkommen, daß CPAP, BiPAP oder nichtinvasive IPPV wegen mangelnden Komforts oder Entweichens von Luft durch schlecht sitzende CPAP-Masken nicht toleriert werden [89]. Dem Patienten sollten deshalb wenigstens einige der inzwischen mindestens 7 kommerziell erhältlichen Masken angeboten werden *[7]*. Einige dieser Masken lassen sich der Nase des Patienten individuell anpassen, wie z. B. die SEFAM-Maske der Fa. Lifecare Inc., Lafayette, Colorado (Abb. 1). Solche Masken sind angenehm und vertragen auch einen höheren Druck, aber sie sind auch teuer und empfindlich und erfordern häufigeren Nachbau. Transparente, stabile, individuell geformte und flache Nasenmasken können auch nach einem Gipsabdruck hergestellt werden (Abb. 2) *[70]*. Sie sind angenehm zu tragen und kosmetisch. Für OSAS-Patienten, die eine Überdruck-Beatmung nicht vertragen, gibt es verschiedene andere orthetische oder chirurgische Möglichkeiten *[29, 33, 63, 83, 88]*. Für Patienten mit einer Hyperkapnie sind sie aber nicht geeignet.

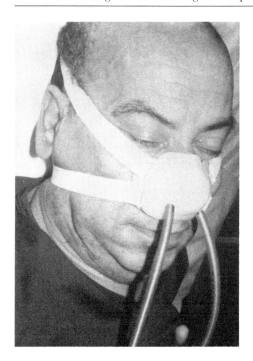

Abb. 1
SEFAM-Nasenmaske
(Maßanfertigung) für CPAP, BiPAP
oder nasale IPPV. (Mit freundlicher
Genehmigung der Fa. Lifecare Inter-
national Inc., Lafayette, Colorado)

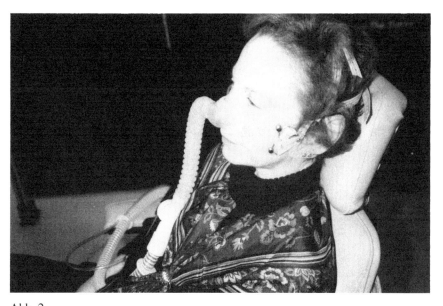

Abb. 2
Flache, transparente, nach Maß gefertigte Nasenmaske aus Acryl für CPAP, BiPAP
oder nasale IPPV. (Nach *[43]*)

Chronisch alveoläre Hypoventilation oder chronisches Atmungsversagen

Die Symptome der CAH werden häufig falsch diagnostiziert, und der Post-Polio-Patient wird nicht optimal behandelt, sogar wenn die Diagnose rechtzeitig gestellt worden ist. Unbehandelte Post-Polio-Betroffene mit einer CAH können mit wiederkehrenden Anfällen von Pneumonien und akutem Atemversagen bei eigentlich harmlosen respiratorischen Infekten reagieren. Solche Patienten sollten ins Krankenhaus eingewiesen werden und eine IPPV erhalten, um sie von Brochodilatoren, Xanthinderivaten und anderen im allgemeinen für Patienten mit rein restriktiven pulmonalen Erkrankungen ineffektiven Medikationen weg zu bekommen. Daneben ist eine Sauerstoff-Therapie, die vor oder nach der Entlassung verordnet wird, oft unnötig. Der Einsatz einer langfristigen Sauerstoff-Therapie anstelle der Versorgung mit maximaler Belüftung, optimaler Beatmung und unterstütztem Abhusten kann die Hypoventilation und die Hyperkapnie eher verschlimmern. Das verstärkt das Auftreten von Mikroatelektasien, senkt die Mitarbeit der Lungen und beschleunigt das Auftreten von respiratorischem Stillstand *[8, 26, 45, 52]*. Bei Post-Polio-Betroffenen mit CAH sollte eine Sauerstoff-Therapie vermieden werden, wenn nicht eine signifikante Hypoxie trotz einer Normalisierung des Kohlendioxid-Niveaus durch Einsatz von nichtinvasiven inspiratorischen Muskelhilfen besteht. Da nur wenige Ärzte mit Methoden der nichtinvasiven Unterstützung der Atemmuskulatur vertraut sind, werden widerstrebende Patienten allzu oft veranlaßt, einer Tracheostomie mit all ihren potentiellen Komplikationen und Unbequemlichkeiten zuzustimmen. Hinterher bedauern sie dann oft ihren Entschluß *[1]*.

Atemhilfen oder -unterstützungen können mit der Ganzkörper-Unterdruckbeatmung – wobei die Geräte direkt auf den ganzen Körper wirken – oder durch nichtinvasive IPPV-Methoden erfolgen. Bei der ersteren wird ein Unterdruck auf den Brustkorb und das Abdomen ausgeübt, was Luft in die Lungen durch Nase und Mund strömen läßt *[16]*. Dazu gehören die „Eiserne Lunge" *[41]*, die Porta-Lunge *[16]*, Brustkorb-Beatmer *[65, 86]* und Unterdruck-Kürass-Atemgeräte *[16]*. Diese sind jahrzehntelang zur nächtlichen Atemunterstützung bei Hunderten von Post-Polio-Betroffenen eingesetzt worden *[12, 13]*. Sie sind unbequem und nicht immer wirkungsvoll. Das Reisen ist schwierig, und Intimäten mit einem wichtigen Partner können unmöglich werden. STELJES u. a. berichteten über schlechte Schlafqualität, einen hohen Apnoe-Hypopnoe-Index, Hypoxie und Hyperkapnie *[87]*. Die Verwendung solcher Ganzkörper-Atemhilfen ist bei obstruktiven Schlafapnoen erforderlich, und oft treten schwere Oxyhämoglobin-Untersättigungen von ungewisser klinischer Signifikanz bei der Mehrzahl der Betroffenen, die damit versorgt werden, auf *[19]*. Das gewöhnlich starke

Schnarchen und beobachtete Atemschwierigkeiten, bei obstruktiven Schlafapnoen oft beobachtet, können bei der Verwendung dieser Geräte völlig
fehlen *[19]*.

Zu den Atemgeräten, die direkt auf den Körper wirken, gehören das
Schaukelbett [49] und das IAPV-Gerät (intermittent abdominal pressure
ventilator). Das Schaukelbett wird mit Neigungen zwischen 15 und 30°
bewegt. Das Schaukeln verschiebt den Inhalt des Abdomens, was sich auf
das Zwerchfell auswirkt. Dadurch wird die alveoläre Atmung unterstützt.
Das Schaukelbett weist viele Schwierigkeiten und Unbequemlichkeiten
auf, wie die anderen Ganzkörper-Atemgeräte, die mit Unterdruck arbeiten
auch und ist im allgemeinen wenig effektiv.

Die *IAPV-Geräte* besitzen in einem Leibgürtel einen Luftsack, der durch
einen tragbaren Ventilator rhythmisch aufgeblasen wird. Der sich daraus
ergebende Druck auf das Abdomen bewegt das Zwerchfell, wodurch der
Patient beatmet wird. Dieses Gerät vergrößert die autonomen Atemzüge
des Patienten um mehr als 300 ml *[11]*. Bei sitzender Position (75–80°) ist
es am wirksamsten. Es ist die Methode der Wahl für Beatmung am Tage
bei Patienten, die weniger als eine Stunde ihr Atemgerät entbehren können,
da es unauffällig und praktisch ist und eine ideale Ergänzung zur
Froschatmung bei Rollstuhlbenutzung darstellt [11].

Neuerdings wird die nichtinvasive *IPPV* als eine wirksame Alternative zur
IPPV mit Tracheostomie und Ganzkörper-Atemhilfen sowohl für die Nacht
wie für die Beatmung am Tage anerkannt *[14]*. Die nichtinvasive IPPV
wird häufig zusammen mit dem Oximetrie-Biofeedback eingeführt. Die
IPPV per Mundstück, wobei dieses direkt im Mund oder seiner unmittelbaren Nachbarschaft gehalten wird, stellt die beliebteste Methode zur
Atemunterstützung tagsüber dar (Abb. 3). Die Oximetrie unterstützt den
CAH-Patienten bei der Aufrechterhaltung einer mehr normalen Atmung
tagsüber sowohl bei strikt autonomer Atmung wie bei zusätzlicher Beatmung mittels der Mundstück-IPPV *[2, 14]*. Die Patienten sollten angewiesen werden, während der Tagesstunden ihre SaO_2-Werte bei oder über 95%
zu halten und ihre Atmung nötigenfalls durch Perioden nichtinvasiver
IPPV zu ergänzen *[12, 13, 18]*. Das Oximeter ist ein gutes Maß unter
der Voraussetzung, daß keine zusätzliche Sauerstoffversorgung verwendet wird. Die kontinuierliche SaO_2-Kontrolle ist bei Infektionen des
Respirationstraktes besonders wertvoll, wenn eine laufende Untersättigung
auf Atelektasien oder Pneumonien hinweist, wobei eine plötzlich auftretende Untersättigung ein Anzeichen für einen akuten Schleimpfropfen
darstellt.

IPPV über eine Nasenmaske ist für eine nächtliche Atemunterstützung die
bevorzugteste Methode *[8, 15, 31, 67, 87]*. Dabei können die gleichen
Masken verwendet werden, wie sie für die Behandlung atmungsbedingter
Schlafstörungen (Abb. 1 und 2) eingesetzt werden *[8, 15, 17]*. Wenn
die nächtliche Blutgas-Kontrolle mit dieser Methode eine ungenügende

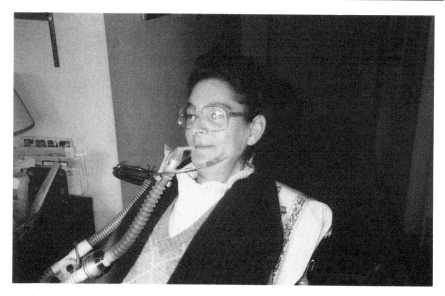

Abb. 3
Eine 47jährige Post-Polio-Patientin, die seit ihrem 8 Lebensjahr auf das Beat-mungsgerät angewiesen ist (außer bei Froschatmung). Sie wurde nur einmal für einige Wochen für einen spinalen Derotationseingriff intubiert und tracheosto-miert. Sonst benutzt sie rund um die Uhr eine Mundstück-IPPV, wobei das Mund-stück neben ihrer Rollstuhl-Blas-Saug-Bedienung angebracht ist.

Normalisierung der Atmung ergibt, dann können andere Mundstücke mit einem Bennett-Lippensiegel (Fa. Puritan-Bennett, Boulder, Colarado) oder nach Modell geformte Bißplatten oder Lippenverschlüsse probiert werden *[13, 14, 18]*. Einen kompletten Verschluß kann man sogar erreichen, wenn jemand Watte-Stopfen in seiner Nase trägt, ein übliches Lippensiegel ver-wendet und/oder das Mundstück mit einem Gurtsystem für zusätzliche Hil-fen ausgestattet werden muß *[14]*.
Abhängig von dem Ausmaß des Luftstrom-Lecks können gelegentlich Volu-mina des Atemgerätes von 1000 ml bis über 2000 ml nötig sein. Druckge-steuerte Beatmungsgeräte sind in der Lage, ein solches Leck wenigstens zum Teil zu kompensieren.
Für alleinlebende beatmungsabhängige Post-Polio-Betroffene, die nicht in der Lage sind, das Gurt-Haltesystem anzulegen, sind gurtlose Oral-Nasal-Masken entwickelt worden *[17, 70]*.
So können alle drei Methoden eine Luftversorgung über komfortable, ent-sprechend geformte Masken gewährleisten. Eine hervorragende alternative Methode, um Patienten mit einer IPPV über Tracheostomie an eine nicht-invasive IPPV, druckgesteuerte Beatmung oder moderne Beatmung ohne Gerät (T-Stück) und intermittierende CPAP-Methoden zu gewöhnen, ist

die Verwendung einer Nasen- oder Mundmaske bei verschlossenem Tracheostomie-Tubus.

Durch Vermeidung oder Abschluß einer Tracheostomie lernt der Patient die Froschatmung schneller. Diese sollte alle beherrschen, deren Vitalkapazität unter 1000 ml liegt und die über eine ausreichende Kraft in der für Schlucken und Sprechen verantwortlichen glossopharyngealen Muskulatur verfügen [12, 35, 36]. Bei der Froschatmung werden Zunge und Pharynx-Muskulatur zu Hilfe genommen, um eine maximale Inspiration zu erreichen, indem eine Luftblase durch Verschlucken an den Stimmbändern vorbei in die Lungen befördert wird. Durch eine wirksame Froschatmung kann ein Patient Stunden ohne Beatmung aushalten trotz geringer oder fehlender Vitalkapazität (Abb. 4). Sie normalisiert auch die Sprache und ermöglicht tiefere Atmung zum Schreien und für Spitzen-Hustenstöße. Fortschritte bei der Froschatmung sollten durch regelmäßige Messungen des Luftvolumens pro Schluck und die Zahl der Schlucke pro Atemzug registriert werden.

Obwohl nichtinvasive IPPV-Methoden der Ganzkörper-Unterdruckbeatmung oder der Tracheostomie als Langzeit-Atmungshilfen vorzuziehen sind, sind die erstgenannten weiterhin bei einigen Patienten mit respiratorischen Infekten von Nutzen [12, 18]. Sie können auch bei Patienten eingesetzt werden, wo die Tracheostomie verschlossen werden soll [9], bei Patienten, deren chronische Aerophagie und Aufblähung des Abdomens signifikant durch die nichtinvasive IPPV verschlechtert wird oder für die wenigen Patienten, welche diese Methoden einfach der nichtinvasiven IPPV vorziehen.

In einer Studie wurden 143 beatmungsbedürftige Post-Polio-Patienten mit einer mittleren Vitalkapazität im Sitzen von 743 ± 573 ml mechanisch durch nichtinvasive Methoden beatmet [10]. Bei 71 Patienten begannen die atmungsbedingten Polio-Spätfolgen relativ spät bei einem Alter von $41,9 \pm 14,2$ Jahren (Bereich 9–78 Jahre) – im Mittel $29 \pm 12,1$ Jahr (Bereich 3–59 Jahre) nach der akuten Polio. Diese Patienten nutzen die Atemhilfen im Durchschnitt bereits $11,5 \pm 9,1$ Jahre. Drei der 71 Untersuchten benötigten nur am Tage eine Atemhilfe. 17 der 71 benutzten sie nur während der Nacht. 10 andere verwendeten sie während der Nacht und bis zu 8 Stunden am Tag. Die anderen 41 Patienten benötigten die Atemhilfen rund um die Uhr. Außer 2 dieser Patienten brauchten alle schon beim Auftreten der Poliomyelitis zeitweilig eine Beatmungsgerät. Die anderen 72 Patienten waren schon seit Beginn der Polio beatmungspflichtig. Sie verwendeten seit $37,5 \pm 3,6$ Jahren nichtinvasive Methoden.

35 der 143 in die Studie einbezogenen Patienten hatten Tracheostomien, die aus akuten medizinischen oder chirurgischen Gründen gesetzt worden waren. 11 bekamen die Tracheostomie zur kontinuierlichen Atemhilfe. 5 dieser 11 Patienten starben innerhalb von 4 Jahren nach dem Eingriff an einer Lungenkrankheit verbunden mit einem Mukuspfropfen und/oder

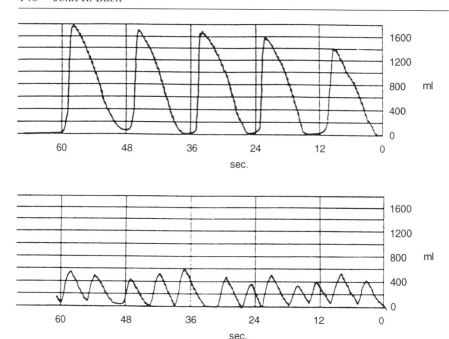

Abb. 4
Oben: Maximale Minuten-Froschatmung 8,39 l/min, Froschatmung-Inspiration im
Durchschnitt 1,67 l, 20 Schlucke, 84 ml/Schluck bei jedem Atemzug bei einem
Patienten mit einer Vitalkapazität von 0 ml. Unten: Der gleiche Patient mit norma-
ler Minuten-Froschatmung von 4,76 l/min, 12,5 Atemzügen, durchschnittlich
8 Schlucken pro Atemzug, 47,5 ml/Schluck innerhalb einer Minute. (Aus *[12]*, mit
Genehmigung)

Mißbrauch von Drogen in 4 Fällen oder Cor pulmonale in einem Fall. Bei
den anderen 24 Untersuchten war das Tracheostoma verschlossen worden,
und sie erhielten wieder nichtinvasive Atemhilfen. Einige Patienten waren
dreimal tracheostomiert worden, aber jedesmal zu nichtinvasiven Hilfen
zurückgekehrt. Von den 24 Untersuchten, die 25,5 ± 13,7 Jahre beatmet
worden waren, ist bisher nur eine Patientin verstorben. Ihr Tod hing mit
Mißbrauch von Rauschgift zusammen.
Die Vermeidung der Tracheostomie in dieser Gruppe erlaubte 59 von ihnen,
die Froschatmung soweit zu beherrschen, daß sie diese während Zeiten ohne
Atemgerät einsetzen konnten. Diese Patienten mit einer durchschnittlichen
Vitalkapazität im Sitzen von 481 ml hatten eine durchschnittliche Frosch-
atmungskapazität von 2133 ml. Ihre durchschnittliche Atemgerät-freie Zeit
konnte durch diese Atemtechnik im Mittel auf 2 Stunden gesteigert werden.
Sie war die einzige Möglichkeit bei 24 der Post-Polio-Betroffenen, die ein
Atemgerät brauchten, zeitweise ohne dieses auszukommen.

Assistiertes Abhusten

Da sich physiotherapeutische Behandlungen des Brustkorbes als unwirksam für die Vorbeugung oder Therapie von Pneumonien erwiesen haben und auch nicht wirksamer als ein effektives Abhusten allein waren *[37, 42, 47]*, sollte wenn nötig ein manuell unterstütztes Abhusten einschließlich Druck auf das Abdomen und mechanisch unterstütztes Husten eingesetzt werden. Mechanische Hilfen sind nötig, wenn mit den manuellen keine Spitzenhustenstöße von 5 l/s erreicht werden können. Das ist oft bei Patienten mit schwerer Skoliose oder Fettleibigkeit der Fall. Mechanisch unterstützte Beseitigung von Luftwegssekreten, die sowohl weniger arbeitsintensiv als auch wirksamer ist, kann mit mechanischen Blas-Saug-Geräten erreicht werden (Abb. 5) (Mechanical In-Exsufflator, Fa. J. H. Emerson Co., Cambridge, Massachusetts oder OEM Cofflator Portable Cough Machine, Fa. Shampaine Industries, St. Louis, Missouri) *[2, 9, 18, 23, 24, 85]*. Mit diesen Geräten erreicht man eine optimale Insufflation über eine

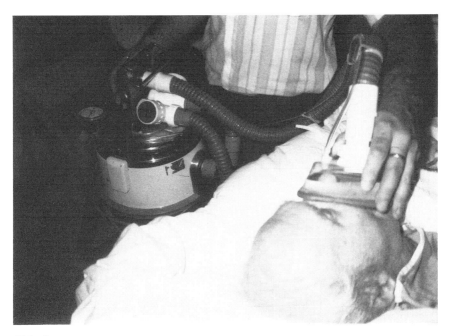

Abb. 5
Mechanischer In-Exsufflator (Fa. Emerson Co., Cambridge, Massachusetts), der allein oder in Verbindung mit einer Absaugung benutzt werden kann. Letztere erzeugt abgestimmte abdominale Stöße für Spitzenhustenstöße von 6–11 l/scc und eine wirksame Sekretentfernung bei Patienten, die nicht oder nur schwach abhusten können.

Oral-Nasal-Maske oder ein Mundstück – was bei Patienten mit weniger als 1500 ml Vitalkapazität notwendig ist. Darauf folgt eine Drucksenkung auf etwa 80 cm H_2O über eine Periode von 0,2 s, um eine forcierte Absaugung von 6–11 l/s zu erzielen. Ein zeitlich auf den maschinellen Absaugzyklus abgestimmter Druck auf das Abdomen kann den Spitzenhustenstoß erhöhen. Solche exspiratorischen Atemstöße befördern die Sekrete in den Mund oder in die Maske. Dadurch können sich unmittelbar die Vitalkapazität, der maximale pulmonale Luftstrom und die SaO_2 erhöhen *[3, 20]*. Bei respiratorischen Infekten ist unter Umständen ein solches assistiertes Abhusten alle 10–15 Minuten rund um die Uhr erforderlich *[2, 85]*.

Es sind auch andere mechanische Vorrichtungen zur Entfernung von Sekreten erprobt worden. Einige wirken durch die Anwendung von rasch oszillierenden Druckveränderungen auf den Brustkorb oder direkt auf die Luftwege. Solche Methoden können besonders dann von Nutzen sein, wenn sie in Kombination mit Drainagetechniken bei Patienten mit chronisch obstruktiven Lungenkrankheiten eingesetzt werden, für die ein assistiertes Abhusten nicht ausreicht, um die Luftwegsblockade angemessen frei zu bekommen oder bei Patienten mit schwerer bulbärer Beteiligung, die orale Sekrete verschlucken. Für einige Patienten können solche Methoden auch vor dem Einsatz manueller oder mechanischer Hustenunterstützung hilfreich sein.

Die Anwendung von hochfrequenten Brustkorb-Kompressionen bei anästhesierten Hunden hat gezeigt, daß die tracheale Mukus-Clearance-Rate bei 11–15 Hz ein Maximum erreichen kann *[64]*. Der Hayek-Oszillator kann hochfrequente Schwingungen bis zu 160 Hz erzeugen *[53]*. Das variable I/E-Verhältnis erlaubt Veränderungen in den Spitzenwerten der inspiratorischen und exspiratorischen Luftströme (z. B. +3 bis –6 cm H_2O) für ein steiles Profil, das die Mobilisation der Luftwegsekrete begünstigt *[47]*.

Es wurde berichtet, daß intrapulmonale perkussive Beatmung bei der Behandlung postoperativer Atelektasien und für die Mobilisation der Sekrete allgemein wirksamer sein soll, als die Perkussion des Brustkorbes. Die hochfrequenten perkussiven Respiratoren „Percussionaire", „Impulsator" und „Spanker" (Fa. Percussionaire Corp., Sandpoint, Idaho) können Arzneimittelaerosole freisetzen, während die Lungen mit intensiven Miniexplosionen von Luft bei einer Frequenzrate von 2–7 Hz versorgt werden. In einer Studie an 12 klinischen und 8 ambulanten Patienten verbesserten sich Sputumvolumen und Vitalkapazität durch die regelmäßige intrapulmonale perkussive Beatmung auf 6%. Die meisten Patienten fanden, daß ihnen diese Behandlung gut tat *[71]*. Für die Beseitigung von Luftwegsekreten sind auch Jet-Atemgeräte eingesetzt worden, die mit steilen Druckprofilen in einem weiten Frequenzbereich arbeiten.

Die Tracheostomie und ihre Indikationen

Nur Patienten mit schweren Luftwegobstruktionen und schwacher, den Speichelfluß nicht unter Kontrolle haltender Oropharynx-Muskulatur und solche, die für die Ernährung auf einen Gastrostomie-Tubus angewiesen sind, brauchen einen Tracheostomie-Tubus zur Atemunterstützung oder Absaugung der Luftwege. Intubation und Tracheostomie werden sehr oft von Stimmband-Lähmungen und anderen Komplikationen begleitet, die eine Obstruktion und Instabilität der oberen Luftwege verursachen und einen eventuell erforderlichen Verschluß der Tracheostomie verhindern.

Wenn keine durch die Intubation verursachten Komplikationen der oberen Luftwege vorliegen, ist es viel einfacher, Post-Polio-Patienten von der Verwendung von Ganzkörper-Atemgeräten auf die zu bevorzugenden IPPV-Techniken umzustellen *[1]*. BACH et al. konnten durch Umstellung von der nicht so optimalen Ganzkörper-Beatmung auf nichtinvasive IPPV-Techniken bei über 40 Patienten eine Tracheostomie umgehen *[13, 15]*. Intubation und Tracheostomie lassen sich auch durch eine Intensiv-Pflege vermeiden *[9]*. Neben Stimmbandlähmungen kann eine endotracheale Intubation auch Laryngitis, Zungenödeme, Schleimhautulzerationen, Stenosen von Larynx und Pharynx, tracheale Dilatationen, intratracheale arterielle Fisteln, Atelektasen und Lungeninfektionen verursachen *[21, 59, 60, 76]*. Eine Langzeit-Tracheostomie wird durch eine chronische Besiedlung mit Bakterien *[59, 76]*, durch die Bildung von Granulations-Gewebe und blutende, chronisch muköse Verstopfungen sowie Trachealstenosen bei 17–65% der Patienten kompliziert. Dazu kommen viele andere, weniger häufige, aber potentiell gefährliche Komplikationen, wozu auch zufällige Unterbrechungen der Tracheostomie und Atemstillstand gehören, ohne daß man dann zur Froschatmung Zuflucht nehmen kann *[39, 46, 75, 80]*. Auch Sprechen und Schlucken werden behindert *[28]*.

1955 definierte ein Internationales Konsensus Symposium die Indikation für eine Tracheostomie als die Kombination von Ateminsuffizienz mit Schluckbeschwerden und Bewußtseinstörungen sowie vaskulären Störungen:

„Wenn ein Patient mit einer sehr niedrigen Vitalkapazität ein Atmungskrüppel zu werden droht, kann eine Tracheostomie von großem Vorteil sein. Es ist sehr schwierig, ohne Tracheostomietubus auszukommen, wenn die Vitalkapazität nur 500 oder 600 ml beträgt und keine Kraft für das Abhusten vorhanden ist, während, wie bekannt, ein Patient, der zuerst in einem Respirator behandelt worden ist, überleben und ohne alle mechanischen Hilfen, mit einer ausreichenden Vitalkapazität auskommen kann" *[57]*.

Obwohl die schon 1955 aufgestellten Indikationen für eine Tracheostomie noch heute geeignet sind *[57]*, ist eine Tracheostomie für Patienten mit chronischem Atemversagen angezeigt, wenn die Spitzen-Ausatmungsstöße auch durch manuelle oder mechanische Unterstützung wegen irreversibler

Atemwegsobstruktionen nicht 3 l/s erreichen, die maximale Einatmungs-
kapazität weniger als 500 ml beträgt, ein starker Verdacht auf Mißbrauch
von Drogen vorliegt, der Patient wenig kooperativ ist, unkontrollierbare
Attacken auftreten oder orthopädische Bedingungen vorliegen, welche die
Verwendung von Masken für nichtinvasive IPPV stören.

Andere Faktoren der Rehabilitation

In die Patientenberatung sollte auch eine Erklärung der therapeutischen
Zielstellung und der dazu erforderlichen Maßnahmen einbezogen werden:
Vermeidung unnötiger Sauerstoff-Therapien, Sedativa, schwerer Mahlzei-
ten, extremer Temperaturen und Luftfeuchtigkeit, extremer Ermüdungen,
Verhinderung von Infektionen des Respirationstraktes und schließlich
Übergewicht, ferner die Notwendigkeit, sich entsprechender Influenza-
und bakterieller Impfungen zu unterziehen und die frühe Beachtung, bei
respiratorischen Infekten die alveoläre Beatmung aufrechtzuerhalten sowie
dabei auftretende Luftwegsekrete zu entfernen, die Vorbereitung auf chirurgische Eingriffe und schließlich die Optimierung des Tagesablaufes.
Grundlegende Rehabilitationsmethoden beziehen Lungendehnungs-Tech-
niken durch Anhalten von Luft bei mechanischer Beatmung [77] oder die
Froschatmung [12, 35, 36] ein, um eine ausreichenden maximale Einat-
mungskapazität zu erzielen. Wenn die Vitalkapazität unter 50% des Normalwertes sinkt, sollte das täglich durchgeführt werden. Je früher und intensiver
angewendet, desto besser kann schließlich die Wirkung auf die Lungen-
arbeit, die alveoläre Oberflächenspannung und die Atmungsleistung sein. Ein
positives Druck-Blasgerät (Zephyr, Fa. Lifecare Inc., Lafayette, Colorado),
eine IPPV-Maschine, manuelle Wiederbelebung oder ein tragbares Atemgerät können für die Befreiung von mechanischen Beatmungen sehr nützlich
sein.
Durch Trainieren der Atemmuskulatur kann die Ausdauer der für die Inspiration verantwortlichen Muskeln bei Patienten mit chronisch progressiven
neuromuskulären Erkrankungen erhöht werden, vorausgesetzt, daß die
Vitalkapazität zu Beginn des Trainings wenigstens 30% der Normalwerte
beträgt [40, 69, 74]. Diese Techniken sind auch für Post-Polio-Betroffene
von Nutzen, wobei aber anzumerken ist, daß das größte Risiko von Komplikationen dann auftritt, wenn die Vitalkapazität um 30% oder darunter
liegt [8].
Bei Post-Polio-Patienten sind chirurgische Eingriffe häufiger erforderlich
als bei der Normalbevölkerung [78]. Präventive Rehabilitation kann
begleitende respiratorische Komplikationen vermeiden helfen. Das vom
Patienten gewählte Krankenhaus sollte mit den technischen Hilfen des
Patienten und seinen besonderen Bedürfnissen vertraut sein. Für die
Mehrzahl dieser Einrichtungen, die nicht über eigene tragbare Atemgeräte

verfügen, kann das bedeuten, daß unter Umständen Notdienste in Anspruch genommen werden müssen. Pflege und respiratorische Heimdienste können erforderlich werden.

Vitalkapazität, Spitzenhustenstoß, PCO_2 und SaO_2 sind empfindliche Indikatoren für das Risiko postoperativer pulmonaler Komplikationen. Außer beim Vorliegen einer chronisch alveolären Hypoventilation (CAH) ist es unwahrscheinlich, daß ein Patient mit einer Vitalkapazität über 65% des Normalwertes ein größeres Risiko für respiratorische Erkrankungen bei chirurgischen Eingriffen oder der Anästhesie eingeht, als einer mit intakter Atemmuskulatur. Je tiefer aber die Vitalkapazität unter 60% und der Spitzenhustenstoß unter 5 l/s liegen, desto größer kann die Gefahr von Komplikationen werden. Solche Patienten oder die mit einer CAH unterschiedlicher Ursache sollten in der Erwartung postoperativer Schwierigkeiten bei der Entwöhnung von Atemgeräten auf maximale Atemzüge mit einem tragbaren Beatmungsgerät per Mundstück/Lippensiegel oder nasale IPPV trainiert werden. Oximetrie-Biofeedback-Methoden können dabei sehr von Nutzen sein. Der Post-Polio-Patient und seine Betreuer sollten auch mit dem manuell oder mechanisch assistierten Abhusten, wie oben beschrieben, vertraut sein. Für Patienten, die sich einem abdominalen chirurgischen Eingriff unterziehen müssen, ist die letztere Methode besonders wichtig *[22, 91]*. Die Anwendung von mechanischen In-Exsufflatoren erfordert keinen zusätzlichen Aufwand der Abdominalmuskulatur, und die abdominalen Drücke werden auf weniger als 70% gesenkt als beim nichtassistierten Abhusten *[25]*. Flüchtige Mikroatelektasen, die eine Hypoxie verursachen können, werden durch häufige maximale Atemzüge und kräftiges assistiertes Abhusten zurückgedrängt.

Ein Patient, der nach der Anästhesie voll wach ist, kann vorsichtig extubiert werden, unabhängig davon, ob er fähig ist, spontan die Atmungsfunktion aufrecht zu erhalten. Sofort nach der Entfernung des Tubus sollte er über Mundstück oder Nasenmaske beatmet werden und während des Schlafes eine IPPV über die Nase oder ein Lippensiegel bei oximetrischer Kontrolle erhalten. Die durch Intubation und Anästhesie verursachten Sekrete lassen sich durch assistiertes Abhusten wirksam entfernen. Lungen- und Kehlkopfkomplikationen lassen sich durch die Vermeidung zu langer Intubationen vermeiden. Ebenso sind bei vorübergehenden respiratorischen Infekten Intubationen, Tracheostomie und Bronchoskopie durch die Anwendung dieser nichtinvasiven Hilfen für die Atemmuskulatur fast immer vermeidbar *[6, 14]*.

Nur in wenigen Zentren liegen Erfahrungen im Umgang mit Post-Polio-Patienten, die nichtinvasive Atemhilfen verwenden, vor. Deshalb ist es wichtig, einen kenntnisreichen Arzt zu konsultieren, der sich in der Anwendung dieser Methoden bei der Behandlung von respiratorischen Infekten oder bei notwendigen chirurgischen Eingriffen auskennt. Wenn immer möglich, sollten lokale oder regionale der allgemeinen Anästhesie vorgezogen und unwichtige Prozeduren vermieden werden. Nach Möglichkeit sind die einfachen Inhalations-Anästhesie-Methoden zu bevorzugen. Opioide und Muskelrelaxantien sollten sparsam eingesetzt oder völlig weggelassen werden [78]. Post-Polio-Patienten, die auf ein Atemgerät angewiesen sind, sollten, sobald sie postoperativ ausreichend wach sind, wieder an ihre Ausrüstung angeschlossen werden. Neben den Unterschieden in den Flow-Charakteristika können es die exspiratorischen Volumen-Alarmsignale der üblichen klinischen Beatmungsgeräte unmöglich machen, diese 24-Stunden lang zur nichtinvasiven Atemunterstützung einzusetzen, welche die PPS-Patienten brauchen und an die sie gewöhnt sind. Für Patienten, die keine 2 Stunden ohne Atemgerät auskommen, muß immer ein Reservegerät bereit stehen.

Literatur

1. BACH, J. R.: A comparison of long-term ventilatory support alternatives from the perspective of the patient and caregiver. Chest **104** (1993), 1702.
2. BACH, J. R.: Mechanical exsufflation, noninvasive ventilation and new strategies for pulmonary rehabilitation and sleep disordered breathing. Bull. N. Y. Acad. Sci. **68** (1992), 321.
3. BACH, J. R.: Mechanical insufflation-exsufflation: Comparison of peak expiratory flows with manually assisted and unassisted coughing techniques. Chest **104** (1003), 1553.
4. BACH, J. R.: Psychosocial aspects of home ventilation. In KUTSCHER, A. H. (Hrsg.): The Ventilator: Psychosocial and Medical Aspects; Muscular Dystrophy, Amyotrophic Lateral Sclerosis, and Other Diseases. Foundation of Thanatology, New York (in Druck).
5. BACH, J. R.: Pulmonary Rehabilitation. In MITCHELL, C. W. (Hrsg.): Rehabilitation of the Aging and Older Patient. William & Wilkins, Baltimore (1993), S. 263.
6. BACH, J. R.: Pulmonary rehabilitation considerations for Duchenne muscular dystrophy: The prolongation of life by respiratory muscle aids. Crit. Rev. Phys. Rehabil. Med. **3** (1992), 239.
7. BACH, J. R., SAPORITO, L. R.: Indications and criteria for decannulation and transition from invasive to noninvasive long-term ventilatory support. Respir. Care **39** (1994), 515.
8. BACH, J. R., ALBA, A. S.: Management of chronic alveolar hypoventilation by nasal ventilation. Chest **97** (1990), 52.
9. BACH, J. R., ALBA, A. S.: Noninvasive options for ventilatory support of the traumatic high level quadriplegic. Chest **98** (1990), 613.
10. BACH, J. R., ALBA, A. S.: Pulmonary dysfunction and sleep disordered breathing as post-polio sequelae: Evaluation and management. Orthopedics **14** (1991), 1329.
11. BACH, J. R., ALBA, A. S.: Total ventilatory support by the intermittent abdominal pressure ventilator. Chest **99** (1991), 630.
12. BACH, J. R., ALBA, A. S., BODOFSKY, E. et al.: Glossopharyngeal breathing and non-invasive aids in the management of post-polio respiratory insufficiency. Birth Defects **23** (1987), 99.

13. BACH, J. R., ALBA, A. S., BOHATIUK, G. et al.: Mouth intermittent positive pressure ventilation in the management of post-polio respiratory insufficiency. Chest **91** (1987), 859.

14. BACH, J. R., ALBA, A. S., SAPORITO, L. R.: Intermittent positive pressure ventilation via the mouth as an alternative to tracheostomy for 257 ventilator users. Chest **103** (1993), 174.

15. BACH, J. R., ALBA, A. S., SHIN, D.: Noninvasive airway pressure assisted ventilation in the management of respiratory insufficiency due to poliomyelitis. Amer. J. Phys. Med. Rehabil. **68**, (1989), 264.

16. BACH, J. R., BELTRAME, F.: Alternative methods of ventilatory support. In ROTHKOPF, M. M., ASKANAZI, J. (Hrsg.): Home Intensive Care. Williams & Wilkins, Baltimore (1992), S. 173.

17. BACH, J. R., MCDERMOTT, I.: Strapless oral-nasal interfaces for positive pressure ventilation. Arch. Phys. Med. Rehabil. **71** (1990), 908.

18. BACH, J. R., O'BRIEN, J., KROTENBERG, R., ALBA, A. S.: Management of end stage respiratory failure in Duchenne muscular dystrophy. Muscle Nerve **10** (1987), 177.

19. BACH, J. R., PENEK, J.: Obstructive sleep apnea complicating negative pressure ventilation support in patients with chronic paralytic/restrictive ventilatory dysfunction. Chest **99** (1991), 1386.

20. BACH, J. R., SMITH, W. H., MICHAELS, J. et al.: Airway secretion clearance by mechanical exsufflation for post-poliomyelitis ventilator assisted individuals, Arch. Phys. Med. Rehabil. **74** (1993), 170.

21. BAIN, J. A.: Late complications of tracheostomy and prolonged endotracheal intubation. Int. Anesthesiol. Clin. **10** (1972), 225.

22. BARACH, A. L., BECK, G. J.: Exsufflation with negative pressure: Physiologic and clinical studies in poliomyelitis, bronchial asthma, pulmonary emphysema and bronchiectasis. Arch. Intern. Med. **98** (1954), 825.

23. BARACH, A. L., BECK, G. J., BICKERMAN, H. A. et al.: Physical methods simulating mechanisms of the human cough. J. Appl. Physiol. **5** (1952), 85.

24. BARACH, A. L., BECK, G. J., SMITH, R. H.: Mechanical production of expiratory flow rates surpassing the capacity of human coughing. Amer. J. Med. Sci. **226** (1953), 241.

25. BECK, G. J., SCARONNE, L. A.: Physiological effects of exsufflation with negative pressure. Dis. Chest. **29** (1956), 1.

26. BERGOFSKY, E. H.: Cor pulmonale in the syndrome of alveolar hypoventilation. Prog. Cardiovasc. Dis. **9** (1967), 414.

27. BICKERMAN, H. A., ITKIN, S.: Exsufflation with negative pressure. Arch. Intern. Med. **93** (1954), 698.

28. BONANNO, P.: Swallowing dysfunction after tracheostomy. Ann. Surg. **174** (1971), 29.

29. BONHAM, P. E., CURRIER, G. F., ORR, W. C. et al.: The effect of a modified functional appliance on obstructive sleep apnea. Amer. J. Orthop. Dentofac. Orthop. **94** (1988), 384.

30. BRAUN, N. M. T., ARORA, N. S., ROCHESTER, D. F.: Respiratory muscle and pulmonary function in polymyositis and other proximal myopathies. Thorax **38** (1983), 616.

31. CARROLL, N., BRANTHWAITE, M. A.: Control of nocturnal hypoventilation by nasal intermittent positive pressure ventilation. Thorax **43** (1988), 349.

32. CARSKADON, M., DEMENT, W.: Respiration during sleep in the aged human. J. Gerontol. **36** (1981), 420.

33. CLARK, G. T., NAKANO, M.: Dental appliances for the treatment of obstructive sleep apnea. J. Amer. Dent. Assoc. **118** (1989), 611.

34. CURRAN, F. J., COLBERT, A.P.: Ventilator management in Duchenne muscular dystrophy and postpoliomyelitis syndrome: Twelve years' experience. Arch. Phys. Med. Rehabil. **70** (1989), 180.

35. DAIL, C., RODGERS, M., GUESS, V., ADKINS, H. V.: Glossopharyngeal Breathing Manual. Professional Staff Assoc., Rancho Los Amigos Hospital, Downey, CA, (1979).

36. DAIL, C., AFFELDT, J. E.: Glossopharyngeal Breathing (Video), Department of Visual Education, College of Medical Evangelists, Los Angeles (1954).

37. DE BOECK, C., ZINMAN, R.: Cough versus chest physiotherapy; A comparison of the acute effects on pulmonary function in patients with cystic fibrosis. Amer. Rev. Respir. Dis. **129** (1984), 182.

38. DE TROYER, A., DEISSER, P.: The effects of intermittent positive pressure breathing on patients with respiratory muscle weakness. Amer. Rev. Respir. Dis. **124** (1981), 132.

39. DEUTSCHMAN, C. S., WILTON, P., SINOW, J. et al.: Paranasal sinusitis associated with nasotracheal intubation: A frequently unrecognized and treatable source of sepsis. Crit. Care Med. **14** (1986), 111.

40. DIMARCO, A. F., KELLING, J. S., DIMARCO, M. S. et al.: The effects of inspiratory resistive training on respiratory muscle function in patients with muscular dystrophy. Muscle Nerve **8** (1985), 284.

41. DRINKER, P. A., MCKHANN, C. F.: The iron lung. JAMA **255** (1986), 1476.

41a. EID, N., BUCHHEIT, J., NEULING, M., PHELPS, H.: Chest physiotherapy in review. Resp. Care **36** (1991), 270.

42. ELAM, J. O., HEMMINGWAY, A., GULLICKSON, G., VISSCHER, M. B.: Impairment of pulmonary function in poliomyelitis: Oximetric studies in patients with the spinal and bulbar types. Arch. Intern. Med. **81** (1948), 649.

43. ENSON, Y., GIUNTINI, C., LEWIS, M. L. et al.: The influence of hydrogen ion concentration and hypoxia on the pulmonary circulation. J. Clin. Invest. **43** (1964), 1146.

44. ESTENNE, M., DE TROYER, A.: The effects of tetraplegia on chest wall statics. Amer. Rev. Respir. Dis. **134** (1986), 121.

45. FISCHER, D. A.: Poliomyelitis: Late respiratory complications and management. Orthopedics **8** (1985), 891.

46. FISHBURN, M. J., MARINO, R. J., DITUNNO, J. F., JR.: Atelectasis and pneumonia in acute spinal cord injury. Arch. Phys. Med. Rehabil. **71** (1990), 197.

47. FREITAG, L., LONG, W. M., KIM, C. S., WANNER, A.: Removal of excessive bronchial secretions by asymmetric high-frequency oscillations. J. Appl. Physiol. **67** (1989), 614.

48. GEORGE, C. F., MILLAR, T. W., KRYGER, M. H.: Identification and quantification of apneas by computer-based analysis of oxygen saturation. Amer. Rev. Respir. Dis. **137** (1988), 1238.

49. GOLDSTEIN, R. S., MOLOTIU, N., SKRASTINS, R. et al.: Assisting ventilation in respiratory failure by negative pressure ventilation and by rocking bed. Chest **92** (1987), 470.

50. GUILLEMINAULT, C., MOTTA, J.: Sleep apnea syndrome as a long-term seque-lae of poliomyelitis. In GUILLEMINAULT, C. (Hrsg.): Sleep Apnea Syndromes. KROC Foundation, New York (1978), S. 309.

51. HALSTEAD, L. S., WIECHERS, D. O., ROSSI, C. D.: Late effects of poliomye-litis: A national survey. In HALSTEAD, L. S., WIECHERS, D. O. (Hrsg.): Late Effects of Poliomyelitis. Symposia Foundation, Miami (1985), S. 11.

52. HAMILTON, E. A., NICHOLS, P. J. R., TAIT, G. B. W.: Late onset of respiratory insufficiency after poliomyelitis. Ann. Phys. Med. **10** (1970), 223.

53. HAYEK, Z., RYAN, C. A., EYAL, F. et al.: Comparison of high-frequency chest wall compression with conventional mechanical ventilation in cats. Crit. Care. Med. **15** (1987), 676.

54. HE, J., KRYGER, M. H., ZORICK, F. J. et al.: Mortality and apnea index in obstructive sleep apnea. Chest **94** (1988), 9.

55. HILL, R., ROBBINS, A. W., MESSING, R., ARORA, N. S.: Sleep apnea syndrome after poliomyelitis. Amer. Rev. Respir. Dis. **127** (1983), 129.

56. Historical Statistics of the United States: Colonial Times to 1970., Bicen-tennial Edition, Part 1, Washington, DC, U.S. Department of Commerce, Bureau of the Census, 1975, S. 8, 77.

57. HODES, H. L.: Treatment of respiratory difficulty in poliomyelitis. In Poliomyelitis: Papers and Discussions Presented at the Third Intern. Poliomyelitis Conf. J.B. Lippincott, Philadelphia (1955), S. 91.

58. HOWARD, R. S., WILES, C. M., SPENCER, G. T.: The late sequelae of polio-myelitis. Q. J. Med. **66** (1988), 219.

59. JOHANSON, W. G., PIERCE, A. K., SANFORD, J. P., THOMAS, G. D.: Nosoco-mial respiratory infections with gram-negative bacilli: The significance of colonization of the respiratory tract. Ann. Intern. Med. **77** (1972), 701.

60. JOHANSON, W. G., SEIDENFELD, J. J., GOMEZ, P. et al.: Bacteriologic diagnosis of nosocomial pneumonia following prolonged mechanical ventilation. Amer. Rev. Respir. Dis. **137** (1088), 259.

61. JUBELT, B., CASHMAN, N. R.: Neurological manifestations of the post-polio syndrome. CRC Crit. Rev. Neurobiol. **3** (1987), 199.

62. KAPLAN, J., FREDRICKSON, P. A.: Home pulse oximetry as a screening test for sleep-disordered breathing (Abstract). Chest **103** Suppl. (1993), S. 322S.

63. KATSANTONIS, G. P., WALSH, J. K., SCHWEITZER, P. K., FRIEDMAN, W. H.: Further evaluation of uvulopalatopharyngoplasty in the treatment of obstructive sleep apnea syndrome. Otolaryngol. Head Neck Surg. **93** (1985), 244.

64. KING, M., PHILLIPS, D. M., GROSS, D. et al.: Enhanced tracheal mucus clea-rance with high frequency chest wall compression. Amer. Rev. Respir. Dis. **128** (1983), 511.

65. KINNEAR, W., PETCH, M., TAYLOR, G., SHNEERSON, J.: Assisted ventilation using cuirass respirators. Eur. Respir. J. **1** (1988), 198.

66. LASSEN, H. C. A.: The epidemic of poliomyelitis in Copenhagen, 1952. Proc. R. Soc. Med. **47** (1953), 67.

67. LEGER, P., JENNEQUIN, J., GERARD, M., ROBERT, D.: Home positive pressure ventilation visa nasal mask for patients with neuromuscular weakness or restrictive lung or chest-wall disease. Respir. Care **34** (1989), 73.

68. LOMBARD, R., JR., ZWILLICH, C. W.: Medical therapy of obstructive sleep apnea. Med. Clin. North Amer. **69** (1985), 1317.

69. MARTIN, A. J., STERN, L., YEATES, J. et al.: Respiratory muscle training in Duchenne muscular dystrophy. Dev. Med. Child Neurol. **28** (1986), 314.

70. MCDERMOTT, I., BACH, J. R., PARKER, C., SORTOR, S.: Custom-fabricated interfaces for noninvasive intermittent positive pressure ventilation. Int. J. Prosthodont. **2** (1989), 224.

71. MCINTURFF, S. L., SHAW, L. I., HODGKIN, J. E. et al.: Intrapulmonary percussive ventilation in the treatment of COPD. Respir. Care **30** (1985), 885.

72. MCMICHAN, J. C., MICHEL, L., WESTBROOK, P. R.: Pulmonary dysfunction following traumatic quadriplegia. JAMA **243** (1980), 528.

73. MIER-JEDRZEJOWICZ, A., BROPHY, C., GREEN, M.: Respiratory muscle weakness during upper respiratory tract infections. Amer. Rev. Respir. Dis. **138** (1988), 5.

74. MILNER-BROWN, H. S., MILLER, R. G.: Muscle strengthening through high-resistance weight training in patients with neuromuscular disorders. Arch. Phys. Med. Rehabil. **69** (1988), 14.

75. MOAR, J. J., LELLO, G. E., MILLER, S. D.: Stomal sepsis and fatal haemorrhage following tracheostomy. Int. Oral Maxillofac. Surg. **15** (1986), 339.

76. NIEDERMAN, M. S., FERRANTI, R. D., ZIEGLER, A. et al.: Respiratory infection complicating long-term tracheostomy: The implication of persistent gram-negative tracheobronchial colonization. Chest **85** (1984), 39.

77. O'DONOHUE, W.: Maximum volume IPPB for the management of pulmonary atelectasis. Chest **76** (1976), 683.

78. PATRICK, J. A., MEYER-WITTING, W., REYNOLDS, F., SPENCER, G. T.: Peri-operative care in restrictive respiratory disease. Anaesthesia **45** (1990), 390.

79. PETRÉN, K., EHRENBERG, L.: Etudes cliniques sur la poliomyélite aigue. Nouv. Inconog. Salpétriére **22** (1909), 373, 546, 661.

80. PINGLETON, S. K.: Complications of acute respiratory failure. Amer. Rev. Respir. Dis. **137** (1988), 1463.

81. PLUM, F., SWANSON, A. G.: Abnormalities in central regulation of respiration in acute and convalescent poliomyelitis. Arch. Neurol. Psych. **80** (1958), 267.

82. REDLINE, S., TOSTESON, T., BOUCHER, M. A., MILLMAN, R. P.: Measurement of sleep-related breathing disturbances in epidemiologic studies: Assessment of the validity and reproducibility of a portable monitoring device. Chest **100** (1991), 1281.

83. RILEY, R. W., POWELL, N. B., GUILLEMINAULT, C., MINO-MURCIA, G.: Maxillary, mandibular, and hyoid advancement: An alternative to tracheostomy in obstructive sleep apnea syndrome. Otolaryngol. Head Neck Surg. **94** (1986), 584.

84. SMOLLEY, L. A.: Obstructive sleep apnea: Avoiding diagnostic pitfalls. J. Respir. Dis. **11** (1990), 547.

85. SORTOR, S., MCKENZIE, M.: Toward Independence: Assisted Cough (Video). BioScience Communications of Dallas, Dallas (1986).

86. SPLAINGARD, M. L., FRATES, R. C., JEFFERSON, L. S. et al.: Home negative pressure ventilation: Report of 20 years of experience in patients with neuromuscular disease. Arch. Phys. Med. Rehabil. **66** (1985), 239.

87. STELJES, D. G., KRYGER, M. H., KIRK, B. W., MILLAR, T. W.: Sleep in postpolio syndrome. Chest **98** (1990), 133.

88. THAWLEY, S. E.: Surgical treatment of obstructive sleep apnea. Med. Clin. North Amer. **69** (1985), 1337.
89. WALDHORN, R. E., HERRICK, T. W., NGUYEN, M. C. et al.: Long-term compliance with nasal continuous positive airway pressure therapy of obstructive sleep apnea. Chest **97** (1990), 33.
90. WILLIAMS, A. J., YU, G., SANTIAGO, S., STEIN, M.: Screening for sleep apnea using pulse oximetry and a clinical score. Chest **100** (1991), 631.
91. WILLIAMS, E. K., HOLADAY, D. A.: The use of exsufflation with negative pressure in post-operative patients. Amer. J. Surg. **90** (1955), 637.

9 Ärztliche Maßnahmen bei respiratorischen Polio-Spätfolgen

Jörgen Borg und Jan Weinberg

Respiratorische Störungen während akuter Polioinfektion können durch Läsionen auf verschiedenen Ebenen des Nervensystems verursacht werden: das Rückenmark ist verantwortlich für Schwäche der Atemmuskulatur, die kranialen Nerven bringen bulbäre Muskelschwäche hervor, und durch den Hirnstamm werden zentrale Steuerungsfehler verursacht [49]. 10–20% der Patienten mit akuter paralytischer Poliomyelitis aus den Epidemien der 50er Jahre in der westlichen Welt benötigten eine assistierte Beatmung [26, 29, 32]. Die meisten der überlebenden Patienten konnten aber später ohne Geräte auskommen [27, 32].

1970 beschrieben HAMILTON et al. Patienten mit Resterscheinungen nach paralytischer Polio, die „ein Syndrom von spät einsetzenden respiratorischen und Kreislaufproblemen" aufwiesen, das gekennzeichnet war durch:

„a) zunehmende Müdigkeit und Depressionen, Gedächtnisschwund, Rückgang der intellektuellen Wahrnehmungsfähigkeit und Fähigkeit für geistige Arbeiten;

 b) zunehmende Dyspnoen bei Anstrengungen und erhöhte Empfindlichkeit für respiratorische Infektionen und

 c) zunehmende Kälteempfindlichkeit mit kalten Extremitäten, peripheren Zyanosen und peripheren Ödemen" [24].

Die Autoren meinten, daß die klinischen Syndrome schon erkannt werden könnten, bevor es zu Veränderungen in den Blutgaswerten am Tag kommt und berichteten über gute Behandlungserfolge durch IPPV-Methoden. Danach gab es weitere Berichte über spät einsetzende respiratorische Insuffizienz bei Post-Polio, einschließlich chronischer Unterbeatmung [2, 27, 31, 38], nächtliche REM-schlafinduzierte Hypoxämien [13, 18, 22, 25] und Schlafapnoe-Syndrome [13, 18, 22, 25]. In einem Überblick von HALSTEAD et al. berichteten 42% der Post-Polio-Betroffenen über neue Atemprobleme [23].

Die Symptome solcher späteinsetzender Post-Polio-Atmungsprobleme können sich schleichend entwickeln und sind oft von nächtlichen Störungen begleitet. Das frühe Erkennen der Symptome und die Analyse der Blutgaswerte sind sehr wichtig, da eine entsprechende Behandlung die Symptome reduzieren kann, die Lebensqualität verbessert und schwere Herzkreislauf-Komplikationen einschließlich Cor pulmonale und lebensgefährlicher CO_2-Retentionen verhindert. Die Behandlung wurde besonders durch die Entwicklung nichtinvasiver Techniken für die IPPV verbessert. Die Pathophysiologie ist multifaktoriell und kann eine Abnahme der Funktionsfähigkeit der respiratorischen Muskeln einschließen. Das vorliegende Kapitel befaßt sich mit der Früherkennung und Behandlung von späteinsetzenden respiratorischen Störungen bei Post-Polio und der möglichen Rolle einer Zwerchfellermüdung.

Symptome und Anzeichen

Zu den Symptomen nächtlicher respiratorischer Störungen zählen gestörter Schlaf, morgendliche Kopfschmerzen, Schläfrigkeit am Tag und allgemeine Müdigkeit *[2, 24]*. Diese Symptome werden wahrscheinlich sowohl durch Schlafunterbrechungen als auch durch Störungen der Blutgaswerte verursacht. Da sie aber eher unspezifisch sind, sich mit nichtrespiratorischen Symptomen des Post-Polio-Syndroms überlappen und oft schleichend entwickeln, werden sie meist übersehen oder falsch interpretiert. Häufig ist eine Kurzatmigkeit zu beobachten. Während durch Anstrengungen verursachte Dyspnoen bei Patienten mit signifikanten restriktiven pulmonalen Dysfunktionen, jedoch relativ gut arbeitender Extremitäten-Muskulatur vorherrschen, sind diese bei Patienten mit schwächeren Leistungen geringfügig. Das ist auf die allgemeine Muskelschwäche zurückzuführen, welche ihre geringe Atemkapazität überdeckt.
In fortgeschritteneren Stadien der Zwerchfellähmung kann die klinische Untersuchung paradoxe respiratorische Atembewegungen zeigen, sowohl mit Inversion der Bauchdecke während der Einatmung wie auch Einsatz der Atemhilfsmuskulatur während der Ruhe.

Schlafkontrollen

Die Überwachung von Störungen der Blutgaswerte durch nächtliche Kontrolle der Sauerstoffsättigung und des PCO_2 kann durch nichtinvasive Techniken, die auch in der Wohnung des Patienten einsetzbar sind, durchgeführt werden. Eine genauere Analyse der Atmung und des Schlafes erfordert jedoch eine polysomnographische Untersuchung in einem Schlaflabor.
Die Kontrolle der Sauerstoffsättigung über die ganze Nacht kann mittels einer transkutanen Messung am Ohr oder am Finger erfolgen. Hypoxämie wird durch permanente oder zeitweise Sauerstoffuntersättigung und/oder Apnoen mit kurzfristigen Untersättigungen charakterisiert *[2, 13, 43]*. Die nächtliche

Überwachung des PCO_2 kann durch die Analyse der Luft beim Ausatmen stattfinden, die dem arteriellen Blut-PCO_2 entspricht, wenn keine signifikante pulmonale Störung vorliegt, oder ebenfalls durch transkutane Messung. Eine nächtliche Hypoventilation wird durch eine CO_2-Retention von mehr als 13% während der Nacht *[37]* oder durch einen PCO_2 über 6,0 kPa (45 mm Hg) charakterisiert.

Die Registrierung der Atembewegungen unterstützen die Interpretation der Blutgasanalysen. Man kann sie entweder mittels Elektroden am Thorax und Abdomen oder in einem speziell ausgerüstetem Bett (SCSB = static-charge-sensitive bed) vornehmen. Letzteres bringt Informationen über die Atemperioden, erleichtert den Nachweis von Obstruktionen der oberen Luftwege, die als diamantförmiges Atmungsmuster imponieren, und erlaubt sowohl eine Abschätzung von bewegungsinduzierten falschen Sauerstoffsättigungen sowie der Schlafzeit. Die Kalkulation des Sauerstoff-Untersättigungs-Index (ODI), d. h. der Anzahl der Untersättigungsphasen pro Stunde Schlaf, korrespondiert mit dem Apnoe-Index *[47]*. Ein ODI unter 4 kann als normal betrachtet werden. Patienten mit einem ODI von 4 oder höher, einer niedrigen Sauerstoffsättigung oder verlängerten Perioden von Untersättigungen sollten mittels Polysomnographie (PSG) genauer untersucht werden (nach den Prinzipien, die ursprünglich von GASTAUT aufgestellt wurden) *[19]*. Durch die PSG erhält man Informationen über die Schlafzeit, die Schlafstadien, über die Bewegungen von Brustkorb und Abdomen und Aktivitäten der infrahyoidalen Muskulatur, außerdem eine Semiquantifizierung des Luftstromes, der den Nachweis von Apnoe- und Hypopnoephasen erlaubt.

BYE et al. berichteten über schlafinduzierte Hypoxämien bei 20 Patienten mit Lähmungen der Atemmuskulatur, die durch unterschiedliche neuromuskuläre Krankheiten einschließlich der Polio-Spätfolgen verursacht wurden *[13]*. Sie fanden, daß diese Patienten typischerweise während der non-REM-Schlafphasen eine Sauerstoffsättigung aufwiesen, aber während der REM-Phasen eine Sauerstoffuntersättigung erlitten. Der mittlere niedrigste Wert der Sauerstoffsättigung betrug 83% während des non-REM- und 60% während des REM-Schlafes. Der durchschnittliche Tages-PO_2 lag bei 8,9 pKa, der PCO_2 bei 6,9 pKa. Die Blutgaswerte am Tage entsprachen den nächtlichen Sauerstoff-Untersättigungen direkt. Die Autoren nahmen an, daß „das Ausmaß der schlafinduzierten Hypoventilation eine Schlüsseldeterminante für den Tageswert des $PaCO_2$ darstellt" *[13]*.

STELJES et al. berichteten über ihre polysomnographischen Untersuchungen bei 13 Post-Polio-Patienten, bei denen alle Symptome einschließlich zunehmender Müdigkeit vorlagen *[43]*. Die eine Gruppe benutzte Schaukelbetten, die andere keine Atemhilfen. Außer drei Patienten hatten alle eine verminderte Schlafqualität, die auf Hypoventilation oder Apnoen zurückzuführen war.

In unseren eigenen Untersuchungen mit polysomnographischen Schlaf-
kontrollen bei Patienten mit späten Post-Polio-Erscheinungen, deren
Symptome auf eine nächtliche Atemstörung hinwiesen, waren die vorherrschenden Befunde REM-Schlaf-Phasen mit niedrigen mittleren Sauerstoff-
Sättigungs-Werten und zeitweise hypopnöisch/apnöische Sauerstoff-Unter-
sättigung mit Aufwachen, was mit den oben geschilderten Befunden
übereinstimmt *[48]*.

Pathophysiologische Faktoren

Das Risiko einer spätauftretenden Hypoventilation bei Post-Polio-Betroffenen
hängt mit dem Ausmaß der restriktiven Lungendysfunktion zusammen, für
die respiratorische Muskelschwäche und/oder eine Kyphoskoliose verantwortlich sind. Hyperkapnie, welche durch Schwäche der Atemmuskulatur verursacht wird, kann dann auftreten, wenn die Vitalkapazität unter einem Wert
von 55% des normalen liegt *[12, 13]*.
Spät einsetzende Hypoventilation wurde bei Patienten mit Restzuständen nach
Lähmung der Atemmuskulatur beobachtet, unabhängig davon, ob sie während
der akuten Erkrankung einer künstlichen Beatmung bedurften oder nicht. In
einer Langzeitstudie an 209 Patienten berichteten HOWARD et al., daß 38%
nach einer mittleren Latenzzeit von 33 Jahren eine Atemhilfe brauchten *[27]*.
Von diesen waren 45,5% während der Akutphase nicht auf Beatmung angewiesen. Sie hatten in dieser Zeit aber schwere respiratorische Muskelschwäche. Bei Patienten mit einem spät beginnenden Bedarf für eine Atemhilfe lag die Vitalkapazität unter 1,8 l.
Bei Post-Polio-Patienten kann die restriktive Lungendsyfunktion zunehmen,
was auf einen Rückgang der neuromuskulären Funktion und zunehmende
Deformationen des Thorax zurückzuführen ist. Der Verlust an Vitalkapazität
hängt mit der Schwäche der Atemmuskulatur zusammen und ist bei den Post-
Polio-Betroffenen im Vergleich zu Gesunden ausgeprägter *[2, 18]*. Patienten
mit Kyphoskoliose haben eine verringerte Leistungsfähigkeit des Brustkorbes
und eine abnehmende funktionelle Restkapazität (FRC). Die niedrige FRC
kann den pulmonalen Sauerstoff reduzieren, was zu einer Entsättigung führt,
die bei Apnoe oder Hypopnoe-Phasen ausgeprägter ist *[17]*. Der Effekt der
Atmungs-Perfusions-Schwierigkeiten bei Skoliosen kann die Atemfunktion
ebenfalls beeinträchtigen *[28]*.
Bei Polio-Spätfolgen geht ebenso wie bei anderen neuromuskulären
Erkrankungen, welche die Atemmuskulatur betreffen, der chronischen
Hypoventilation mit schwerer CO_2-Retention wahrscheinlich eine intermittierende nächtliche Hypoxämie während der REM-Phasen voraus *[13]*.
Bei Patienten mit schwerer restriktiver Lungendysfunktion fällt die Vital-
kapazität ab, wenn sich der Patient von der aufrechten in eine liegende

Position begibt *[13, 37, 38]*. BYE et al. berichteten über Zusammenhänge zwischen dem prozentualen Abfall der Vitalkapazität bei solcher Lageveränderung und nächtlichen Hypoxämie-Phasen sowie den am Tag gemessenen Blutgaswerten *[13]*. Andere Faktoren, die zu nächtlichen Unterbeatmungen beitragen, sind die reduzierte zentrale Steuerung der Atemhilfsmuskulatur, ein reduzierter Tonus der oberen Luftwege und schwächere Reaktionen der Atmung auf CO_2 und Hypoxämie während des REM-Schlafes *[44]*. Bei einigen Patienten scheint aber die Hilfsmuskulatur auch während der REM-Phasen zu funktionieren *[45]*.

Obstruktionen der oberen Luftwege während des Schlafes erhöhen die Arbeitsbelastung für die Atemmuskulatur. Übergewicht und schwache Bulbärmuskeln tragen dazu bei. Das gleichzeitige Vorliegen einer obstruktiven Lungenerkrankung erhöht die Arbeit der Atemmuskeln weiter, wobei akute Infekte den Stoffwechselbedarf steigern. Eine schwache Abdominalmuskulatur kann eine beeinträchtigte Drainage der oberen Luftwege zur Folge haben und so die Voraussetzungen für Infektionen und Atelektasen schaffen. Bewegliche Patienten können grundsätzlich größere Stoffwechselbedürfnisse wegen ihrer stärkeren Aktivität der Extremitäten-Muskulatur haben als Rollstuhlfahrer, was ein erhöhtes Risiko für respiratorische Insuffizienz darstellt.

Ermüdung des Zwerchfells

Atemmuskeln weisen die gleichen Eigenschaften wie die übrigen Skelettmuskeln auf, dazu gehört auch, daß sie ermüdbar sind. In Bezug auf die Schlüsselrolle des Zwerchfells bei der inspiratorischen Kapazität, sind die Kenntnisse über Zwerchfellermüdungen entscheidend für das Verständnis von Atemschwierigkeiten bei neuromuskulären Erkrankungen einschließlich der Polio-Spätfolgen. In den unterschiedlichen Definitionen für die Muskelermüdung widerspiegeln sich die komplexe Natur der beteiligten Mechanismen und die verschiedenen Methoden, die zur Beschreibung dieser Mechanismen verwendet wurden. In einem aktuellen Bericht über respiratorische Muskelmüdigkeit wurde vorgeschlagen, die Muskelermüdung zu definieren als „einen Verlust der Kapazität zur Entfaltung von Kraft und/oder Schnelligkeit eines Muskels, der seine Ursache in der Muskelaktivität unter Belastung hat und durch Ruhe wieder herstellbar ist" und daß „Müdigkeit zu Belastungsfehlern und somit, wenn das klinisch auftritt, zur Entwicklung einer Hyperkapnie führt" *[39]*.

Die Fähigkeit der Muskeln, Kraft und Schnelligkeit zu entwickeln, hängt von verschiedenen neuromuskulären Charakteristika ab, einschließlich der Muskelfasereigenschaften. Im menschlichen Zwerchfell halten sich Typ-I- und Typ-II-Muskelfasern etwa die Waage. Bei den Typ-II-Fasern sind auch etwa gleiche Anteile an Typ A und B vertreten *[35]*. Obwohl keine speziellen Daten über Muskelfasern in der Atemmuskulatur bei Polio-Spätfolgen vorliegen, sind einige Daten über Untersuchungen der Gehmuskulatur, die an anderer Stelle in diesem Buch beschrieben werden, von Interesse. Biopsiestudien dieser Muskeln haben eine signifikante Muskelfaser-Hypertrophie nachgewiesen *[9, 21]* sowie eine Zunahme des Anteils der Typ-I-Fasern, was wahrscheinlich auf eine Transformation von Typ-II- in Typ-I-Fasern als Reaktion auf übermäßigen Gebrauch zurückzuführen ist *[9]*. Die hypertrophischen Fasern weisen eine Abnahme der Zahl von Kapillaren pro Flächeneinheit und einen niedrigeren Gehalt an Stoffwechsel-Enzymen auf *[10, 21]*. Auch wenn diese Daten keinerlei Rückschlüsse bezüglich der Zwerchfell-Funktion zulassen, illustrieren die signifikanten Veränderungen der Skelettmuskelfasern, was als Reaktion auf neue Beanspruchungen passieren kann und das vermutlich auch im Zwerchfell.

Wenn beim lebenden Patienten natürlicherweise auch keine Biopsie-Untersuchungen des Zwerchfells möglich sind, so gibt es andere Methoden, um die funktionelle Kapazität der Atemmuskulatur einschließlich des Zwerchfells einzuschätzen. Die maximalen in- und exspiratorischen Munddrücke wurden als globales Maß für die Funktion der Atemmuskulatur verwendet. Die Stimulation des N. phrenicus während der maximalen Inspiration erlaubt die Bewertung von Störungen der zentralen Steuerung *[5]*. Die Kalkulation des transdiaphragmatischen Druckes (Pdi) wurde zur Abschätzung der Kraft des Zwerchfells verwendet *[6]*. Der Pdi wird als die Differenz zwischen dem abdominalen (Pga) und dem Ösophagus-Druck (Pes) definiert. Der maximale Pdi (Pdi max) wird bei maximaler Einatmung gegen den geschlossenen Luftweg erzielt. Der Leistungszyklus des Zwerchfells (Ti/Ttot) wird als die Inspirationszeit (Ti) bezogen auf die Länge des Atemzyklus (Ttot) berechnet. Der Tensions-Zeitindex (TTdi) ist das Produkt aus Pdi/Pdi max und Ti/Ttot und kann für jeden Atemzug errechnet werden.

Bellemare und Grassino fanden, daß bei gesunden Personen die Atmung mehr als 45 Minuten erhalten werden kann, wenn TTdi um oder unter 0,15 lag und weniger als 45 Minuten, wenn TTdi 0,15 überschritt und daß das Kraftspektrum des Zwerchfell-EMG bei TTdi-Werten von 0,15 in Richtung niederer Frequenzen driftete *[6]*.

Mit der gleichen Methode untersuchten Sinderby et al. 5 Post-Polio-Patienten bei Verwendung von IPPV-Geräten *[41, 42]*. Die Vitalkapazitäten lagen zwischen 1,1 und 2,1 l (24–43% des Normalwertes). Die zentrale Frequenz des Zwerchfell-EMG-Signals (Cfdi) wurde als EMG-Index für eine lokalisierte Zwerchfell-Ermüdung angesehen. Alle Patienten hatten schon im Ruhezustand erhöhte TTdi-Werte. Während kurzzeitiger Arm- oder Bein-Übungen mit Belastungen, die täglich üblich sind, stieg der TTdi-Wert auf etwa 0,15. Bei 2 Probanden wurde dieser Wert übertroffen. Außer einem Patienten zeigten alle einen Abfall im Cfdi-Wert. In der Zusammenfassung kann man sagen, daß diese Studie auf eine deutliche Reduktion der Kraft-reserve im Ruhezustand hinweist und auf eine tiefere Schwelle der im EMG zu beobachtenden Müdigkeit als bei Gesunden *[6]*. Bei allen Patienten dieser Untersuchungsreihe wurde eine Polysomnographie und eine Messung der Blutgaswerte vorgenommen. Bei zwei von ihnen lagen normale Verhältnisse vor, während die anderen unter atmungsbedingten Schlafstörungen litten.

Überwachung bei Risiko-Patienten

Klinische Symptome und Zeichen von respiratorischen Störungen kann man durch Lungenfunktions-Prüfungen und nächtliche Untersuchungen beurteilen. Bei allen Patienten mit Symptomen zunehmender nächtlicher Atemstörungen sollten die Blutgaswerte während des Schlafes einschließlich der nächtlichen Registrierung von Sauerstoffsättigung und CO_2-Spannung erfaßt werden. Falls sich dabei normale Verhältnisse ergeben, sollte man die Untersuchungen wiederholen, wenn sich die Symptome weiterentwickeln. Bei Vorliegen von Anzeichen nächtlicher Blutgas-Störungen ist eine Polysomnographie zu empfehlen, um die Atemstörungen charakterisieren, die Schlafqualität ermitteln und eine Behandlung planen zu können.

Alle Patienten mit einer Vitalkapazität unter 55% sind mittels nächtlicher Blutgas-Kontrollen zu untersuchen, um subklinische respiratorische Störungen herauszufinden und eine Grundlage für weitere Untersuchungen zu haben. Wenn keine nächtlichen Störungen der Blutgaswerte nachzuweisen sind, empfehlen wir, die Untersuchungen zu wiederholen, wenn Symptome auftreten oder auf jeden Fall jährliche Kontrollen durchführen zu lassen.

Vorbeugung und Behandlung

Zur Vorbeugung respiratorischer Insuffizienz gehören physiotherapeutische Maßnahmen, um die Arbeit von Brustkorb und Lunge sowie die Mukusdrainage zu verbessern. Dabei kann die Physiotherapie auch das Training der nichtbefallenen Hilfsmuskulatur einbeziehen. Unseres Wissens gibt es bisher keine Langzeit-Verlaufs-Studien über Training schwacher Atemmuskeln bei Polio-Spätfolgen.

Die Physiotherapie kann auch das Erlernen der Froschatmung einbeziehen. BACH und ALBA empfehlen das für Patienten mit einer Vitalkapazität unter 1000 ml und ausreichender Kraft der Oropharynx-Muskulatur *[2]*. Zusätzlich sollten Diätmaßnahmen und Gewichtskontrollen in Betracht gezogen werden.

Assistierte Beatmung

Assistierte Beatmung sollte bei Patienten mit signifikanter restriktiver Lungendysfunktion und bei nächtlichen schlafinduzierten Hypoxämien oder CO_2-Retentionen in Betracht gezogen werden. Durch weitere Untersuchungen ist festzustellen, ob durch die Beatmung die Zwerchfell-Ermüdung reduziert werden kann, noch bevor signifikante Veränderungen in den Blutgaswerten auftreten [39].

Es liegen Berichte über IPPV-Methoden unter Verwendung nichtinvasiver oraler oder nasaler Masken vor [3, 4, 14, 16, 30, 33]. IPPV mit nasalem Zugang scheint oft die bessere Alternative zu sein. Orale Masken sind für Patienten, bei denen es zu Entweichen von Luft aus dem Mund durch zu schwache Oralmuskeln kommt, besser geeignet, können aber durch Austrocknen oder Luftleckagen Probleme verursachen. Methoden auf der Grundlage von Unterdruck, wie Eiserne Lunge oder Kürrass, sind unbequem und nicht so wirksam. Durch Induktion von Obstriktionen der oberen Luftwege können sie sogar gefährlich werden [34]. Tracheostomie ist zwar wirksam, aber sehr behindernd und somit nicht die Methode der Wahl, wenn nur nächtliche Beatmung erforderlich ist. Sie muß aber in Betracht gezogen werden, wenn nichtinvasive Methoden sich als unzureichend herausstellen [2].

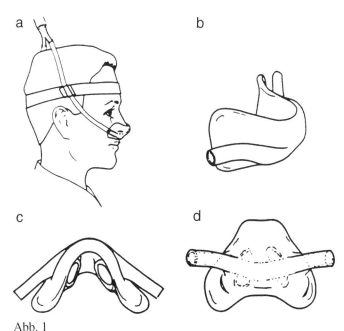

Abb. 1
Nasenmaske für die nächtliche Beatmung: a) angeschlossen; b) Seitenansicht; c) Ansicht von unten; d) Ansicht von vorn. (nach [30]; mit Genehmigung).

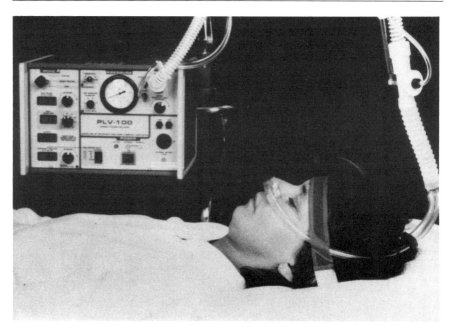

Abb. 2
Ein Patient, angeschlossen an das PLV 100-Gerät. (Nach *[30]*; mit Genehmigung)

Inzwischen sind verschiedene transportable Volumen- oder Druck-gesteu-
erte Beatmungsgeräte erhältlich. Individuell unterscheiden sie sich durch
ihre unterschiedliche Flow-Charakteristika und andere Faktoren, wie Gewicht und Geräuschpegel. Die Verbindung zum Gerät über nasale Zugänge
kann über im Handel befindliche vorgeformte Masken erfolgen oder die
SEFAM-Maske, die mit einem kommerziell erhältlichen Bausatz (Lifecare,
Inc.) selbst geformt werden kann. Wenn es Probleme durch Entweichen
von Luft, Unbequemlichkeiten beim Tragen oder Druckstellen auf der
Haut gibt, können individuell nach Modell gefertigte nasale Masken eine
Alternative darstellen. Vor kurzem haben wir eine neue nasale Maske aus
lichthärtendem Acryl entwickelt (Abb. 1 und 2).
Die Verordnung von Atemhilfsgeräten erfordert eine entsprechende Anleitung des Patienten und, falls notwendig, auch der Familie und des
Pflegepersonals. Regelmäßige Unterstützung durch ein Spezialistenteam
aus erfahrenen Atmungs-Physiotherapeuten und Technikern ist notwendig.
Daneben ist eine regelmäßige Auswertung der Behandlung wichtig, die
auch die nächtliche Blutgas-Kontrolle während der Benutzung des Gerätes
einbeschließen sollte. Im Laufe der längeren Benutzung kann eine Neu-
einstellung der Geräte ebenso wie des Sitzes der Nasenmasken notwendig
werden.

Der günstige Effekt der nächtlichen assistierten Beatmung, wie verminderte Symptome in Bezug auf normalisierte Blutgaswerte und Schlafverhalten kann auch mit der Wiederherstellung von Chemorezeptoren, besserer Gewebebeteiligung und verbesserter Funktion der Atemmuskeln zusammenhängen. Auf die mögliche Rolle einer Zwerchfell-Ermüdung weist der günstige Effekt auf die Kraft und Ausdauer der Atemmuskulatur hin, über die nach assistierter Beatmung berichtet wird [17, 20, 36].

Patienten ohne restriktive pulmonale Dysfunktion und Anzeichen einer Schlafapnoe sollten nach den gleichen Prinzipien behandelt werden, die unter diesen Bedingungen üblich sind [44].

Zusammenfassung

Patienten mit Polio-Spätfolgen besitzen ein Risiko für die Entwicklung schleichender respiratorischer Störungen. Frühe Symptome sind oft unspezifisch, so daß sich die Diagnose auf die Analyse der Blutgaswerte stützen muß. Bei Patienten mit signifikanter pulmonaler Dysfunktion und Anzeichen einer nächtlichen Hypoxämie oder Hyperkapnie ist eine assistierte Beatmung mittels nichtinvasiver Techniken zu empfehlen. Weitere Untersuchungen sind erforderlich, um zu ermitteln, ob mit dieser Behandlung schon begonnen werden sollte, noch bevor signifikante Veränderungen der Blutgaswerte auftreten, um Ermüdungen des Zwerchfells vorzubeugen.

Literatur

1. BACH, J. R., ALBA, A. S.: Management of chronic alveolar hypoventilation by nasal ventilation. Chest **97** (1990), 52–57.
2. BACH, J. R., ALBA, A. S.: Pulmonary dysfunction and sleep disordered breathing as post-polio sequelae: Evaluation and management. Orthopedics **14** (1991), 1329–1337.
3. BACH, J. R., ALBA, A. S., MOSHER, R., DELAUBIER, A.: Intermittent positive pressure ventilation via nasa access in the management of respiratory insufficiency. Thorax **92** (1987), 168–170.
4. BACH, J. R., ALBA, A. S., SHIN, D.: Noninvasive airway pressure assisted ventilation in the management of respiratory insufficiency due to poliomyelitis. Amer. J. Phys. Med. Rehabil. **68** (1989), 264–271.
5. BELLEMARE, F., BIGLAND RITCHIE, B.: Central components of diaphragmatic fatigue assessed by phrenic nerve stimulation. J. Appl. Physiol. **62** (1987), 1307–1216.
6. BELLEMARE, F., GRASSINO, A.: Effects of pressure and timing of contraction on human diaphragm fatigue. J. Appl. Physiol. Respir. Environ. Exerc. Physiol. **53** (1982), 1190–1195.
7. BELLEMARE, F., GRASSINO, A.: Evaluation of human diaphragm fatigue. J. Appl. Physiol. Respir. Environ. Exerc. Physiol. **53** (1982), 1199–1206.

8. BERGOFSKY, H.: Respiratory failure in disorders in the thoracic cage. Amer. Rev. Respir. Dis. **119** (1979), 643–669.

9. BORG, K., BORG, J., EDSTRÖM, L., GRIMBY, L.: Effects of excessive use of remaining muscle fibers in prior polio and LV root lesion. Muscle Nerve **11** (1988), 1219–1230.

10. BORG, K., HENRIKSON, J.: Prior poliomyelitis-reduced capillary supply and metabolic enzyme content in hypertrophic slow-twitch (type I) muscle fibers. J. Neurol. Neurosurg. Psychiatry **54** (1991), 236–240.

11. BORG, J., WEINBERG, J., KLEFBECK, B.: When is assisted ventilation indicated in neuromuscular disease? (Abstract). J. Neurol. Sci. **98** (1990), 342.

12. BRAUN, N., ARORA, N., ROCHESTER, D.: Respiratory muscle and pulmonary function in polymyositis and other proximal myopathies. Thorax **38** (1983), 616–623.

13. BYE, P. T. B., ELLIS, E. R., ISSA, F. G. et al.: Respiratory failure and sleep in neuromuscular disease. Thorax **45** (1990), 241–247.

14. CARROL, N., BRANTHWAITE, M.: Intermittent positive pressure ventilation by nasal mask: Technique and applications. Intens. Care Med. **14** (1988), 115–117.

15. ELLIS, E., BYE, P., BRUDERER, J., SULLIVAN, C.: Treatment of respiratory failure during sleep in patients with neuromuscular disease: Positive pressure ventilation through a nose mask. Amer. J. Respir. Dis. **135** (1987), 149–152.

16. ELLIS, E., GRUNSTEIN, R., SHU-CHAN, et al.: Noninvasive ventilatory support during sleep improves respiratory failure in kyphoscoliosis. Chest **94** (1988), 811–815.

17. FINDLEY, L., RIES, A., TISI, G., WAGNER, P.: Hypoxemia during apnea in normal subjects: Mechanisms and impact of lung volume. J. Appl. Physiol. Respir. Environ. Exerc. Physiol. **55** (1983), 1777–1783.

18. FISCHER, D. A.: Poliomyelitis: Late respiratory complications and management. Orthopedics **8** (1985), 891–894.

19. GASTAUT, H., TASSIRANI, D. B.: Etude polygraphique des manifestations épisodique (hypniques et respiratoires) dy syndrome de Pickwick. Rev. Neurol. **112** (1965), 569–579.

20. GOLDSTEIN, R., DE ROSIE, J., AVENDANO, M., DOLMAGE, T.: Influence of noninvasive positive pressure ventilation on respiratory muscles. Chest **99** (1991), 408–418.

21. GRIMBY, G., EINARSSON, G., HEDBERG, M., ANIANSSON, A.: Muscle adaptive changes in post-polio subjects. Scand. J. Rehabil. Med. **21** (1989), 19–26.

22. GUILLEMINAULT, C., MOTTA, J.: Sleep apnea syndrome as a long term sequelae of poliomyelitis. In GUILLEMINAULT, C., DEMENT, W. C. (Hrsg.): Sleep Apnea Syndromes. Alan R. Liss, New York 1978, S. 309–315.

23. HALSTEAD, L. S., WIECHERS, D. O., ROSSI, C. D.: Late effects of poliomyelitis: A national survey. In HALSTEAD, L. S., WIECHERS, D. O. (Hrsg.): Late Effects of Poliomyelitis. Symposia Foundation, Miami (1985).

24. HAMILTON, E., NICHOLS, P., TAIT, G.: Late onset respiratory insufficiency after poliomyelitis. Ann. Phys. Med. **10** (1970), 223–229.

25. HILL, R., ROBBINS, A. W., MESSING, R, ARORA, N. S.: Sleep apnea syndrome after poliomyelitis. Amer. Rev. Respir. Dis. **127** (1983), 129–131.

26. HODES, H. L.: Treatment of respiratory difficulty in poliomyelitis. In: Papers and Discussions at the Third Poliomyelitis Conference. Lippincott, Philadelphia (1955), S. 91–113.
27. HOWARD, R. S., WILES, C. M., SPENCER, G. T.: The late sequelae of poliomyelitis. Q. J. Med. **66** (1988), 219-232.
28. KAFER, E. R.: Idiopathic scoliosis: Gas exchange and the age dependence of arterial blood gases. J. Clin. Invest. **58** (1976), 825-833.
29. KAUFERT, P. L., KAUFERT, J. M.: Methodological and conceptual issues in measuring the long term impact of disability: The experience of poliomyelitis patients in Mannitoba. Soc. Sci. Med. **19** (1984), 609–618.
30. KLEFBECK, B., REMMER, L., WEINBERG, J., BORG, J.: A new nasal mask for home ventilation in chronic neuromuscular disorders. Scand. J. Rehabil. Med. **25** (1993), 7–9.
31. LANE, D. J., HAZLEMAN, B., NICHOLS, P. R. J.: Late onset respiratory failure in patients with previous poliomyelitis. Q. J. Med. **172** (1974), 551–568.
32. LASSEN, H. C. A.: The epidemic of poliomyelitis in Copenhagen, 1952. Proc. R. Soc. Med. **47** (1953), 6–71.
33. LEGER, P., JENNEQUIN, M., GERARD, M. et al.: Home positive pressure ventilation via nasal mask for patients with neuromuscular disorders. Eur. Respir. J. **2** (Suppl. 7) (1989), 640–645.
34. LEVY, R., BRADLEY, D., NEWMAN, S. et al.: Negative pressure ventilation: Effects on ventilation during sleep in normal subjects. Chest **95** (1989), 95–99.
35. LIEBERMANN, D. A., FAULKNER, J. A., CRAIG, A. B., MAXWELL, L. C.: Performance and histochemical composition of guinea pig and human diaphragm. J. Appl. Physiol. **34** (1973), 233–237.
36. MARINO, W., BRAUN, N.: Reversal of the clinical sequelae of the respiratory muscle fatigue by intermittent mechanical ventilation. Amer. Rev. Respir. Dis. **125** (2A) (1982).
37. MIDGREN, B.: Continuous non-invasive assessment of blood gases during sleep (Thesis). Lund, University Hospital Lund (1987).
38. NEWSOM, D. J., GOLDMAN, M., LOH, L., CASSON, M.: Diaphragm function and alveolar hypoventilation. Q. J. Med. **45** (177) (1976), 87-100.
39. NHLBI Workshop Summary: Fatigue. Amer. Rev. Respir. Dis. **124** (1990), 474–480.
40. PLUM, F., SWANSON, A. G.: Abnormalities in central regulation of respiration in acute and convalescent poliomyelitis. Arch. Neurol. Psych. **80** (1958), 267–285.
41. SINDERBY, C., WEINBERG, J., LINDSTRÖM, L., GRASSINO, A.: Respiratory muscle force reserve in patients with chronic cervical cord injuries and in patients with prior polio infection (Thesis), Gothenburg, University of Gothenburg (1991).
42. SINDERBY, C., WEINBERG, J., SULLIVAN, L. et al.: Respiratory muscle function at rest and exercise in patients with cervical cord injuries and in patients with prior polio infection. (Thesis), Gothenburg, University of Gothenburg (1991).
43. STELJES, D., KRYGER, M., KIRK, B., MILLAR, T.: Sleep in postpolio syndrome. Chest **98** (1990), 133–140.
44. SULLIVAN, C., ISSA, E., BRUDERER, J. et al.: Treatment of cardiorespiratory disturbances during sleep. Interdisc. Topics Gerontol. **22** (1987), 47–67.

45. SVANBORG, E., BORG, J., WEINBERG, J.: Sleep and respiration in chronic neuromuscular disorders (Abstract). J. Neurol. Sci. **98** (1990), 342.

46. SVANBORG, E., LARSSON, H., CARLSSON-NORDLANDER, B., PIRSKANEN, R.: A limited diagnostic investigation for obstructive sleep apnea syndrome: Oximetry and static charge sensitive bed. Chest **98** (1990), 1341–1345.

47. SVANBORG, E., LARSSON, H., NORDLANDER, B., PIRSKANEN, R.: Static charge sensitive bed and oximetric recordings in the study of obstructive sleep apnea syndrome. In GUILLEMINAULT, C., PARTINEN, M. (Hrsg.): Obstructive Sleep Apnea Syndrome: Clinical Research and Treatment. Raven Press, New York (1990), S. 195–207.

48. SVANBORG, E., WEINBERG, J., BORG, J.: Abnormalities of respiration and sleep in neuromuscular disorder. Manuskript.

49. TOLLBÄCK, A., KNUTSSON, E., BORG, J. et al.: Torque-velocity relation and muscle fibre characteristics of foot dorsiflexors after long-term overuse of residual muscle fibers due to prior polio or L5 root lesion. Scand. J. Rehabil. Med. **24** (1992), 151–156.

10 Post-Polio-Langzeitwirkungen auf die oral-motorische und die Schluckfunktion

Barbara C. Sonies

Bei einigen Patienten, die vor über 30 Jahren eine akute Poliomyelitis-Attacke durchgemacht haben, treten jetzt neue Symptome in Form von Muskelschwäche, Müdigkeit und verschiedenen Schmerzstufen auf. Kaum einer glaubte, daß diese neuen Symptome etwas mit der ursprünglichen Erkrankung zu tun haben könnten *[3]*. Manchen wurde von ihren Ärzten eingeredet, daß sie eine psychologische Überreaktion hätten und entsprechende Behandlung in Anspruch nehmen sollten. Bei anderen wurden die neuen Symptome für eine neue neurologische Erkrankung, wie amyotrophe Lateralsklerose gehalten, was natürlich zu Furcht, Ängstlichkeit und Frustration führte *[18]*.

Es wurden verschiedene Meinungen vertreten, um die Ätiologie der neuen Symptome bei den Patienten, welche die Polioepidemien der 50er Jahre überlebt hatten, zu erklären. Eine Hypothese betraf die Reaktivierung des Poliovirus. Eine andere nahm an, daß es sich um eine Form des Alterns handelte, die durch den ursprünglichen Verlust von Motoneuronen während der Polio-Infektion beschleunigt werde oder daß die Vorderhornzellen des Rückenmarkes überlastet worden wären *[27]*. Wieder andere meinten, daß einige der Zellen im Rückenmark geschädigt überlebt hatten und nun nicht mehr ordnungsgemäß funktionieren konnten *[8–13]*. Am aktuellsten ist aber die Meinung, daß das Post-Polio-Syndrom letztlich das Ergebnis einer Überbelastung der verbliebenen, ursprünglich gesunden Motoneuronen sei, was zu einer langsamen Degeneration der terminalen Enden der einzelnen Nervenaxone führt *[8–11, 16]*.

Unabhängig von den spezifischen Ursachen der neuen Symptome, fiel bei vielen Patienten auf, daß die Muskulatur des Oropharynx in einer Weise befallen war, welche derjenigen der proximalen und distalen Muskeln sehr ähnlich war. So kam es neben den Schwierigkeiten durch Veränderungen des Ganges, des Gleichgewichts, des Rumpfes, der Körperkontrolle und der Beweglichkeit der Hände zu neuen Sprach- und Schluckstörungen bei Patienten mit einer alten Polio. Da diese Oropharynx-Defizite subklinische Dysfunktion der Bulbärmuskeln mit umfassen, die mit der Zeit zunehmen können, ist es besonders wichtig, daß die Betroffenen verstärkt auf Dysphagie und ihre Entwicklung achten. Während das Fortschreiten der meisten Symptome der Post-Polio sich als eine Behinderung auswirken, sind Komplikationen, die mit Schluckschwierigkeiten zusammenhängen, wie eine Aspirationspneumonie, sehr ernst und häufig sogar lebensgefährdend. In diesem Kapitel soll über Kontroversen aus früheren Studien berichtet werden sowie über Übereinstimmungen betreffs der Prävalenz, der Evolution und Diagnose und der Behandlung von Sprach-, Stimm- und Schluckbeschwerden.

Historischer Rückblick

Für den körperlichen Zustand, unter dem etwa die Hälfte der ursprünglich 1,63 Millionen Polio-Überlebenden in den USA leiden, sind verschiedene Bezeichnungen vorgeschlagen worden. Dazu gehören Post-Polio-Syndrom, progressive Post-Polio Muskelatrophie, Spätfolgen von Polio und Post-Polio-Sequelae *[3]*. Eigentlich herrscht Übereinstimmung darüber, daß der Begriff PPMA (progressive Post-Polio Muskelatrophie) am zutreffendsten ist *[5, 6, 10, 13, 14]*. Nach HALSTEAD müssen 5 Kriterien erfüllt sein, um eine korrekte Diagnose von PPMA stellen zu können *[14]*. Dazu gehören:
1. eine bestätigte Krankengeschichte mit entsprechenden EMG-Befunden,
2. ein spezifisches EMG-Muster,
3. eine stabile Zeit der neurologischen Erholung von über 20 Jahren,
4. schubweises oder plötzliches Auftreten von neuen Symptomen in vorher befallenen oder auch nicht befallenen Muskeln, was mit anderen gesundheitlichen Störungen einhergehen kann und
5. ein Ausschluß anderer neurologischer Erkrankungen, die ähnliche Defizite hervorrufen können *[14]*.

DALAKAS meint, daß verschiedene Faktoren vorliegen müssen, um von einem Post-Polio-Syndrom sprechen zu können:
1. schwere akute paralytische Poliomyelitis,
2. das Alter beim Auftreten der akuten Erkrankung und
3. schwere Restbehinderungen *[8]*. Er weist darauf hin, daß zu den zurückbleibenden Defiziten eine asymmetrische Schwäche, die Atrophie von einem oder mehr Gliedmaßen, fehlende Reflexe, normale sensorische Empfindungen und elektrophysiologische Anzeichen einer Denervation gehören *[9–11]*.

Schleichender Beginn, Müdigkeit, Verlust an Ausdauer sowie Gelenk- und Muskelschmerzen sind in die Beschreibung der spät auftretenden Folgen ebenfalls aufgenommen worden *[18]*.

Es herrscht Übereinstimmung darüber, daß die Wahrscheinlichkeit des Auftretens der sich spät entwickelnden neuen Symptome um so größer ist, je schwerer die ursprüngliche Erkrankung ablief. Obwohl kontrovers darüber diskutiert wird, ob es bei Patienten ohne frühe bulbäre Symptome neue Anzeichen von Sprech- und Schluckfunktionen geben kann, weisen die

Ergebnisse einer Untersuchung darauf hin, daß die neuen Symptome nicht immer mit den ursprünglichen korrespondieren müssen und daß die Untersucher solange nichts von neuen Symptomen bemerken, bis sie mittelschwer auftreten *[24]*. Da während des normalen Alterungsprozesses aber keine zunehmenden Veränderungen beim Sprechen und Schlucken auftreten, sind jegliche solcher Dysfunktionen auf neuromuskuläre Veränderungen zurückzuführen und bedürfen besonderer Beachtung *[21, 22]*.

Verbreitung oropharyngealer Symptome

Über oropharyngeale Symptome wie Atem- und Schluckschwierigkeiten klagen weniger Patienten als über Probleme beim Gehen oder bei Aktivitäten des täglichen Lebens *[14]*. Nach unseren Erfahrungen aus Untersuchungen von Post-Polio-Patienten im NIH (National Institute of Health) fanden wir, daß vielen gar nicht bewußt ist, daß sie Schluckschwierigkeiten haben, da sie kleinere Probleme beim Speisetransport zu kompensieren gelernt haben oder Verdauungsstörungen für allgemeine Folgen einer Mahlzeit halten.

In den USA überlebten etwa 300 000 Menschen die Polio-Epidemien der 40er und 50er Jahre. Nach früheren Schätzungen treten bei 20–25% dieser Patienten (über 75 000) Spätfolgen auf (Umfrage der NINCDS, NIH und HHS). Neuere Studien sprechen aber von 28,5–60% *[17, 28]*. Obwohl langsam und schleichend auftretend, wurde geschätzt, daß der Fortschritt der Symptome stetig ist, wobei die Schätzungen zwischen 1–9% pro Jahr schwanken *[1, 12, 28]*.

Über Langzeit-Effekte des Post-Polio-Symptoms auf die Schluckfunktion liegen zwar keine größeren Untersuchungszahlen vor, aber einige Studien haben sich mit kleineren, doch repräsentativen Gruppen befaßt und regelmäßig bei der Mehrzahl der untersuchten Patienten Hinweise auf Dysphagien gefunden. Seit der Einführung des Polio-Impfstoffes ist die jährliche Inzidenzrate neuer Polio-Fälle sehr klein, so daß alle Berichte über Dysphagie nur von Patienten stammen, deren Symptome von der ursprünglichen Erkrankung herrühren.

In der Post-Polio-Klinik der Universität von Michigan wurden 20 Patienten 2 Jahre lang untersucht. 10 von ihnen hatten schon während der akuten Phase der Erkrankung Schluckbeschwerden. Unabhängig von diesem ursprünglichen Problem aber traten bei allen Probanden Symptome einer Dysphagie 17 bis 43 Jahre nach der Akutphase auf *[20]*. Einige der Patienten hatten Sprachresonanz- oder respiratorisch/phonatorische Veränderungen und Heiserkeit oder Schwierigkeiten beim Kauen oder Schlucken, wenn sie ermüdet waren. Bei vielen der Untersuchten war eine oralmotorische Schwäche vorhanden und unnormale Ergebnisse bei der Untersuchung des Larynx.

In einer Studie von 1953 an 27 Patienten, die ursprünglich eine Pharynxschwäche hatten, fand BOSMA, daß bei der Mehrzahl schwache Pharynx-

Schließmuskeln und Abnormalitäten im Gaumen im Verlauf der Zeit verblieben waren *[2]*.

COELHO und FERRANTI fanden, daß bei 220 Polio-Betroffenen, die an einer Untersuchung über Schluckfunktionen teilnahmen, 18% eine Dysphagie aufwiesen *[7]*. Obwohl die Symptome ihrer Patienten sich in ihrem Schweregrad unterschieden, trat bei keinem während der Untersuchung eine Aspiration auf. Die Autoren fanden, daß 17 von 20 Patienten mit Dysphagie eine verminderte Atemkapazität hatten, jedoch bedingte das eine Defizit nicht notwendigerweise das andere. Die Autoren schätzten aber selbst ein, daß ihre Ergebnisse nicht repräsentativ waren, da die Teilnehmer an der Studie (per Telefon befragt), die nicht zurückrufen konnten, ob sie Probleme hatten, in der Studie nicht vertreten sind.

Mittel Cinefluorographie untersuchten JONES et al. 20 Patienten mit einer zurückliegenden Post-Polio-Krankengeschichte und fanden, daß alle außer einem sowohl einen gewissen Grad von Pharynx-Abnormalitäten wie andere Strukturprobleme hatten, die zu einer Dysphagie beitrugen *[15]*. Ähnliche Befunde wurden von BUCHHOLZ in einer Studie an 13 Patienten mit Post-Polio und Beschwerden einer Dysphagie erhoben *[4]*. Neun der Untersuchten hatten ursprünglich eine Diagnose mit bulbären Symptomen, die für die Oropharynx-Beschwerden verantwortlich wären.

SONIES und DALAKAS untersuchten 32 Patienten, die nach dem Zufallsprinzip aus einer Gruppe von 72 PPMA-Patienten ausgewählt worden waren *[23, 24]*. Bei 2 Patienten war Dysphagie das vorherrschende Symptom. Trotz des Befundes, daß bei 24 der Probanden während der akuten Erkrankung eine Beteiligung der Bulbärmuskulatur aufgetreten war, berichteten nur 14 der 32 über Oropharynx-Dysphagie zum Zeitpunkt der Untersuchung. Von den 24 Patienten, die über neue Schluckbeschwerden klagten, hatten 18 eine frühere Diagnose einer bulbären Beteiligung gehabt. Von den 20 Patienten, bei denen aus der Originaldiagnose keine bulbäre Poliomyelitis hervorging, hatten 5 neue Schwierigkeiten beim Schlucken. Aus den Ergebnissen dieser Studie läßt sich schlußfolgern, daß unabhängig davon, ob ursprünglich eine bulbäre oder eine spinale Poliomyelitis vorgelegen hatte, neue Schlucksymptome als Spätfolgen auftreten können. Es kann auch vermutet werden, daß Dysphagie-Symptome im Bereich von schwach bis mäßig bei Betroffenen nachgewiesen werden können, auch wenn diese sich der Symptome gar nicht bewußt sind.

Das Oropharynx-System

Das Oropharynx-System setzt sich aus anatomischen und neuromuskulären Strukturen und aus sensorischen Endorganen des Gesichts, des Mundes, des Rachens, des Ösaphagus und der Lungen zusammen. Diese Strukturen werden durch die kranialen Nerven V (trigeminal), VII (facial), IX (glossopharyngeal), X (vagal) und XII (hypoglossal) innerviert. Sensorische und motorische Kontrolle von Atmung, Stimmbildung, Tastsinn, Geruch, Sprache und Schluckakt werden durch diese kranialen Nerven reguliert *[21]*. Die entsprechenden kranialen Nervenkerne, die im Hirnstamm (Pons und Medulla) liegen, werden oft als das bulbäre System bezeichnet. Wenn diese Zentren durch die Originalerkrankung befallen waren, war die Diagnose für den Betreffenden „bulbäre Poliomyelitis". Die Symptome der Patienten mit bulbärer Poliomyelitis umfassen folgende Anzeichen oder Abnormalitäten des Oropharynx: Dysarthrie, Dysphagie, Aphonie, Dysfluenzie und Atembeschwerden. Obgleich in dem vorliegenden Kapitel keine in die Tiefe gehende Diskussion der Beschwerden gegeben werden soll, schließt sich eine kurze Beschreibung der allgemeinen Befunde von Funktionsstörungen des Oropharynx-Systems an.

Sprechen und Stimme

Die wesentliche Veränderung in der Sprache, die bei Polio-Betroffenen auftritt, ist eine erhöhte nasale Resonanz. Diese Hypernasalität wird verursacht durch einen ungenügenden Kontakt des weichen Gaumens mit der hinteren Pharynxwand, wodurch während des Sprechens Luft in den Nasopharynx entweichen kann. Der Gaumen kann asymmetrisch oder hemiparetisch sein oder die Muskeln des Hypopharynx sind geschwächt. Die Auswirkungen von Ermüdung der Muskulatur des Hypolarynx in Verbindung mit einer Schwäche der Atemmuskulatur verursacht oft Heiserkeit, verringerte Tonhöhe oder Volumen oder Stimmverlust *[20, 23]*. SONIES und DALAKAS fanden, daß Patienten, die Dysphagie-Symptome aufweisen, stärkere Defizite in der Stimmqualität haben als asymptomatische Patienten *[23]*. Jedoch fanden sie keine signifikanten Unterschiede zwischen den Polio-Gruppen oder zwischen normalen Kontroll-Gruppen und Post-Polio-Patienten bei der Artikulation der Sprache oder des Sprachflusses. Obwohl bei einigen Post-Polio-Betroffenen Schwierigkeiten in der Artikulation beschrieben wurden, ist das nicht typisch für Post-Polio und kann eher zufällig als krankheitsbedingt sein (Tab. 1).

Tabelle 1
Hauptsächliche Sprech- und Stimmbeschwerden bei Post-Polio-Patienten

Hypernasalität
intermittierende Aphonie
reduziertes Stimmvolumen
Heiserkeit

Respiratorisch/stimmliche Veränderungen

Respiratorische Veränderungen durch schwache Muskeln des Zwerchfells, der Rippen oder des Abdomens können eine flache oder unregelmäßige Atmung hervorrufen, eine Einschränkung der Atmung oder eine Apnoe. Es ist wahrscheinlich, daß die Betroffenen in der Lage gewesen sind, geringere respiratorische Dysfunktionen viele Jahre zu kompensieren und dann plötzlich Schwierigkeiten bekamen, wenn diese Kompensationsmechanismen nicht mehr in der Lage waren, eine ausreichende respiratorische Unterstützung aufrecht zu erhalten. Wenn die Fähigkeit zur Erhaltung einer ausreichenden Atmung beeinträchtigt ist, können auch Sprache und Schluckfunktion betroffen sein. Da das Sprechen von einer ausreichenden Atemunterstützung abhängig ist, verursachen respiratorische Defizite ungenügende Phonation mit verringertem Volumen und ungeeigneter Ausdrucksweise. Schlucken kann als reziprok zum Atmen betrachtet werden; die Atmung hört in dem Moment auf, wo Nahrung den Pharynx passiert, um den Luftweg zu schützen. Beim Schlucken kann die mangelhafte Koordination von Atmung und Schluckakt eine Aspiration zur Folge haben mit den schweren Komplikationen einer Aspirationspneumonie.

Oral-sensomtorische Funktion

In zwei Studien wurden Ergebnisse von detaillierten oral-sensomotorischen Untersuchungen bei Post-Polio-Patienten vorgestellt. SILBERGLEIT et al. fanden einseitige Schwäche von Zunge oder Gaumen bei 80% und Abnormalitäten des Larynx bei 57% ihrer Patienten [20]. SONIES und DALAKAS ver-wendeten einen Index mit 10 Abstufungen der oralmotorischen Funktion zur Untersuchung ihrer Patienten [23]. Sie verglichen symptomatische und asymptomatische Patienten in bezug auf folgende Kriterien: Oralstruktur; Symmetrie und freiwillige sowie Reflexbewegung der Zunge, der Lippen, der Kinnbacken und des Gaumens; Zungen- und Lippenkraft; Schluckfähigkeit; Redefluß und orale Diadochokinese. Ein Bewertungsmaßstab von 1–4 (normal, leicht, mäßig, schwer) wurde für jede Kategorie verwendet, die für eine 52 Punkte umfassende Untersuchung der kranialen Nerven eingesetzt wurde. Unabhängig davon, ob die Patienten symptomatisch oder asymptomatisch waren, wurden bei allen der 32 Probanden (außer bei einem) Anzeichen für leichte bis mäßige Abnormalitäten der oralmotorischen Funktion gefunden. Bei beiden Gruppen kamen Zungen-, Lippen- und Kieferschwäche vor sowie verlangsamte oder abnormale Zungen-, Kiefer- oder Gaumenbewegungen mit verringerter Diadochokinesie vor. Dabei waren die Defizite bei der Gruppe der symptomatischen Patienten in allen untersuchten Kategorien signifikant größer als bei den asymptomatischen.

Schluckfunktion

Um die Schluckfunktion exakt bewerten zu können, sollte eine klinische Dysphagie-Untersuchung, die Beobachtung des Nahrungsaufnahme und eine Befragung zur Bestimmung des Grades der subjektiven Beobachtungen durch die Patienten selbst erfolgen. Nach der Analyse der Tragweite dieser klinischen Untersuchungen sollten dann diagnostische Maßnahmen erfolgen, um objektive Werte über das Schlucken zu erhalten (z. B. Videofluorographie, Ultraschall).

Klinische Bewertung der Dysphagie

Hierzu gehören eine komplette sensomotorische Untersuchung, einschließlich der Befragung nach Medikamenten, Allergien und sensorischen Veränderungen, die Anamnese, die Beschreibung der Entwicklung und Veränderungen der Symptome, Speichelfluß und Eßgewohnheiten. Dabei soll sich die Untersuchung auf die Ermittlung konzentrieren, ob der Patient zu schwache faciale oder orale Muskeln, eine orofaciale Asymmetrie oder Lähmungen aufweist und ob die Aufbereitung und der Transport von Bissen gestört ist *[26]*. Die Kraft und der Bewegungsgrad der Oralmuskulatur sollten gemeinsam mit den oralen Reflexen und der Bezahnung aufgezeichnet werden. Der Patient sollte beim Essen beobachtet werden, um festzustellen, ob er sabbert, etwas hinunterwürgt oder beim Essen husten muß und ob er eine bestimmte Art von Speisen vermeidet oder ablehnt. Man muß auch darauf achten, ob in den bukkalen Sulci Nahrungsreste verbleiben oder nach einigen Schluckakten Reste auf der Zunge oder den Zähnen vorhanden sind. Jede Verzögerung beim Essen und alle ungewöhnlichen Körperhaltungen und Positionen sollten registriert werden. Das wichtigste Ergebnis bei diesem Teil der Untersuchung ist festzustellen, ob der Bissen auf die richtige Art und Weise vom Mund in den Pharynx transportiert wird.

Veränderungen in der Stimme wie Heiserkeit oder gurgelnde Geräusche deuten auf Rückstände auf der Stimmritze hin und sind ein Signal für spätere Larynxpenetration und mögliche Aspiration. Die Kraft des Hustenstoßes und ob die Kehle dabei frei gemacht werden kann, sind wichtige Hinweise auf die Fähigkeit, die Luftwege vor dem Eindringen gefährlicher Nahrungsmaterialien zu schützen. Aspiration und stumme Aspiration treten am häufigsten bei Patienten auf, die nicht in der Lage sind, ihre Luftwege freizuhusten.

Beobachtungen bei den Mahlzeiten

Wenn immer es möglich ist, sollte der Dysphagie-Diagnostiker versuchen, seinen Patienten bei der Aufnahme einer typischen Mahlzeit zu beobachten. Auch ein Familienmitglied könnte dabei hilfreiche Hinweise geben. Diese Informationen lassen sich auch schriftlich oder in Form eines Interviews beschaffen. Die Beobachtungen können unschätzbare Einsichten vermitteln, die zur Aufstellung eines Therapieplanes nötig sind und können sofort bei einem Patienten mit einer Schluckbehinderung angewendet werden. Wie schon bei der klinischen Untersuchung betont wurde, dient die Beobachtung des Eßverhaltens der Feststellung, ob der Patient ein sicherer oraler Esser ist oder ob Veränderungen zur Sicherung bei Essen erforderlich sind.

Befragung über den Schluckakt

Um sich zu vergewissern, ob der Patient sich seiner Dysphagie bewußt ist, sollte der Untersucher jeden Patienten eine Selbst-Test-Fragebogen ausfüllen lassen [25]. Wir verwenden einen 18 Punkte umfassenden Fragebogen, der den Patienten instruiert anzukreuzen, ob bestimmte Symptome vorhanden sind. Danach wenden wir eine Skala von 1–4 an, in welcher der Befragte die Schwere der Symptome bewerten kann (normal, leicht, mäßig, schwer) oder wie häufig bestimmte Erscheinung eines besonderen Verhaltens auftreten (nie, gelegentlich, häufig, immer) (Anhang A). Zu einigen der allgemeineren Beschwerden, die über den Fragebogen vom Patienten zu ermitteln sind, gehören z. B. Herunterwürgen von Nahrungsmitteln, Steckenbleiben von Tabletten im Hals, Schwierigkeiten beim Schlucken von Pillen, Steckenbleiben von Nahrung im Hals, Husten beim Essen und allgemeine Schluckbeschwerden [7, 20, 23]. Diese Checkliste möglicher Probleme wurde von uns 1991 verwendet, um Patienten in symptomatische und asymptomatische Gruppen zu unterteilen und wird auch bei Langzeit-Untersuchungen eingesetzt, um festzustellen, ob bei den Patienten nach der Dysphagie-Behandlung eine Verbesserung der Schluckleistung eingetreten ist [23].

Diagnostische Untersuchungen mit Instrumenten

Der Schluckvorgang kann mittels verschiedener radiographischer Darstellungstechniken in bestimmte Phasen unterteilt werden. Dabei wird die Methode der Videofluoroskopie am häufigsten eingesetzt, um das oropharyngeale Schluckverhalten zu bewerten: Schlucken wird dabei in bezug auf die Bewegung des Bolus vom Mund in den Magen untersucht. Der Schluckakt wird allgemein in 4 Phasen unterteilt, die in rascher Aufeinanderfolge ablaufen oder sich beim kontinuierlichen Schlucken überlappen. Bei der oralen Vorbereitungsphase wird die Nahrung im Mund positioniert und in einen schluckbaren Bolus zerkaut, der zunächst auf der Zunge ruht. Bei der eigentlichen oralen Phase wird der Bolus durch Zungendruck rachenwärts in den Bereich des vorderen harten Gaumens transportiert, wodurch der

Tabelle 2
Hauptbefunde von videofluorographischen Schluckstudien bei Post-Polio-Patienten. Zusammenstellung aus verschiedenen Quellen [5, 7, 15, 20, 24]

Orale Vorbereitungs-Phase
- Zungenschwäche
- Zungenkoordinations-Fehler
- linguale Hemiparese
- linguale Reste
- palatale Reste
- palatale Parese
- gestörte Boluskontrolle

Orale Phase
- vorzeitige Boluspassage vor Schluckreflex *
- nasale Regurgitation
- verzögerter Schluckreflex *
- linguales Pumpen und Zungengebärden

Pharyngeale Phase
- verzögerter Schluckreflex *
- verzögerte Pharynxpassage
- einseitige Pharynxschwäche
- bilaterale Pharynxschwäche *
- einseitiges Ansammeln in den Backentaschen
- einseitiges Ansammeln in den Sinus pyriformis
- laryngeale Penetration *
- stumme Aspiration *
- Aspiration
- verzögerter hylolaryngealer Transport *
- unvollständiger Larynxverschluß *
- gestörter Epiglottis-Druck

Ösophagus Phase
- Hiatus-Hernien
- gastroösophagaler Reflux *
- Ösophagus-Spasmus
- Ösaphagus-Divertikel

* = Aspirationsrisiko

Schluckreflex ausgelöst wird, der Gaumen sich empor wölbt und die pharyngeale Phase beginnt. In dieser wird der Bolus durch den Pharynx durch eine Kombination von Schwerkraft und Kontraktionen der Pharynxmuskulatur bewegt. In der ösophagalen Phase öffnet sich der Ösophagus-Sphinkter, wodurch der Bolus in den Ösophagus gelangen kann und die Peristaltik das Material in den Magen transportiert.

Obwohl die orale und die pharyngeale Phase gewöhnlich am stärksten durch schwache Oral- und Pharynx-Muskeln beeinträchtigt sind, können bei Post-Polio-Patienten in jeder Phase des Schluckaktes Abweichungen von der Norm auftreten. Aus der videofluroskopischen Untersuchung kann eine ganze Reihe von Hinweisen auf eine Abnormalität gewonnen werden. Die häufigsten Befunde wurden aus verschiedenen Quellen zusammengetragen *[5, 7, 15, 20, 23]* und sind in Tabelle 2 zusammengestellt, wobei die spezifischen Zeichen einer Dysphagie nach den oben genannten 4 Schluckphasen eingeteilt sind. In dieser Tabelle sind die Symptome, welche am häufigsten Dysphagiestörungen verursachen, durch einen Stern markiert. Diese Symptome – einzeln oder in Kombination mit anderen – können die Gefahr einer Aspiration oder das Risiko einer Larynxpenetration während oder nach dem Schlucken vorhersagen. In der Untersuchung von SONIES und DALAKAS waren die bei der Videofluorographie am häufigsten gesehenen Symptome linguales Pumpen und Zungenbewegungen, unkontrollierte Bolusbewegungen und unilaterale Bolustransporte mit Ablagerung in den Valleculae und pyriformen Sinus *[23]*. Bilaterale Ablagerung in diesen Sinus und laryngeale Penetration wurden nur bei Patienten beobachtet, die unter Schwierigkeiten beim Schlucken litten. Bei allen Patienten wurden unterschiedliche Ösophagus-Symptome gefunden, unabhängig davon, ob sie Dysphagiebeschwerden hatten oder nicht.

Zur Untersuchung der oralen Vorbereitungsphase und des ösophagalen Schluckens können auch Ultraschall-Darstellungen eingesetzt werden. Dazu braucht man kein Kontrastmittel, und jedes Nahrungsmittel kann gegessen werden. Bei Patienten mit dem Risiko der Aspiration kann man auch das unstimulierte Schlucken von Speichel bewerten. Die Gesamtdauer des oropharyngealen Schluckaktes kann durch solche Ultraschalluntersuchungen ebenfalls gemessen werden. Dabei wurden zwischen symptomatischen und asymptomatischen Polio-Patienten signifikante Unterschiede in der Dauer des Schluckens eines Wasser-Bolus nachgewiesen worden *[23]*. Die Befunde lassen vermuten, daß bei symptomatischen Patienten wegen Schwäche der Zunge und des Pharynx eine besondere Anstrengung erforderlich ist.

Fortschreiten der Oropharynx-Symptome

„Der Zustand der Postpoliomyelitis kann eher als ein fortschreitender Prozeß angesehen werden, beginnend bei Patienten mit mäßigen und stabilen Zuständen bis zu denjenigen mit fortschreitenden Muskelskelett-Veränderungen und weiter bis zu denen, die neue Schwächzustände (PPMA) haben, als eine umfassende deutliche Subgruppe" *[18]*. Das bedeutet nicht, daß bei allen Patienten der Prozeß im gleichen Maße fortschreitet oder daß sie die gleichen Symptome haben. Doch kann man danach schlußfolgern, daß Patienten mit Symptomen einer durch schwache oropharyngeale Muskulatur verursachten Dysphagie ein größeres Risiko zur Ausbildung zusätzlicher Anzeichen eines Fortschreitens der Dsyphagie aufweisen. Wenn sich die Muskelfunktion im Orolarynx oder Larynx bis unter eine gegenwärtig noch nicht definierte Schwelle verschlechtert, dann kannn sich die Fähigkeit zur Ausübung eines Schluckaktes am wahrscheinlichsten verändern. Diese Meinung bedarf aber weiterer Untersuchungen oder Patienten mit neuen Dysphagiesymptomen.

Um das Argument zu testen, bestellten wir nach dem Zufälligkeitsprinzip 4 Patienten unserer ursprünglich 32 und wiederholten alle Messungen. Bei allen hatten sich die Anzeichen der Dysphagie weiter entwickelt. Zwei Patienten, die sich bei der ersten Untersuchung ihrer Schluckstörungen gar nicht bewußt gewesen waren, merkten jetzt deutliche Probleme. Ein Patient spürte nach wie vor keine Störungen, obwohl bei ihm schwere pharyngeale und ösophagale Anzeichen vorlagen. Seitdem wurden mehr Patienten in Verlaufsstudien untersucht, und alle hatten einige Anzeichen von Veränderungen im Bolus-Transport oder bei der Einleitung des Schluckaktes. Keiner unserer Patienten hatte aber bisher Aspirationsprobleme. Wir vermuten, daß das auf die Befolgung unserer Therapieempfehlungen zurückzuführen ist. Alle Patienten wurden über individuelle Strategien zur Sicherheit beim Schlucken beraten und, falls erforderlich, in eine Kurzzeit-Behandlung einbezogen. Es herrscht sicher Übereinstimmung darüber, daß jeder Patient von einer auf die individuellen Belange zugeschnittenen Dysphagie-Behandlung profitiert [6]. Auch wenn sich die physiologischen Anzeichen einer Dysfunktion verschärfen, kann eine laufende Auswertung und Anpassung des Behandlungsschemas für die Dysphagie das Risiko einer Aspiration bei den meisten Patienten reduzieren.

Diskussion und Zusammenfassung

Post-Poliomyelitis hat eine Anzahl verschiedener Anzeichen einer orophryngealen Dysfunktion bei Patienten mit der Ausgangsdiagnose einer bulbären Poliomyelitis verursacht. Sprache, Stimme, Respiration und Schlukken können bei diesen Patienten beeinträchtigt sein. Es überrascht nicht, daß durch PPMA ein Fortschreiten dieser Symptome und eine Verschlechterung der Schluckfähigkeit verursacht werden. Aber auch bei Patienten ohne frühere Sprech- und Schluckstörungen, bei denen in der Anamnese keine bulbäre Poliomyelitis vorlag, können Jahrzehnte nach der Akuterkrankung neue Anzeichen einer Dysphagie auftreten und weiter voran schreiten. Durch die verschiedenen kompensatorischen Mechanismen, die bei mäßigeren Veränderungen in der Muskulatur des Oropharynx einsetzen, sind sich viele Patienten ihrer Defizite beim Sprechen oder Schlucken solange nicht bewußt, bis die Symptome in einem stärkeren Maße auftreten. Wahrscheinlich entwickeln sich Abnormalitäten in den bulbären Neuronen in der gleichen langsamen Art wie in den Muskeln der Extremitäten.

Für die Beurteilung des Fortschreitens dieser Erkrankung könnten Langzeitbeobachtungen der Sprache und des Schluckverhaltens mittels objektiver Methoden hilfreich sein. Man sollte periodisch dynamische Darstellungsmethoden mit Videofluorographie und Ultraschall einsetzen, um das Fortschreiten der Symptome festzuhalten und die für die Modifizierung der Behandlunsstrategie notwendigen Informationen zu erlangen. Dysphagie- und Sprachtherapie-Techniken sind für eine Langzeitüberwachung und -behandlung bei Post-Polio-Betroffenen unverzichtbar. Während andere der beschriebene Symptomen, wie Beinschmerzen, Muskelschwäche und Müdigkeit natürlich ebenfalls von Bedeutung sind, verursachen sie wahrscheinlich lange nicht so ernsthafte gesundheitliche Probleme und verkürzen die Lebensdauer. Im Gegenteil trägt die Verschlechterung der Funktion des Oropharynx zur Beeinträchtigung der Schluckfunktion bei, was zu dem sehr ernsten Problem einer lebensbedrohenden Aspirationspneumonie führen kann.

Gegenwärtig stehen groß angelegte Langzeituntersuchungen über die Inzidenz neuer oder sich verstärkender Dysphagie-Beschwerden noch aus. Wir sind nicht sicher, ob nicht schon kleine Mengen in die Lungen aspirierten Materials im Laufe der Zeit kumulative Defizite ernsterer Natur hervorrufen können. So muß in dieser Richtung noch viel Forschungsarbeit geleistet werden, um den Bedürfnissen der Überlebenden einer Polio-Epidemie gerecht zu werden.

Literatur

1. AGRE, A. J., GRIMBY, G., EINARSSON, G. et al.: A comparison between post-polio individuals in Sweden and the United States (Abstract). Arch. Phys. Med. Rehabil. **74** (1993), 1261.

2. BOSMA, J. F.: Studies of disability of the pharynx resultant from poliomyelitis. Ann. Otol. Rhinol. Laryngol. **62** (1953), 529–547.

3. BRUNO, R. L., FRICK, N. M.: The psychology of polio as a prelude to post-polio sequelae: Behavior modification and psychotherapy. Orthopedics **14** (1991), 1169–1170.

4. BUCHHOLZ, D. W.: Dysphagia in post-polio patients. Birth Defects **23**, 4 (1987), 51–61.

5. BUCHHOLZ, D. W., JONES, B.: Dysphagia occurring after polio. Arch. Phys. Med. Rehabil. **72** (1991), 13.

6. BUCHHOLZ, D. W., JONES, B.: Post-polio dysphagia: Alarm or caution? Orthopedics **14** (1991), 12.

7. COELHO, C. A., FERRANTI, R.: Incidence and nature of dysphagia in polio survivors. Arch. Phys. Med. Rehabil. **72** (1991), 1071–1075.

8. DALAKAS, M. C.: Dysphagia in the post-polio syndrome (Letter and comment). N. Engl. J. Med. **325** (1991), 1107–1109.

9. DALAKAS, M. C.: Morphological changes in the muscles of patients with post-poliomyelitis neuromuscular symptoms. Neurology **38** (1988), 99–104.

10. DALAKAS, M. C.: New neuromuscular symptoms in patients with old poliomyelitis: A three-year follow up study. Eur. Neurol. **25** (1986), 381–387.

11. DALAKAS, M. C.: Post-polio syndrome. Curr. Opin. Rheumatol. **2** (1990), 901–907.

12. DALAKAS, M. C., ELDER, G., HALLETT, M. et al.: A long-term follow-up study of patients with post-poliomyelitis neuromuscular symptoms. N. Engl. J. Med. **314** (1986), 959–963.

13. DALAKAS, M. C., HALLETT, M.: The Post-Polio Syndrome. In PLUM, F. (Hrsg.): Advances in Contemporary Neurology. F.A. Davis, Philadelphia 1988, S. 51–94.

14. HALSTEAD, L. S.: Assessment and differential diagnosis for post-polio syndrome. Orthopedics **14** (1991), 1209–1217.

15. JONES, B., BUCHHOLZ, D. W., RAVICH, W. J., DONNER, M. W.: Swallowing dysfunction in the post polio syndrome: A cinefluorographic study. Amer. J. Roentgenol **158** (1992), 283–286.

16. PEACH, P. E., OLEJNIK, S.: Effect of treatment and noncompliance on post-polio sequelae. Orthopedics **14** (1991), 199–1203.

17. RAMLOW, J., ALEXANDER, M., LAPORTE, R. et al.: Epidemiology of post-polio syndrome. Amer. J. Epidemiol. **136** (1992), 769–786.

18. RAVITS, J., HALLETT, M., BAKER, M. et al.: Clinical and electromyographic studies of post-poliomyelitis muscular atrophy. Muscel Nerve **13** (1990), 667–674.

19. SCHEER, J., LUBORSKY, M. L.: The cultural context of polio biographies. Orthopedics **14** (1991), 1173–1187.

20. SILBERGLEIT, A. K., WARING, W. P., SULLIVAN, M. J., MAYNARD, F. M.: Evaluation, treatment, and follow-up results of post polio patients with dysphagia. Otolaryngol. Head Neck Surg. **104** (1991), 333–338.

21. SONIES, B. C.: The Aging Oropharyngeal System. In RIPICH, D. N. (Hrsg.): Handbook of Geriatric Communication Disorders. Pro-ed, Austin, TX 1991, S. 187–204.

22. SONIES, B. C.: Oropharyngeal dysphagia in the elderly. Clin. Geriatr. Med. **8** (3) (1992), 569–577.

23. SONIES, B. C., DALAKAS, M. C.: Dysphagia in patients with the post-polio syndrome. N. Engl. J. Med. **324** (1991), 1162–1167.

24. SONIES, B. C., DALAKAS, M. C.: Swallowing and post-polio. Presented at the annual meeting of American Academy of Neurology. Cincinnati, Ohio, 1988.

25. SONIES, B. C., PARENT, L. J., MORRISH, K., BAUM, B. J.: Durational aspects of the oral-pharyngeal phase of swallow in normal adults. Dysphagia **3** (1988), 1–10.

26. SONIES, B. C., WEIFFENBACH, J., ATKINSON, J. et al.: Clinical examination of motor and sensory functions of the adult oral cavity. Dysphagia **1** (1987), 178–186.

27. TOMLINSON, B. E., IRVING, D.: Changes in Spinal Cord Motor Neurons of Possible Relevance to the Late Effects of Poliomyelitis. In HALSTEAD, L. S., WIECHERS, D. O. (Hrsg.): Late Effects of Poliomyelitis. Symposia Foundation, Miami (1985), S. 57–70.

28. WINDEBANK, A. J., LITCHY, W. J., DAUBE, J. R. et al.: Late effects of paralytic poliomyelitis in Olmsted County, Minnesota. Neurology **41** (1991), 501–507.

Anhang A

Fragebogen zur Pathologie des Sprechens und des Schluckens

Bewertungsmaßstäbe:

1 – normal	keine	nie
2 – leicht	wenige	gelegentlich
3 – mäßig	ziemlich viel	häufig
4 – schwer	sehr viel	ständig

1. Sammelt sich Speichel in Ihrem Mund ?	1	2	3	4
2. Läuft Ihnen tagsüber Speichel aus dem Mund?	1	2	3	4
3. Bemerken Sie so etwas während der Nacht?				
4. Haben Sie Husten, Erstickungsgefühle oder erwachen Sie durch nächtliche Sekretionen?	1	2	3	4
5. Haben Sie beim Schlucken von Flüssigkeiten Probleme?	1	2	3	4
6. Haben sie Schwierigkeiten, Pürree, weiche oder zähe Speisen zu schlucken? (Kartoffelbrei, Reis, Pudding)	1	2	3	4
7. Haben Sie Probleme beim Schlucken festerer Nahrung? (Fleisch, rohes Gemüse)	1	2	3	4
8. Haben Sie wegen Schluckschwierigkeiten irgendwelche Nahrungsmittel aus Ihrem Speiseplan gestrichen?	1	2	3	4
9. Haben Sie übermäßig viel Speichel?	1	2	3	4
10. Leiden Sie unter einem trockenen Mund?	1	2	3	4
11. Sind Sie ein schneller Esser?	1	2	3	4
12. Sind Sie ein langsamer Esser?	1	2	3	4
13. Haben sich Ihre Geschmacksempfindungen (für süß, salzig, bitter, sauer usw.) verändert?	1	2	3	4
14. Ist Ihnen bei heißen oder kalten Temperaturen unbehaglich?	1	2	3	4
15. Haben Sie Probleme mit stark gewürzten Speisen?	1	2	3	4
16. Haben Sie Schwierigkeiten, harte Nahrung zu kauen? (z. B. harte Bonbon, rohes Gemüse)	1	2	3	4
17. Breiten sich Nahrungsmittel überall in Ihrem Mund aus: Kommt es zu Taschenbildungen in den Wangen?	1	2	3	3
18. Kommt Ihnen feste oder flüssige Nahrung manchmal aus der Nase?	1	2	3	4
19. Bleiben Ihnen Lebensmittel oder Tabletten gelegentlich im Hals stecken?	1	2	3	4
20. Leiden Sie unter Sodbrennen oder Verdauungsstörungen?	1	2	3	4
21. Kommt Ihnen feste Nahrung oder Flüssigkeit in den Mund zurück?	1	2	3	4
22. Müssen Sie beim Essen manchmal Husten?	1	2	3	4
23. Spüren Sie beim Essen manchmal Würgen oder Verschluß der Atemwege?	1	2	3	4
24. Haben Sie Probleme mit den oberen Luftwegen wie Pneumonien oder Bronchitis?	1	2	3	4
25. Haben Sie Schmerzen beim Schlucken?	1	2	3	4

Name: ....   Alter:.......................

Datum: ....   Geschlecht: m / w

Bewerten Sie Ihre eigenen Feststellungen:

1. _____ Schwierigkeiten beim Schlucken
2. _____ Schmerzen während des Schluckens
3. _____ Klumpen in der Kehle
4. _____ Kann keine harten Nahrungsmittel kauen
5. _____ Kann keine faserigen oder krümeligen Nahrungsmittel kauen
6. _____ Ich vermeide Nahrungsmittel wie Äpfel, Nüsse, Kekse
7. _____ Ich vermeide Sellerie
8. _____ Während des Essens habe ich überall im Mund Speisereste
9. _____ Nahrung bleibt in den Backentaschen und wird nicht geschluckt
10. _____ Nahrung fällt aus dem Mund ehe sie geschluckt wird
11. _____ Übermäßig viel Speichel oder Schleim im Mund
12. _____ Sehr trockener Mund
13. _____ Nahrung kommt beim Schlucken aus Mund oder Nase
14. _____ Husten oder Würgen vor, während oder nach dem Schlucken
15. _____ Nahrung bleibt am Zungengrund, hoch oben in der Kehle
16. _____ Nahrung fängt sich tiefer in der Kehle
17. _____ Langsamer Esser
18. _____ Nahrung oder Wasser kommt ohne Erbrechen in den Mund zurück, oft beim Liegen
19. _____ Mehr Schwierigkeiten beim Schlucken von Flüssigkeiten als fester Nahrung
20. _____ Mehr Probleme beim Schlucken fester als flüssiger Sachen
21. _____ Schwierigkeiten beim Schlucken von Tabletten

Haben Sie

1. _____ ein schlecht sitzendes Gebiß?
2. _____ einen trockenen Mund (Xerostomie)?
3. _____ häufig Sodbrennen oder Verdauungsbeschwerden?
4. _____ Heiserkeit nach dem Schlucken?
5. _____ weniger Geschmacksempfinden im Mund?
6. _____ Lähmungen der oralen oder Gesichtsmuskeln?
7. _____ häufig Pneumonien oder ander Probleme mit dem Respirationstrakt?

Hat man Sie informiert, ob Sie folgenden Erkrankungen haben:

1. Dysphagie? _____
2. Hiatale Hernien? _____
3. Magen- oder Darmgeschwüre? _____
4. Schilddrüsenprobleme? _____
5. Amyotrophe Lateralsklerose (ALS)? _____
6. Multiple Sklerose (MS)? _____
7. Parkinsonsche Erkrankung? _____
8. Muskeldystrophie? _____
9. Dystonie? _____

10. Myasthenia gravis?   _____
11. Dermatomyositis?   _____
12. Sklerodermie?   _____
13. Rheumatoidarthritis?   _____
14. Cerebralpalsie (C.P.)?   _____
15. Poliomyelitis?   _____
16. Dysautonomie?   _____
17. Raynods' Phänomen?   _____
18. Schizophrenie oder andere psychiatrische
    Erkrankungen?   _____
19. Schlaganfall?   _____
20. Krebs an Lippen, Mund, Hals, Larynx oder Nacken?
21. Strukturanormalitäten im Gesicht oder am Mund?   _____
22. Lippen- oder Gaumenspalten?   _____
23. Polymyositis?   _____
24. Diabetes?   _____

Hatten Sie irgendwann

1. eine Operation oder eine Bestrahlung der Schilddrüse? _____
2. eine Operation oder Bestrahlung im Gesicht, Hals,
   Nacken oder Mund?   _____
3. ein Schädeltrauma?   _____
4. eine Hirnoperation?   _____
5. eine Herzoperation?   _____
6. hohen Blutdruck?   _____

Nehmen oder nahmen Sie folgende Medikamente ein?

1. Tranquilizer (Beruhigungsmittel)   _____
2. Antacida   _____
3. Krebspräparate   _____
4. Mittel gegen Magengeschwüre   _____
5. Herzmittel   _____
6. Insulin

Schreiben Sie alle Medikamente (außer Vitaminen) auf, die Sie regelmäßig
einnehmen:

Vorliebe für Nahrungsmittel:

Nahrungsmittel, die Sie vermeiden:

Nahrungsmittel, die Sie bevorzugen:

11 Grundlagen für die Verordnung von Übungen bei Post-Polio-Patienten

Anne Carrington Gawne

Durch geeignete Übungsprogramme können Muskelkraft und Ausdauer verbessert, der Bewegungsbereich erweitert und die funktionellen Defizite, die mit vielen Behinderungen verknüpft sind, reduziert werden. Bei Problemen von Patienten mit einer Poliomyelitis-Anamnese gilt es, einige spezielle Fragen zu beantworten:
Wieviel Training ist ausreichend und wann ist es zu viel?
Welche Art Übungen sind am besten geeignet, welche können schädlich sein?
Gibt es Richtlinien zum Verordnen von sicheren und wirksamen Übungsprogrammen?
Um auf diese Fragen einzugehen, sollte man sich zunächst über die Grundprinzipien der Trainingsphysiologie orientieren, ebenso über die Pathophysiologie, die beim Post-Polio-Syndrom eine Rolle spielt. Nach Diskussion dieser Punkte folgt eine Besprechung der Literatur über die Wirkung von Übungen auf neurologisch gesunde und auf Post-Polio-Betroffene. Schließlich wird ein neues Klassifikationssystem vorgestellt, das die Verordnung von Übungsprogrammen, welche für diese Patienten sicher und wirksam sind, erleichtert.

Die Physiologie des Muskeltrainings

Die Trainingsprogramme sollte man unter zwei Gesichtspunkten betrachten. Der erste liegt auf der zellulären Ebene oder in der Muskelfaser. Der zweite ist das kardiovaskuläre und respiratorische System, das die physiologischen Bedürfnisse der Muskelfasern unterstützt. Die beiden Punkte sollen getrennt diskutiert werden, wobei zuerst die Muskelkraft und dann die kardiovaskuläre Ausdauer berücksichtigt werden.
Unter Muskelstärke versteht man die maximale Kraft, die von einem Muskel aufgebracht werden kann [21]. Bei einer **isometrischen Kontraktion** entwickelt sich die Spannung in einer Form, bei welcher der Muskel seine Länge nicht verändert [48]. Bei einer **isotonischen** oder besser, einer dynamischen **Kontraktion**, wird der Muskel gegen einen konstanten Widerstand

verkürzt (konzentrisch) oder gedehnt (exzentrisch), wobei die Muskelspannung während der Bewegung etwas variiert *[24, 48]*. Bei einer **isokinetischen Kontraktion** schließlich ist die Spannung, die sich bei der Verkürzung des Muskels entwickelt, in allen Gelenkwinkeln über die volle Zeit der Bewegung maximal, wobei die Geschwindigkeit konstant bleibt *[56]*.

Wenn man die drei Kontraktionstypen vergleicht, dann führt die isokintische zu den stärksten Verbesserungen sowohl in bezug auf die Kraft als auch auf die Ausdauer, da bei ihr eine größere Anzahl von motorischen Einheiten aktiviert wird *[56]*. Da man hierzu aber eine besondere Ausrüstung und geschultes Personal braucht, ist sie als Trainingsform weniger leicht zugänglich. Signifikante Zugewinne an Kraft kann man sowohl durch exzentrische wie konzentrische Kontraktionen erzielen. Eine Trainingseinrichtung, wo man diese Kontraktionen üben kann, sollte leicht zu finden und finanziell erschwinglich sein *[23]*. Die Vorteile isometrischer Übungen sind begrenzt, da die Entwicklung von Kraft und Ausdauer von dem Gelenkwinkel bestimmt wird, unter dem der Muskel trainiert werden kann. Isometrische Übungen sind bei Personen angebracht, deren Gelenke sekundär durch Operationen oder Gipsverbände immobilisiert sind.

Nach dem Prinzip der Überbelastung erhöht sich bei Muskeln die Größe und die Kraft, wenn sie zur Kontraktion bei Spannungen gezwungen werden, die in der Nähe des Maximums liegen *[46]*. Veränderungen des Kraftzuwachses werden von physiologischen Änderungen begleitet, einschließlich einer Hypertrophie, d. h. Zunahme des Querschnittes der Muskelfasern. Hypertrophie ist zurückzuführen auf eine oder mehrere Ursachen: Zunahme der Zahl der Myofibrillen pro Muskelfaser, Erhöhung des Proteingehaltes besonders in den Myosinfilamenten, Zunahme von Menge und Stärke des Bindegewebes und Zunahme von Fasern durch longitudinales Fasersplitting *[48]*. Diese morphologischen Veränderungen sind häufiger unter exzentrischen Kontraktionsübungen zu beobachten.

Als weitere Faktoren für den Kraftzuwachs sind Anpassungen des zentralen Nervensystems verantwortlich. Zu ihnen gehören eine Zunahme der aktivierten motorischen Einheiten und der Aktivierungsraten sowie eine gesteigerte Synchronisation des Feuerns der motorischen Einheiten *[56]*. Solche Veränderungen treten auf dem Niveau des Rückenmarkes auf und sind verantwortlich für das Über-Kreuz-Training, eine Erscheinung, die oft in der Extremität beobachtet wird, welche der trainierten entgegengesetzt ist. Im allgemeinen ist bei jüngeren Menschen (18–26 Jahre) die Erhöhung der Muskelkraft auf Hypertrophie zurückzuführen, während bei älteren (67–72 Jahre) ZNS-Adaptationen verantwortlich sind *[49, 50]*.

Atrophie oder Reduktion der Muskelgröße tritt bei Denervation oder bei Nichtgebrauch einer Extremität auf. Morphologische Veränderungen nach Immobilisierung eines Muskels betreffen die Atrophie von Typ-I-Muskelfasern, während eine mit dem Altern einhergehende Atrophie vor allem auf den Bereich der Typ-II-Fasern begrenzt ist *[56]*.

Pathophysiologie in Post-Polio-Muskeln

Bei Patienten mit einer Polio-Anamnese treten zusätzliche Veränderungen auf, und es kommt häufig zur Ausbildung einer neuen Schwäche und Atrophie sowohl in vom Virus geschädigten wie nicht geschädigten Muskeln *[14, 18, 19, 38–40, 47]*. Dieses Phänomen wurde das erste mal 1917 beobachtet, als LOVETT eine fortschreitende Schwäche der oberen Extremitäten bei einem Mann mit einer Polio-Vorgeschichte beschrieb, der aber noch täglich seiner Arbeit auf dem Bauernhof nachging *[47]*. BENNETT und KNOWLTON beschrieben in den 50er Jahren eine ähnliche Überlastungs-Schwäche *[10]*. Gegenwärtig wird diese neue Schwäche als „post-polio muscular atrophy" (PPMA) oder „post-polio syndrome" (PPS) bezeichnet *[19, 40]*. Die Ursache der Veränderungen ist noch nicht klar, aber viele bringen sie mit Überbelastung in Verbindung *[6, 13, 15, 16, 44, 53, 55, 61]*. Zum Zeitpunkt der ursprünglichen Infektion kommt es zu einem Verlust von Nervenendigungen in den Vorderhornzellen mit anschließender Reinnervation durch Aussprossen von verbleibenden Motoneuronen. Das Ergebnis ist eine Zunahme des Fläche der motorischen Einheit. Die verbleibenden Muskelfasern haben größere Leistungen zu vollbringen, wodurch auch der Stoffwechselbedarf ansteigt. Wenn die betreffenden Fasern nicht mehr in der Lage sind, diesen Bedürfnissen gerecht zu werden, kann sich eine allmähliche Verschlechterung mit neuer Schwäche und Atrophien entwickeln. Außer durch Überbelastung kann sich neue Schwäche aber auch als Folge zu geringer Benutzung ausbilden *[6, 53]*.

In Polio-befallenen Muskeln sind auch allgemeine morphologische Veränderungen beschrieben worden. DALAKAS et al. haben eine Gruppe von 27 Post-Polio-Patienten untersucht und deren neue Schwächeerscheinungen über einen Zeitraum von 8 Jahren dokumentiert *[19]*. Die Biopsie-Befunde dieser Verlaufsstudie schlossen Veränderungen der Zellmorphologie, der Faser-Typen, der kleinen „angulated" Fasern und die Hypertrophie der weniger betroffenen Muskeln ein. GRIMBY et al. wiesen nach, daß morphologische Veränderungen bei Patienten mit Post-Polio-Schwäche eine Zunahme des Faserbereiches mit Hypertrophie sowie des prozentualen Anteiles von Typ-I-Fasern in den schwächsten oder am meisten überbelasteten Muskeln umfassen *[27, 34, 35]*. Auch BORG und Mitarb. fanden diese Zunahme der Typ-I-Fasern. Daneben gehörten interne Kerne und Fasersplitting zu ihren wesentlichen Befunden *[13]*.

Als Ergebnis traten widersprüchliche Meinungen über die Bedeutung von Trainingsprogrammen für Patienten mit einer Polio-Anamnese auf. Obwohl viele der morphologischen Befunde tatsächlich den Veränderungen ähnlich sind, die auch im normalen Muskel vor sich gehen, stellt der Mangel an Reserven in einem Polio-geschädigten Muskel ein Risiko für weitere Schwächung dar, wenn eine Überbelastung erfolgt. Im Anschluß

soll die Literatur über Training von neurologisch intakten und Polio-geschädigten Patienten besprochen werden, um ein besseres Verständnis für
diese Konzepte zu gewinnen.

Wirkungen von Krafttrainings-Programmen bei neurologisch intakten Personen

Eines der ersten isotonischen Krafttrainings-Programme wurde 1948 von
DELORME und WATKINS beschrieben *[23]*. Sie führten den Begriff PRE
(progressive resistance exercise) und das Konzept von 10 Wiederholungs-
maxima (10 RM = repetition maximum) ein – die maximale Belastung, die
ein Muskel 10mal heben kann. Für jede trainierte Muskelgruppe besteht
das Programm aus insgesamt 30 Wiederholungen, die in 3 Gruppen wie
folgt unterteilt wird:
Gruppe 1 = 10 Wiederholungen bei   50% 10 RM
Gruppe 2 = 10 Wiederholungen bei   75% 10 RM
Gruppe 3 = 10 Wiederholungen bei 100% 10 RM.
DELORME und WATKINS empfahlen, die Übungen an 4 aufeinanderfolgen-
den Tagen pro Woche durchzuführen. Sie konnten unter Einsatz ihres Programms deutliche Kraftzunahmen feststellen. Für isometrische Programme
konnte ebenfalls nachgewiesen werden, daß die Kraft mit einigen maximalen Kontraktionen, die 5–10 Sekunden 3- bis 5mal pro Woche gehalten
werden, gesteigert oder erhalten werden kann *[41]*.

Wirkungen von Krafttrainings-Programmen bei Post-Polio-Betroffenen

Viele Untersuchungen, die sich mit der Wirkung von Kräftigungsübungen im
Zeitraum einiger Wochen bis Jahre nach der akuten Polioerkrankung beschäftigten, konnten nachweisen, daß diese Übungen für die Kraftzunahmen
nach der Anfangsperiode verantwortlich waren. 1948 wandten DELORME und
Mitarb. das Prinzip der PRE (s. oben) bei 19 Post-Polio-Patienten an *[22]*.
Diese hatten 1–49 Jahre vorher eine Poliomyelitis durchgemacht. Sie
trainierten täglich einmal, an 4 Tagen pro Woche, mit 10 wöchentlich neu
berechneten RM (s. oben). Es wurden 27 Muskelgruppen ausgewertet. Davon
zeigten 17 mit der manuellen Muskeltestmethode (MMT) deutliche Kraftzunahmen (Werterhöhung in der Muskelskala). Bei Messungen mit einer
Federskala war mindestens eine Verdoppelung der Kraft von 15 der 27
Quadriceps-Muskeln nachzuweisen. Bei allen außer drei Muskeln zeigte sich
auch eine Steigerung der Arbeitskapazität. Es wurde beobachtet, daß die

größten Verbesserungen in den Muskelgruppen auftraten, die mit Belastungen über der Schwerkraft beübt worden waren. Zu den funktionellen
Verbesserungen gehörte auch die Fähigkeit, normale Aktivitäten mit weniger Einsatz und geringerer Erschöpfung auszuüben. DELORME et al. beton-
ten, daß der manuellen Muskeltestung nicht zu viel Bedeutung beigemessen
werden dürfe. Deshalb benutzten sie eine Federskala, um die Kraft exakter
messen zu können. Trotzdem scheint der Beweis einer funktionellen Verbesserung etwas fragwürdig.

GUREWITSCH untersuchte in den 50er Jahren 13 Patienten, die sich in der
Anfangsphase der Erholung ihrer Polio-Erkrankung befanden *[36]*. Sie
trainierten nach einer Modifikation der Anleitung von DELORME et al. *[22]* 6
bis 8mal täglich alle, außer den sehr schwachen Muskeln, bis sie ein Stadium
der Erschöpfung erreicht hatten. Die Kraft wurde manuell gemessen. Wenn
sie einen Punkt erreicht hatten, wo sie eine Übung 20 bis 30mal leicht wiederholen konnten, wurde die Belastung erhöht. Sowohl Muskelkraft wie
Ausdauer erhöhten sich um 50%. Es wurde aber darauf geachtet, daß die Belastungen nicht zu schnell erhöht wurden. GUREWITSCH stellte fest, daß stark
betroffene, atrophische Muskeln sich nicht für solches Krafttraining eig-
neten. Er hat Kraft oder Ausdauer aber nicht objektiv gemessen, was Beden-
ken aufkommen läßt, daß die Übungen zu anstrengend gewesen sind.

Nachdem in den frühen 80er Jahren PPMA das erste Mal ausgedehntere
Beachtung fand, wurde auch mit zusätzlichen Trainingsuntersuchungen
begonnen. Diese betrafen Patienten, deren ursprüngliche Polio-Erkrankung
schon viele Jahre zurücklag und hatten im allgemeinen alle ähnliche
Ergebnisse.

1984 entwickelten FELDMAN und SOSKOLNE ein Trainingsprogramm für
eine Gruppe von 6 Patienten mit Post-Polio-Symptomen, daß sie als „nicht-
erschöpfende Kraftübungen" bezeichneten *[28, 29]*. Sie werteten zu Beginn
32 Gruppen von Muskeln elektromyographisch (EMG) aus und testeten die
Kraft mit einem Myometer. Sie beschrieben EMG-Merkmale mit dem
Fehlen einer einsetzenden Aktivität, normal erscheinenden Aktionspoten-
tialen der motorischen Einheiten mit polyphasischen Potentialen und einem
erniedrigten Interferenz-Muster. Die Aufzeichnung begann bei Verwendung
von 50% des maximalen Gewichtes, das 5mal gehoben werden konnte
(5 RM). Die Patienten starteten mit 5 und steigerten sich dann schrittweise
auf 30 Wiederholungen. Dann wurde das Gewicht auf 75% der ursprünglichen 5 RM angehoben. Abermals begannen die Patienten mit 5 Wiederholungen, um sich dann auf 30 zu steigern. Dieser schrittweise Fortschritt
wurde erhöht, bis der Patient einen Punkt erreichte, wo eine weitere Steigerung Erschöpfung verursachte. Das wurde 3mal wöchentlich über einen
Zeitraum von 3–6 Monaten fortgesetzt. Die Autoren fanden bei der Myo-
metrie, daß 14 Muskeln (46%) kräftiger wurden, 17 (53%) keine Veränderung aufwiesen und ein Muskel schwächer geworden war, wenn sie die
Patienten dieses Trainingsprogramm mindestens 24 Wochen lang durch-

führen ließen. Es gab keine Beziehungen zwischen dem anfänglichen Schwächegrad und der Kraftzunahme. Die Probleme bei dieser Studie liegen im Fehlen einer klaren Definition des Post-Polio-Syndroms und der Beschreibung der EMG-Veränderungen (normale Aktionspotentiale von motorischen Einheiten sind keine allgemeinen Befunde). Außerdem unterließen es die Autoren, den Modus zu definieren, wie die Wiederholungen durchgeführt wurden (kontinuierlich oder gruppenweise), und es gab keine Kontrollen.

Von EINARSSON und GRIMBY wurde 1987 für 12 Polio-Patienten, von denen 9 ein PPS hatten, ein Trainingsprogramm entwickelt [26]. Diese Patienten konnten laufen und wiesen mindestens 3/5 Kraft in ihren Quadriceps-Muskeln auf. Die Muskelkraft wurde mit einem Cybex-Dynamometer gemessen. Muskelbiopsien wurden vor und nach Absolvierung des Trainings entnommen. Das Trainingsprogramm begann mit einer Aufwärmphase, der sich drei Sätze von 8 alternierenden isokinetischen und isometrischen Übungen anschlossen. Es wurde insgesamt 6 Wochen durchgeführt. Die Patienten hatten danach kein Mißbehagen oder Anzeichen von Krankheitserscheinungen. Es wurde nur ein Bein trainiert, das andere diente als Kontrolle. Im trainierten Bein war ein signifikanter Kraftzuwachs zu verzeichnen, der bis über das Ende der Trainingsperiode anhielt. Die Verlaufsbiopsien zeigten bei 5 von 7 Patienten einen vergrößerten Faserbereich. Die Veränderungen in der Muskelkraft korrelierten aber nicht signifikant mit den Veränderungen der Muskelfasergröße. Diese Studie ist erwähnenswert, da hier durch Biopsien die histologische Bestätigung des Vorliegens einer alten Poliomyelitis erfolgte und weil objektive quantitative Messungen vorgenommen wurden. Die Autoren spezifizierten aber nicht, welche Muskeln (mit oder ohne neuer Schwäche) eine Verbesserung zeigten. Die Verwendung des entgegengesetzten Beines als Kontrolle erscheint problematisch, da es häufig nicht im gleichen Grade betroffen ist. Die Autoren zogen die Schlußfolgerung, daß die Kraftzunahme sowohl durch muskuläre wie neurale Adaptationen zu erklären wäre.

1991 beschrieb EINARSSON eine ähnliche Prozedur für die Konditionierung der Muskeln bei 30 Post-Polio-Patienten [25]. Diese hatten mindestens noch 3/5 ihrer Kraft im Quadriceps. Die Polio-Erkrankung lag bei ihnen wenigstens 25 Jahre zurück. Die Messung der Kraft bei Kniebeugungen und -streckungen, sowohl isometrisch wie isokinetisch, wurde zu Beginn und nach 6 bzw. 12 Monaten durchgeführt. Das Vorliegen einer Poliomyelitis wurde durch Muskelbiopsien bestätigt. Das Programm bestand aus einer Aufwärmphase, der sich 12 Sätze von 8 isokinetischen Kniestreckungs-Kontraktionen bei 180°/s im Wechsel mit 12 Sätzen von 4 Sekunden isometrischer Kontraktionen anschlossen. Das ganze wurde dreimal pro Woche insgesamt 6 Wochen trainiert. Die Kniebeuger wurden nicht beübt und dienten somit als Kontrolle. Die Verbesserung der Kraft bei der Kniestreckung war signifikant (24%), ohne Veränderungen in der Kraft der

Kniebeuger. Neben diesen Veränderungen gab es auch subjektiv positive Verbesserungen bei funktionellen Aufgaben und im allgemeinem Wohlbefinden. Obwohl funktionelle Veränderungen beobachtet wurden, fehlt deren Bewertung, und auch die Lokalisierung der neuen Schwäche wurde nicht beschrieben.

Im gleichen Jahr setzte FILLYAW das Trainingsprogramm von DELORME bei 17 Patienten mit EMG-Anzeichen einer Polio, einer Muskelkraft von mäßig oder darüber und Vorliegen von PPS ein *[30]*. Es wurden Quadriceps oder Biceps trainiert, wobei die entgegengesetzte Extremität jeweils als Kontrolle diente. Drei Sätze von 10 Wiederholungen mit einer Ruhepause von 5 Minuten zwischen den einzelnen Sätzen wurden einen Tag um den anderen geübt. Die 10 RM (s. oben) wurden alle 2 Wochen neu kalkuliert. Die Patienten wurden angehalten, daß sie beim Auftreten von Schmerzen oder Erschöpfung die Übungen einstellen sollten. Der maximale isotonische Drehmoment wurde zu Beginn, dann alle 3 Monate 2 Jahre lang gemessen. Bei 16 der 17 Patienten zeigten sich signifikante Kraftzunahmen, aber es gab keine Hinweise für eine Verbesserung der Ausdauer. Die Patienten wurden belehrt, daß sie sich unter Anleitung eines Physiotherapeuten regelmäßigen quantitativen Muskeltests unterziehen sollten, um eine Überbelastungsschwäche zu vermeiden. Diese Studie und ihre Methodik verdient Beachtung, da sie sich von quantitativen Messungen sowohl von Kraft und Ausdauer leiten läßt und EMG-Untersuchungen zur Bestätigung einer alten Polio verwendet.

AGRE und Mitarb. setzten ein 12 Wochen dauerndes isotonisches Kräftigungsprogramm bei Patienten mit mindestens mäßiger Quadriceps-Kraft ein *[6]*. Diese trainierten mit Sandsackgewichten, welche auf ihren Knöcheln befestigt waren, indem sie 6–10 Kniestreckungen durchführten, wobei das Gewicht 5 Sekunden gehalten wurde. Daran schloß sich eine Ruhephase von 25 Sekunden an. Das wurde gesteigert, bis der Patient 10 Wiederholungen mit einem Kraftaufwand von „sehr stark" (nach BORGS Einteilung des wahrnehmbaren Kraftaufwandes = rating of perceived exertion = RPE) durchführen konnte. Nach 12 Wochen hatte sich das Gewicht, das jeder Patient heben konnte, mehr als verdoppelt. In dieser Zeit gab es weder EMG-Veränderungen noch eine Zunahme der Creatin-Phosphokinase. Bei dieser Studie kamen eine leicht beschaffbare Ausrüstung und quantitative Messungen des Kraftaufwandes zur Anwendung. Sie dokumentiert, daß mit einem sorgfältig angeleiteten Trainingsprogramm eine sichere Steigerung der Kraft bei Post-Polio-Patienten zu erreichen ist *[1]*.

Von AGRE und RODRIQUEZ stammt auch die Beschreibung einer Trainingsmethode für Post-Polio-Patienten, die unter „pacing" bekannt ist *[2–5]*. Hierbei wechseln sich Übungs- mit Ruheperioden ab (siehe auch Kap. 6). Das Vorliegen einer Poliomyelitis wurde mittels EMG-Test bestätigt. Alle Messungen wurden quantitativ mit objektiven Methoden durchgeführt. AGRE und RODRIQUEZ untersuchten symptomatische Post-Polio-Betrof-

fene (d. h. solche, die an einem progressiven Kraftverlust litten) und testeten sie an drei getrennten Tagen, wobei mindestens jeweils eine Woche
dazwischen lag *[5]*. Die gesammelten Befunde umfaßten: maximale Kraft,
Ausdauer, Arbeitskapazität und die Zeit der Erholung nach einer erschöpfenden Übung mit dem Quadriceps. Von den Autoren wurde auch die
isometrische Kraft des Quadriceps während einer freiwilligen 3 Sekunden
dauernden Kontraktion (MVC = maximal volitional contraction) des
Quadriceps gemessen. Am ersten Tag konnten die Probanden eine solche
Quadriceps-Kontraktion bei 40% MVC bis zur Erschöpfung durchführen,
warteten dann 30 Sekunden und führten dann noch einmal eine 5 Sekunden
dauernde MVC-Belastung durch. Beim zweiten Test übten die Patienten
4mal mit jeweils 2 Minuten Erholungspausen dazwischen. Am 3. Tag
schließlich kontrahierten die Probanden ihren Quadriceps bei 40% MVC
insgesamt 18mal 20 Sekunden lang mit dazwischenliegenden Erholungspausen von 2 Minuten. Wenn die Probanden sich ihr Maß selbst einteil-
ten, fanden die Autoren, daß es weniger Hinweise auf Muskelermüdung,
eine erhöhte Arbeitskapazität und eine gesteigerte Fähigkeit zur Krafterholung nach Aktivitäten gab. Der Gesamtbetrag an geleisteter Arbeit
(237%) war am 3. Tag am größten. Die Studie setzte das Konzept des
RPE (s. oben) ein, um Erschöpfungserscheinungen zu vermeiden. Das
Prinzip der Selbststeuerung (pacing) wurde nur bei isometrischen
Kontraktionen einer Muskelgruppe bei Patienten, die mindestens noch 3/5
Kraft besaßen, angewendet und nicht für Trainingsprogramme, die den
ganzen Körper betrafen, untersucht. Trotzdem spezifizierten die Autoren
die Ergebnisse ihrer Trainingsprogramme erfolgreich und verglichen sie an
Muskeln, die sowohl schwächer geworden waren als auch an stabil
gebliebenen.
Was die Langzeit-Wirkung der Trainingsprogramme betrifft, können die
meisten Studien noch keine Aussagen machen, da sie alle erst innerhalb
der letzten Jahre begonnen wurden. Da in der Vergangenheit weniger
objektive Messungen über die Muskelkraft eingesetzt wurden, sind die
früheren Ergebnisse nicht so wertvoll. Manuelle Muskelkrafttests sind im
Vergleich zu mehr quantitativen Messungen unzuverlässiger, besonders im
Bereich von gut bis normal *[3, 9, 22, 43]*. DALAKAS wies mit der manuellen Testung (MMT) bei Polio-Patienten einen Kraftverlust innerhalb
eines Zeitraumes von 3 Jahren nach *[18]*. Dagegen kontrollierten AGRE
und RODRIQUEZ *[5]* eine Gruppe von Patienten nach einem und nach drei
Jahren. Sie setzten objektive quantifizierbare Meßmethoden für die
Muskelkraft ein (Maxima an isometrischer und isokinetischer Kraft) und
fanden in ihrer Verlaufsstudie keine signifikanten Kraftverluste (s. auch
Kap. 4). MUNSAT untersuchte 44 Patienten in einer Verlaufsstudie von 400
bis 2100 Tagen unter Verwendung einer quantitativen isometrischen
Messung (neuromuskuläre Testung nach TUFT) und fand keinen
signifikanten Verlust an Muskelkraft *[52]*.

Weitere Hinweise, welche die Befunde über eine Kraftzunahme in befalle-
nen Muskeln über einen längeren Zeitraum unterstützen, finden sich bei
MUNIN et al. *[51]*. Sie untersuchten 7 Patienten mit einer Quadriceps-Kraft
unter 5/5, aktueller neuer Schwäche und allgemeine Erschöpfung auf einer
Seite und einen gegenüberliegenden Muskel mit normaler Kraft ohne neue
Schwäche. Sie verwendeten ein isokinetisch/isometrisches Prüfverfahren.
Über einen Zeitraum von 3 Jahren fanden sie auf keiner Seite einen
Rückgang an Kraft. Tatsächlich nahm die Kraft gelegentlich sogar zu. Ihre
Patienten hatten aber alle mindesten 3/5 Kraft in den befallenen Quadri-
ceps-Muskeln und keiner war älter als 60 Jahre. Leider wurden keine
EMG-Untersuchungen und Biopsien durchgeführt, um das Vorliegen einer
Vorderhornzell-Erkrankung in den jeweiligen Extremitäten zu bestätigen
oder auszuschließen.
Die meisten Autoren stimmen darin überein, daß quantifizierbare Messungen der Kraft und Ausdauer sowie des Ausmaßes der Polio-Beteiligung erforderlich sind, um exakter die Langzeit-Wirkungen eines Trainingsprogramms verfolgen zu können. Um das Vorliegen einer Polio zu
bestätigen oder auszuschließen, sollte ferner ein Labortest (entweder EMG
oder Biopsie) eingesetzt werden. Zusätzlich ist unbedingt erforderlich
festzustellen, ob die trainierten Muskeln Symptome einer neuen Schwäche
aufweisen.

Wirkung von kardiovaskulären Trainingsprogrammen auf neurologisch gesunde Personen

Muskelausdauer wird definiert als die Fähigkeit von Muskelgruppen, wiederholte Kontraktionen gegen ein leichteres Gewicht für eine längere Zeit-
dauer ausführen zu können. Kardiovaskuläre Ausdauer beschreibt die Fähigkeit, eine unterstützte Aktivität für eine längere Zeit ausführen zu können
und hängt von einem effizienten respiratorischen und kardiovaskulärem
System ab. Normale, beim Training zu beobachtenden Veränderungen,
umfassen einen Anstieg des maximalen O_2-Verbrauchs (VO_2 max), der durch
eine Kombination mehrerer Faktoren zu stande kommt. Da ist zunächst eine
Erhöhung des Schlagvolumens (SV) mit einer größeren Herzkontraktilität
und -effizienz sowie eine Zunahme des Blutvolumens und des Hämoglobin-
Anteils. Bei den Lungen kommt es zu einer Zunahme der Vital- (VC) und
der inspiratorischen Kapazität. Infolgedessen kommt es beim Training zu
einem Rückgang der Pulsfrequenz pro Arbeitseinheit, so daß der Betreffende
eine Arbeit mit weniger Stress ausführen kann. Zu sekundären Trainings-
effekten gehören ein gesteigerter koronarer Blutstrom, der auf eine erhöhte
kollaterale Zirkulation zurückzuführen ist sowie eine Abnahme der Pulsfrequenz im Ruhezustand und des Blutdruckes *[24, 56]*.

Tabelle 1
Zusammenstellung der metabolischen Äquivalente
(METS = metabolic equivalents)

1,5-2 METS	Aktivitäten im Sitzen (Essen, Gesichtshygiene, Ruhen)
	Erholung im Sitzen (Nähen, Kartenspielen, Malen)
	Arbeit im Sitzen (Schreiben mit Hand oder Maschine)
2-3 METS	Aktivitäten im Stehen (Anziehen, Duschen, Rasieren, leichte Hausarbeit)
	Arbeit im Stehen (Mechaniker, Buffetier, Autoreparatur)
	Erholung im Stehen (Angeln, Billard, Shuffleboard)
	Laufen (2,5 km/h)
	Radfahren (5–6 km/h)
4-5 METS	Schwere Hausarbeit (Bodenreinigung, Wäsche aufhängen)
	Kanufahren, Golf, Tennis, Federball (Doppel)
	Gesellschaftstanz, Querfeldein-Wandern
	Schwimmen (20 m/min)
	Laufen (4 km/Std Ebene, 3 km/Std bei 5% Steigung)
	Radfahren (10 km/Std)
6–7 METS	Schwere Gartenarbeit (Umgraben, Rasenmähen, Hacken)
	Skilaufen, Wasserski
	Tennis, Federball (Einzel)
	Treppensteigen (< 8 m/min)
	Schwimmen (25 m/min)
	Laufen (5 km/h Ebene, 3,5 km/h bei 5% Steigung)
8–9 METS	Aktive Arbeit (Holzsägen, Gräben ausheben, Schneeschippen)
	Aktive Erholung (Skifahren am Berg, Eishockey, Wasserball)
	Radfahren (12–14 km/h)
	Treppensteigen (8 m/min)
	Schwimmen (35 m/min)
	Laufen (9 km/h Ebene, 3 km/h bei 15% Steigung)
	Jogging (5–6 km/h)

Daten aus verschiedenen Quellen zusammengestellt *[8, 56]*

Ein allgemein verwendetes Maß für den Energieverbrauch ist das metabolische Äquivalent (MET). Ein MET entspricht dem basalen Energiebedarf beim Sitzen und im wachen Zustand (3,5 ml/kg · min). Wenn der Energieverbrauch ansteigt, wächst auch das MET linear *[56]*. In Tabelle 1 sind die ungefähren MET sowohl bei den normalen täglichen Aktivitäten (ADL = activities of daily living) wie auch bei Trainingsaktivitäten dargestellt.

Eine andere wichtige Rolle bei der Verordnung eines Übungsprogramms spielt der von BORG *[11, 12]* eingeführte Begriff der RPE. Das ist eine Skala, in der die wahrnehmbare Erschöpfung numerisch quantifiziert wird, mit 6 als sehr, sehr leicht bis 20 als sehr, sehr schwer. Das amerikanische College of Sports Medicine (ACSM) hat diese Skala durch Verwendung einer Abstufung von 1–10 modifiziert (Tab. 2) *[8]*.

Tabelle 2
Erschöpfungsgrad nach der Einteilung des
„American College of Sports Medicine"

Grad	empfundene Erschöpfung
0	keine
0,5	sehr, sehr schwach
1	sehr schwach
2	schwach
3	mäßig
4	etwas stärker
5	stark
6	
7	sehr stark
8	
9	
10	sehr, sehr stark; maximal

Mit Genehmigung aus: American College of Sports Medicine: Guidelines for Exercise Testing and Prescription, Lea & Febiger, Philadelphia. (Modifiziert von BORG *[11, 12]*)

Das ACSM hat auch minimale Richtlinien aufgestellt, einschließlich Häufigkeit, Intensität und Dauer einer Übung, die zur Erzielung eines Trainingseffektes erforderlich sind. Die empfohlene Häufigkeit beträgt 3- bis 4mal pro Woche, die Dauer 20–30 Minuten und die Intensität 70–80% des VO_2 max der Betreffenden. Zusätzlich empfiehlt das ACSM die folgenden Komponenten für alle Trainingsprogramme: Aufwärmen, Dehnungsübungen, eigentliches Training und Abkühlphase.

Wirkungen von kardiovaskulären Trainingsprogrammen bei Post-Polio-Patienten

1987 untersuchten ALBA und Mitarb. die Arbeitskapazität von 35 Patienten – 20 Frauen und 15 Männer – wovon 33 unter neuen Symptomen litten, um ihren kardiovaskulären Status zu ermitteln *[7]*. Die Probanden absolvierten in Abhängigkeit von ihrem jeweiligen Behinderungsgrad einen abgestuften Übungstest unter Verwendung entweder eines Arm-, eines Stuhl- oder eines Laufband-Ergometers. Die ausgewerteten Parameter beinhalteten Muskelkraft (manueller Test), Körpergewicht, maximales MET, maximale Pulsfrequenz (HRmax), VO_2 max und VC (Vitalkapazität). ALBA et al. teilten die Patienten in drei Gruppen ein: gehfähig ohne oder mit leichter Behinderung, gehfähig mit mittlerer bis schwerer Behinderung und rollstuhl-abhängig. Signifikante Befunde umfaßten größere Schwäche in den unteren Gliedmaßen als in den oberen und eine erniedrigte VC, besonders bei Rauchern oder bei Patienten mit einer Anamnese des Respirationstraktes. Es fanden sich auch niedere HRmax, erniedrigte Herzleistungsraten und geringere Arbeitskapazität (ähnliche Werte wie bei einer Gruppe hospitalisierter Patienten). Von den drei Gruppen war die der nicht gehfähigen am signifikantesten betroffen. Die Autoren empfahlen diesen Patienten, an jeder Art wiederholbarer Aktivität teilzunehmen, an der sie Gefallen hatten, wenn sie es für „sicher" hielten, und die Aktivität einzustellen, wenn unerwartete Schmerzen, Muskelermüdung oder eine Art von Schwäche auftraten, die mehr als die übliche Zeit für die Erholung in Anspruch nahm. Obgleich die Studie als gut einzuschätzen ist, da sie von der Idee der Erlangung kardiorespiratorischer Fitness auf verschiedenen Wegen in Abhängigkeit vom Grad der Gehfähigkeit ausging, spezifizierten die Autoren leider nicht den Grad der Beteiligung der Muskeln, die trainiert wurden. Auch verglichen sie nicht die Unterschiede in den Modalitäten beim einzelnen Patienten, so daß sich die Frage der Zuverlässigkeit des Vergleichs von verschiedenen Übungen ergibt.

1985 untersuchten OWENS und JONES die kardiovaskuläre Ausdauer von 21 Patienten mit einem symptom-bestimmten, abgestuften Übungstest unter Verwendung des EKG, indem sie entweder ein Fahrrad- oder ein Hand-Ergometer einsetzten [54]. Sie fanden, daß die Probanden einen durchschnittlichen maximalen Fitness-Grad von 5,6 MET hatten, was auf eine schwere Dekonditionierung hinweist. Sie schlugen folgendes Trainingsprogramm vor: Intensität von 65–80% der Reserve-Pulsfrequenz, Dauer 15–30 Minuten und eine Wiederholung an 3 bis 5 abwechselnden Tagen pro Woche. Die Modalitäten hingen von den erhaltenen Funktionen ab. Vor jedem Training wurden Lockerungen und Aufwärmung empfohlen. Leider versäumten die Autoren, einen Bericht über die Ergebnisse der vorgeschlagenen Trainingsprogramme zu geben.

DEAN und ROSS untersuchten 1988 die Wirkung eines modifizierten Trainings-Programms an drei Post-Polio-Patienten. Jeder erfüllte die Kriterien für das Bestehen eines PPS und war ohne zusätzliche Hilfsmittel beweglich. Ein Patient diente als Kontrolle und trainierte nicht, während die beiden anderen dreimal pro Woche unter submaximaler Belastung 8 Wochen lang trainierten, wobei die Laufzeiten von 22 auf 31 Minuten gesteigert wurden. RPE wurde auf einer Skala von 1–10 registriert, während die Schmerzskala von 1–4 eingeteilt war. Es wurde versucht, die RPE unter 2 und den Schmerz unter 1 (leicht) zu halten. Nach der Trainingsperiode zeigten sich bei beiden Probanden im Vergleich zu den Werten vor dem Training Abnahmen im VO$_2$, der Pulsfrequenz, des Blutdruckes, der RPE und des Energiebedarfs. Bei der Kontrollperson fanden sich keine Veränderungen. Das Training hatte offenbar keine Wirkungen auf die Lungenfunktion. Die Veränderungen wurden sowohl auf kardiovaskuläre Konditionierung als auch auf Muskeladaptation zurückgeführt. Obwohl die Zahl der untersuchten Patienten sehr klein ist, zeigt diese Studie den Wert einer klar definierten Einteilung der Schmerzsymptome und der wahrgenommenen Erschöpfung (RPE).

Im folgenden Jahr untersuchten JONES und Mitarb. die kardiorespiratorischen Auswirkungen eines aeroben Trainings an 16 Post-Polio-Patienten, die an einem 16 Wochen dauernden Programm teilnahmen *[42]*. Bei ihren Patienten lagen folgende Kriterien vor: Sie hatten eine dokumentierte Vorgeschichte von Poliomyelitis mit anschließender Erholung, dann eine Periode der Stabilität ohne neue Schwächeerscheinungen. Sie waren ausreichend stark, um an einer Fahrrad-Ergometrie teilzunehmen (mindestens 3/5 Kraft in Quadriceps und Iliopsoas und 2/5 in der ischiokruralen Gruppe und in den Gluteal-Muskeln). Die Ausgangswerte, wie Pulsfrequenz und Blutdruck in der Ruhephase, HR max, BP max, VO_2 und VCO_2 sowie das Ausatmungsvolumen (Ve) wurden auf einem Fahrrad-Ergometer gemessen. Es erfolgte eine Einteilung in eine Trainings- und eine Kontrollgruppe. Die erste Gruppe trainierte dreimal pro Woche, einmal unter Aufsicht des Therapeuten, 15–30 Minuten lang, bis eine bestimmte Pulsfrequenz als Ziel erreicht wurde. Innerhalb der Untersuchten wurden zwei Untergruppen nach ihren maximalen METs eingeteilt. Die eine Gruppe übte 2–3 Minuten mit einem Maximum von weniger als 6 METs, mit einer Ruhephase von 1 Minute; die andere mit einem Maximum über 6 METs 4–5 Minuten lang ebenfalls mit einer Ruhephase von 1 Minute. Signifikante Ergebnisse im Nachtest umfaßten eine Verbesserung der Gesamt-Trainingszeit, der Gesamt-Arbeitsleistung pro Zeiteinheit, des VO_2 und des Ve max innerhalb der Trainingsruppe. Obwohl einige Probanden aus Gründen, die nichts mit der Studie zu tun hatten, ausfielen, traten bei keinem Überbelastungserscheinungen oder andere mit dem Training zusammenhängende Schädigungen auf. Die Problematik bei dieser Studie liegt darin, daß das Ausmaß der ursprünglichen Polio nicht dokumentiert worden ist und nicht spezifiziert wurde, ob die Probanden polio-betroffene Muskeln für das Training einsetzten.

In einer ähnlichen Untersuchung prüften KRIZ und Mitarb. die Auswirkungen eines ergometrischen Trainingsprogramms auf die oberen Extremitäten an 29 Patienten mit einer Polio-Vorgeschichte, auf die folgende Kriterien zutrafen: Anamnese einer Poliomyelitis mit anschließender Besserung und Stabilisierung, Alter zwischen 39 und 60 Jahren und ausreichender Armkraft und Balance des Rumpfes, um mit einem Arm-Ergometer zu arbeiten *[45]*. Die Probanden hatten medizinisch keine kardiovaskulären oder neurologischen Probleme und auch noch nicht an einem Fitnessprogramm teilgenommen. Sie wurden in eine Trainings- und eine Kontrollgruppe eingeteilt. Die erstere nahm dreimal pro Woche an einem 16 Wochen dauernden Trainingsprogramm teil, wobei zwischen den Trainingszeiten jeweils 1 Ruhetag lag. Die Gruppe trainierte an einem Arm-Ergometer mit einer Pulsfrequenz von 60–75%. Folgende Variablen wurden festgehalten: Ruhe-

Pulsfrequenz, HR max, Blutdruck in der Ruhe und unmittelbar nach dem Training, sowie Trainingszeit, Krafteinsatz, respiratorische Austauschrate, Atemfrequenz, maximaler VO_2, VCO_2 und Ve. Nach dem 16-Wochen-Programm zeigte die trainierte Gruppe signifikante Verbesserungen im VO_2 max, im VCO_2 max, im Ve max, Kraft und Übungszeit. Bei keinem der trainierten Patienten traten Probleme von Überbelastung oder Schmerzen auf. Leider dokumentiert die Veröffentlichung auch hier nicht die Polio-Beteiligung der trainierten Extremitäten. Ferner muß bemängelt werden, daß die Autoren Patienten untersuchten, die jünger als 60 Jahre waren und solche ohne starke Schwächeerscheinungen.

Zusammenfassung

Trotz der Berichte über die Ausbildung neuer Schwäche bei Patienten mit einer viele Jahre zurückliegenden Vorgeschichte von Poliomyelitis konnte nachgewiesen werden, daß bei den Betroffenen durch ein gut geplantes Trainingsprogramm eine Steigerung sowohl der Muskelkraft wie der kardiovaskulären Ausdauer möglich ist. Für die Kräftigung bestimmter Muskelgruppen sind folgende Kriterien notwendig: Eine Vorgeschichte von Poliomyelitis mit Besserung und Stabilisierung sowie eine noch ausreichende Kraft (3/5), um die Muskeln gegen die Schwerkraft kontrahieren zu können. Die positiven Wirkungen scheinen unabhängig davon erreichbar zu sein, ob die Muskelgruppe von neuer Schwäche befallen ist oder nicht. Die Wahl der Art des Trainingsprogramms muß sowohl den individuellen Bedürfnissen wie den verfügbaren Möglichkeiten angepaßt werden: Ein isometrisches Programm ist für Patienten von Nutzen, die ein durch Gips immobilisiertes Gelenk entweder wegen eines chirurgischen Eingriffs oder einer Fraktur haben, während ein isotonisches Programm besser für ein häusliches Trainingsprogramm geeignet ist. Ein isokinetisches Programm kann von großem Nutzen sein, wenn die erforderliche Ausrüstung zur Verfügung steht oder die Notwendigkeit besteht, solch ein Programm vor oder nach einer Operation zur Kräftigung durchzuführen.
Über die Langzeit-Sicherheit eines anstrengenden Krafttrainings auf einen Muskel, der stark betroffen ist, weiß man noch wenig, aber die positiven Effekte auf andere Systeme, einschließlich des kardiovaskulären und des respiratorischen, sind unzweideutig. Man kann deshalb davon ausgehen, daß sich ein sorgfältig überwachtes Training auch bei bestimmten Patienten mit einer Polio-Anamnese günstig auswirkt. Es scheint auch möglich, daß viele der sekundären Symptome, wie generalisierte Müdigkeit, reduziert werden können, wenn die Patienten besser konditioniert sind und die gleiche Leistung mit geringerem Energieaufwand schaffen. Ein ideales kardiovaskuläres Trainingsprogramm sollte zum einen auch die weniger von der Polio befallenen Muskeln einbeziehen, um einen maxima-

len kardiovaskulären Nutzen zu erzielen und zum anderen eine Überbelastung oder sekundäre degenerative Schäden an den stärker betroffenen Extremitäten vermeiden. Zum Beispiel können bei stärker befallenen Beinen die Arme in ein anstrengenderes Training einbezogen werden oder die Beine können trainiert werden, wenn sie nicht ernsthaft betroffen sind. Zu Beginn sollte das Training unter Anleitung eines Therapeuten absolviert werden, um die richtigen Techniken zu erlernen, wobei auch Pulsfrequenz und RPE zu kontrollieren sind. Alle älteren oder mit einem Risiko in Bezug auf kardiovaskuläre Krankheiten, wie Hochdruck, Rauchen, Hypercholesterinämie oder der Anamnese einer koronaren arteriellen Erkrankung behafteten Patienten sollten sich zuerst einem schrittweisen Übungstest unterziehen, wobei die Herzwerte zu messen sind, um die Sicherheit bei der Teilnahme an einem Trainingsprogramm zu gewährleisten. Die einzelnen Aktivitäten sollten dem Patienten Spaß machen, um sein Interesse wach zu halten und ein anschließendes Ausscheiden zu vermeiden.

Eine neue Klassifikation der Post-Polio-Muskulatur für die Verordnung von Training

Um in unserer Klinik Post-Polio-Patienten das sicherste und geeignetste Übungsprogramm verschreiben zu können, haben wir ein gliedmaßenabhängiges Muskel-Klassifikationssystem eingeführt, die NRH (=**N**ational **R**ehabilitation **H**ospital)-Post-Polio-Klassifikation *[32]*. Der Zweck dieser Klassifikation besteht darin, mit standardisierbaren Kriterien den Schweregrad der Poliomyelitis besser dokumentieren zu können. Dies erleichtert die Kommunikation zwischen Therapeuten und Arzt in bezug auf die Spezifität des Trainingsprogramms, setzt Standards, um die Ergebnisse klinischer Versuche vergleichen zu können und hilft bei der Empfehlung von Aktivitäten, Prognose und der Ermittlung des Bedarfs an technischen Hilfsmitteln. Zur Klassifizierung eines Muskels wird eine Kombination von Anamnese, physikalischen Untersuchungen und EMG benutzt. Wenn die Patienten das erste mal untersucht werden, wird durch den Arzt eine komplette Anamnese und physikalische Untersuchung vorgenommen und der Patient einem EMG-Test aller vier Extremitäten unterzogen *[37]*. Zusätzlich zur Untersuchung der spezifischen klinischen Belange wird ein Screening durchgeführt. Es bezieht Nervenleitfähigkeits-Untersuchungen der bilateralen medianen und sensorischen Nerven ein und mindestens drei Muskeln an jeder Extremität *[33]*. Das EMG bietet dem Kliniker zusätzlich die Möglichkeit, andere neurologische Erkrankungen, die behandlungsbedürftig oder bei der Verordnung des Trainingsprogramms zu berücksichtigen wären, auszuschließen *[31, 33, 37]*.

Tabelle 3
Klassifikation der Post-Polio-Muskulatur nach den Richtlinien des
„National Rehabilitation Hospital" (NRH)

Klasse I	keine klinische Polio
Klasse II	subklinische Polio
Klasse III	klinisch stabile Polio
Klasse IV	klinisch instabile Polio
Klasse V	schwere atrophische Polio

Daten nach *[32]*

Tabelle 4
Demographische Daten von 60 ambulanten Post-Polio-Patienten

Geschlecht (m/w)   22/38
durchschn. Alter (Bereich) in Jahren   53 (22–82)
durchschn. Jahre Post-Polio   44 (14–80)

Daten nach *[32]*

Tabelle 5
NRH-Gliedmaßen-Klassifikation von 60 Post-Polio-Patienten

NRH-Klasse	Obere Extremität	untere Extremität	Total
I	63	6	69
II	20	22	42
III	24	40	64
IV	10	27	37
V	3	25	28
Total	120	120	240

Gesamtzahl der gemessenen Gliedmaßen 240. Daten nach *[32]*

Nach dem EMG wird jeder Muskel getrennt klassifiziert und die Extremität nach dem am stärksten betroffenen Muskel eingeteilt. Wenn die gegenüberliegende Extremität Unterschiede zeigt und das Training beiden Nutzen bringt, wird das Programm auf der Grundlage der am stärksten betroffenen verordnet. Tabelle 3 faßt das Klassifikations-Schema zusammen. Tabelle 4 demonstriert die demographischen Daten von 60 in unserer Klinik mit dieser Methode untersuchten Post-Polio-Patienten. Tabelle 5 zeigt die Ergebnisse der Klassifikation von 240 Gliedmaßen dieser 60 Patienten unter Anwendung der genannten Kriterien. Die Verteilung der Befunde in den oberen und

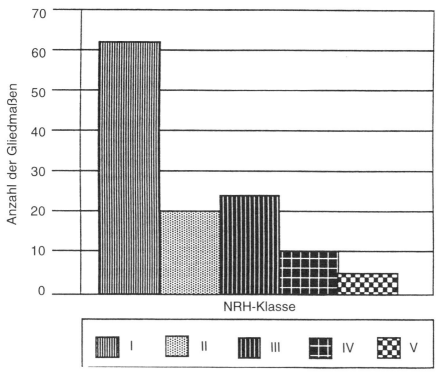

Abb. 1
Aufteilung der oberen Extremitäten in die NRH-Klassen bei 60 ambulanten Post-
Polio-Patienten. (Nach *[32]*)

wie in den unteren Extremitäten ist detailliert in Abb. 1 und Abb. 2 dargestellt. Abb. 3 ist ein Algorithmus, der für die Einteilung bei diesem Klassi-
fikationsprozess herangezogen werden kann.
Bei den **Muskeln der Klasse I** nach dem NRH-Schema (klinisch keine
Poliomyelitis) liegt keine Anamnese einer zurückliegenden oder akuten
neuen Schwäche vor. Die Kraft bewegt sich in Bereichen gut bis normal.
Es ist keine Atrophie oder Veränderung der Sensibilität oder der Reflexe
vorhanden. Im EMG findet sich eine normale Aktivität, ohne Hinweise auf
eine Instabilität der Muskelmembranen wie Fibrillationspotentiale oder
positive scharfe Wellen. Die Potentiale der motorischen Einheiten sind in
Größe und Konfiguration normal, mit normaler Erholung.
Das Ziel des Trainingsprogramms für Muskeln oder Extremitäten der
Klasse I liegt in der Steigerung der Muskelkraft und der kardiovaskulären
Ausdauer. Am Beginn des Trainings stehen eine Reihe von Muskeldeh-
nungsübungen, um die Flexibilität zu erhöhen. Dann folgt ein leichtes
Aufwärmen der zu trainierenden Muskeln, danach das eigentliche Training

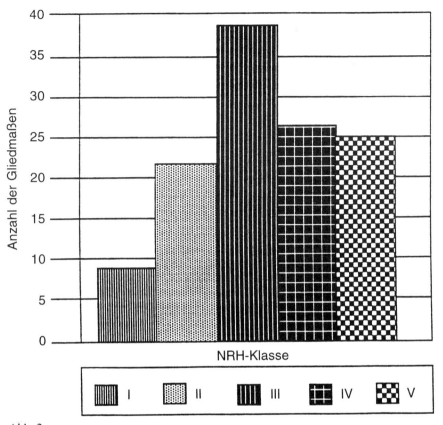

Abb. 2
Aufteilung der unteren Extremitäten in die NRH-Klassen bei 60 ambulanten Post-Polio-Patienten. (Nach *[32]*)

und schließlich eine Abkühlphase. Ein Kräftigungsprogramm umfaßt die von DELORME *[23]* beschriebenen PREs (s. oben), mit 1–2 Minuten Erholung zu Beginn. Die Muskeln sollten selektiv eingesetzt werden, damit das aerobe Training die kardiovaskuläre Konditionierung wirklich verbessern kann. Wenn keine Herz- oder respiratorische Erkrankungen vorliegen, kann hinsichtlich Häufigkeit und Dauer des Trainings den ACSM-Empfehlungen gefolgt werden *[8]*. Ideal sind für diese Extremitäten 3–4 Trainingsperioden pro Woche, 15–30 Minuten lang bei einer Pulsfrequenz von 60–80% der HR max *[8]*. In Tabelle 1 sind einige typische Aktivitäten im Bereich von 6–9 MET beschrieben, die für die Gliedmaßen der Klasse I geeignet sind.
Muskeln der Klasse II nach der NRH-Klassifikation (subklinische Polio) wiesen keine ältere oder akute neue Schwäche auf, falls doch, hat eine komplette Erholung stattgefunden. Die Kraft ist gut bis normal. Sensibilität

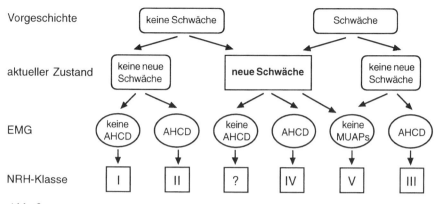

Abb. 3
NRH-Klassifikation der Post-Polio-Muskulatur. (AHCD = anterior horn cell disease = Erkrankung der Vorderhornzellen; MUAPs = motor unit action potentials = Aktionspotentiale der motorischen Einheiten)

und Reflexe sind normal. Das EMG weist auf eine Erkrankung der Vorderhornzellen hin. Die Ausgangsaktivität ist normal. Es gibt nur wenige Fibrillationen oder steile positive Wellen. Die Aktionspotentiale der motorischen Einheiten sind groß, mit erhöhten polyphasischen Potentialen und langsameren Erholungszeiten. Diese Muskeln repräsentieren wahrscheinlich die „nichtbefallenen", die vorher von anderen Autoren beschrieben worden sind, welche eventuell von der neuen Schwäche betroffen werden können *[14, 17, 19, 57, 59, 60]*.

Das Trainingsziel für die Extremitäten der Klasse II besteht darin, die Kraft in den im guten Bereich liegenden Muskeln zu steigern und in den restlichen die normale Kraft zu erhalten. Wenn andere Extremitäten starker betroffen sind, dann können die der Klasse II für die Verbesserung der kardiovaskulären Ausdauer trainiert werden. Trainiert werden sollte 10–20 Minuten an 3 oder 4 Tagen pro Woche. Das Training sollte gemächlich begonnen werden, wobei die Häufigkeit der Ruhephasen gesteigert werden kann, bis der Patient die Übungen ohne deutliche Erschöpfung während oder nach den Aktivitäten durchführen kann. Auch die Häufigkeit des Trainings sollte schrittweise gesteigert werden, wobei zwischen Trainings- und Ruhetagen gewechselt wird. Wenn sich ein Trainingserfolg einstellt und der Betreffende in der Lage ist, eine gleiche Belastung jetzt unter weniger Energieaufwand zu schaffen, kann man sowohl die verwendeten Gewichte wie Häufigkeit und Dauer der Übungen ändern, um den wechselnden Kraftsteigerungen Rechnung zu tragen. Bei einer drohenden PPMA ist die Muskelkraft zu überwachen, um eine Überlastungsschwäche frühzeitig zu erkennen und die Zahl der Übungen entsprechend zu reduzieren. Die maximalen Aktivitäten sollten im Bereich von 4–7 MET liegen.

Muskeln der NRH-Klasse III (klinisch stabile Poliomyelitis) weisen eine Anamnese von Schwäche auf, die etwas Besserung erfahren hat, aber keine Beschwerden einer neuen Schwäche. Bei der physikalischen Testung bewegt sich die Muskelkraft zwischen mäßig bis gut. Die Sensibilität ist normal. Die Reflexe sind ebenfalls normal oder proportional der Muskelkraft und -masse erniedrigt. Eine Atrophie kann vorliegen, das EMG weist auf Schädigungen der Vorderhornzellen hin, mit normalen Ausgangsaktivitäten. Gelegentlich gibt es Fibrillationspotentiale oder positive steile Wellen, aber allgemein sind diese klein und dünn. Die Aktionspotentiale der motorischen Einheiten sind gewöhnlich größer als bei den Muskeln der Klasse II, mit erhöhten polyphasischen Potentialen und langsameren Erholungszeiten. Diese Muskeln wurden früher als asymptomatisch beschrieben *[3]*, jedoch werden sie neuerdings nach den Empfehlungen von GRIMBY als klinisch stabil bezeichnet.

Das Trainingsziel für diese Muskeln besteht darin, wenigstens ihre Kraft zu erhalten und, wenn möglich, die Kraft in den dekonditionierten zu steigern. Trainingsempfehlungen beinhalten den aktiven Bewegungsbereich (active range of motion = AROM) oder den passiven Bewegungsbereich (passive range of motion = PROM), je nach der Kraft im betreffenden Muskel. Die Kräftigungsübungen sind ähnlich denen in der Klasse II, aber mit weiteren Modifikationen des Schrittmaßes und des Trainings der Muskeln (Belastung mit geringerem Gewicht). Eine typische PRE-Gruppe nach FELDMAN oder ein isokinetisches Programm, wie von EINARSSON beschrieben, würde ebenfalls ausreichend sein. Die Kraft muß sorgfältig kontrolliert werden. Beim Auftreten neuer Schwächeerscheinungen ist das Programm weiter zu modifizieren. Wegen der Schwäche und der Stressempfindlichkeit von Extremitäten mit degenerativen Gelenkerkrankungen gegen Gewichtsbelastungen, sind Unterwasser-Übungen zu bevorzugen, die eine Belastung durch das Körpergewicht verringern. Ein aerobes Programm sollte sich nach der submaximalen Pulsfrequenz richten. Aktivitäten im Bereich von 2–5 MET sind ausreichend.

Zur **Klasse IV** (klinisch instabile Polio) rechnen die Muskeln, bei denen sich neue Schwäche und Atrophie (PPMA) entwickelt hat. Sie wurde früher als symptomatisch beschrieben *[3]*. Sie sind schwächer, mit geringerer dynamischer und isometrischer Kraft als die der Klasse III. Die Sensibilität ist normal, eine Atrophie fast immer vorhanden und die Reflexe fehlen meist. Die EMG-Befunde ähneln denen in der Klasse III, aber die Aktionspotentiale der motorischen Einheiten und die polyphasischen Potentiale sind erhöht *[3]*. Die Erholung kann verzögert sein *[57]*, und es können mehr signifikante neue Denervations-Fibrillationen, positive steile Wellen auftreten *[32, 53]*.

Das Hauptziel in dieser Klasse ist die Verhütung weiterer Schwäche, deshalb wird empfohlen, zuerst die Aktivität einzuschränken, wenn Überbelastung vermutet wird. Wenn mangelnde Bewegung vermutet wird und Ruhe nichts bringt, kann mit einem Trainingsprogramm begonnen werden.

Zu den Übungsempfehlungen gehören AROM und PROM (s. oben). Zur Kräftigung sollte ein nichtermüdendes Programm eingesetzt werden. Da die Stärke vieler Muskeln meist nur unter der Antischwerkraft liegt, sollten die Übungen nur in einer Position durchgeführt werden, welche die Schwerkraft ausschließt oder als Unterwasser-Training. Die Muskelkraft ist sorgfältig zu überwachen. Das Training sollte nicht mehr als 3mal pro Woche durchgeführt werden. Beim Auftreten von Schmerzen, neuer Schwäche oder Erschöpfung müssen Änderungen vorgenommen werden. Zur kardiovaskulären Konditionierung empfehlen wir nur die üblichen täglichen Aktivitäten (1–3 MET). Da wir fanden, daß bei vielen unserer Patienten die oberen Extremitäten weniger betroffen sind (Abb. 1 und 2), empfehlen wir solchen Patienten häufig ein kardiovaskuläres Training nur unter Verwendung ihrer Arme, wie z. B. Schwimmen oder Arm-Ergometrie. Für Extremitäten mit sehr großer Schwäche, empfehlen wir zur Vermeidung der Belastung durch das Körpergewicht den Einsatz von Hilfsgeräten oder einen mechanischen bzw. E-Rollstuhl. Wenn die Beine nur noch eine Kraft haben, welche die Schwerkraft nicht mehr bewältigen können, sind entsprechende Orthesen angebracht.

Die **Muskeln der NRH-Klasse V** (schwere atrophische Poliomyelitis) sind von Anfang an befallen, mit schwerer Schwäche und geringer Besserung. Neue Schwäche kann vorliegen, aber der Muskel ist meist schon so schwach gewesen, daß es kaum möglich ist zu beurteilen, ob es sich um neue Schwäche handelt. Bei der physikalischen Untersuchung sind sie extrem schwach (Spur bis sehr gering) mit ausgeprägter Atrophie, keinen sensorischen Veränderungen und fehlenden Reflexen. Bei der EMG-Untersuchung finden sich eine erniedrigte Ausgangsaktivität, wenig Fibrillationen oder positive steile Wellen, wenig bis gar keine Aktionspotentiale der motorischen Einheiten mit variablen Amplituden, erhöhte polyphasische Potentiale und eine bemerkenswert niedrige Erholung. Diese Klasse ähnelt der von DALAKAS beschriebenen Gruppe I, wo Merkmale einer Fibrose, Nekrose und andere myopathische Veränderungen erwähnt sind [17]. Solche Patienten können gehunfähig sein, wenn bei ihnen signifikante Beschwerden und ein geringer funktioneller Gebrauch der Beine vorliegen. Hier empfiehlt sich der Einsatz von PROM, um die Beweglichkeit zu erhalten. Es versteht sich von selbst, daß diese Patienten nicht in der Lage sind, ihre Beine für aerobe Übungen oder ein Kräftigungsprogramm einzusetzen [36].

Es gibt zahlreiche Hypothesen, auf denen diese Klassifikation und ihre Trainings-Empfehlungen aufgebaut sind. Zuerst wird vorausgesetzt, daß die weniger betroffenen Muskeln (Klassen II und III) viele physiologische Veränderungen aufweisen, die auch beim normalen Muskel demonstriert werden können, wie weiter oben beschrieben wurde. Zweitens können beim älter werdenden Patienten einige der motorischen Adaptationen, die DE VRIES [24] und GRIMBY [34] beschrieben haben, auch beim Übungstraining eine Rolle spielen, wodurch die Wirkungen des Ausfalls von motorischen Einheiten ausgeglichen werden. Auch das trifft für Muskeln der Klassen II und III zu. Wenn sich aber neue Schwäche entwickelt (Klasse IV), dann ist gewöhnlich auch eine Indikation von Überbelastung nachzuweisen, wenn die Extremität nicht für eine gewisse Zeit immobilisiert war, wodurch dann eine Komponente des Mindergebrauchs möglich ist. Zuletzt, wenn auch schwierig zu beweisen, ist es möglich, daß viele der Symptome, die bei Post-Polio-Patienten auftreten – insbesondere die Müdigkeit – auf eine Dekonditionierung zurückzuführen sind, da viele Studien gezeigt haben, daß durch Konditionierungsübungen die Patienten in die Lage versetzt wurden, die Routinebelastungen des Alltags mit weniger Ermüdung zu bewältigen. Obwohl diese Empfehlungen mit Erfolg in unserer Klinik eingesetzt worden sind und die Literatur sie zum Teil unterstützt, meinen wir, daß nur durch weitere Studien, welche diese Kriterien ebenso wie quantitative Messungen anwenden, eine Entwicklung noch spezifischerer Richtlinien möglich sein wird.

Schlußfolgerungen

Es wurde nachgewiesen, daß bei Patienten mit einer Poliomyelitis-Anamnese die Muskelkraft und Ausdauer ebenso wie die kardiovaskuläre Kondition durch ein Trainingsprogramm verbessert werden können. Wenn man das berücksichtigt und das oben beschriebene Klassifikations-Schema für die Gliedmaßen verwendet, kann ein entsprechend ausgebildeter Trainer ein sinnvolles Übungsprogramm entwickeln, wodurch Post-Polio-Betroffene mit größerer Sicherheit an den positiven Vorteilen, die ein regelmäßiges Training mit sich bringt, teilnehmen können.

Literatur

1. AGRE, J. C.: Quantification of neuromuscular function in post-polio subjects and the effects of muscle strengthening exercises. Presented at the AAPM&R course „Future role of muscular strengthening exercises in the rehabilitatory management of patients with neuromuscular disorders", November 1992.
2. AGRE, J. C., RODRIGUEZ, A. A.: Intermittent isometric activity: Its effect on muscle fatigue in post-polio patients. Arch. Phys. Med. Rehabil. **72** (1991), 971–975.
3. AGRE, J. C., RODRIGUEZ, A. A.: Neuromuscular function: Comparison of symptomatic and asymptomatic polio subjects to control subjects. Arch. Phys. Med. Rehabil. **71** (1990), 545–551.
4. AGRE, J. C., RODRIGUEZ, A. A.: Neuromuscular function in polio survivors at one year follow up. Arch. Phys. Med. Rehabil. **72** (1991), 7–10.
5. AGRE, J. C., RODRIGUEZ, A. A.: Neuromuscular function in polio survivors. Orthopedics **14** (1991), 1343–1347.

6. AGRE, J. C., RODRIGUEZ, A. A., TAFEL, J. A.: Late effects of polio: Critical review of the literature on neuromuscular function. Arch. Phys. Med. Rehabil. **72** (1991), 923–931.

7. ALBA, A. A., BLOCK, E., ADLER, J. C., CHIKAZUNGA, C.: Exercise testing as a useful tool in the physiatric management of the post-polio survivor. Birth Defects **23**, 4, (1987), 301–313.

8. American College of Sports Medicine: Guidelines for Exercise Testing and Prescription. Lea & Febiger, Philadelphia, 1986.

9. BEASLEY, W. C.: Quantitative muscle testing principles and applications to research and clinical services. Arch. Phys. Med. Rehabil. **42** (1961), 398–425.

10. BENNETT, R. L., KNOWLTON, G. C.: Overwork weakness in partially denervated muscle. Clin. Orthop. **12** (1958), 122–149.

11. BORG, G. A.: Perceived exertion as an indicator of somatic stress. Scand. J. Rehabil. Med. **2** (1970), 92–98.

12. BORG, G. A.: Psychosocial bases of perceived exertion. Med. Sci. Sports Exerc. **14** (1982), 377–381.

13. BORG, K. B., BORG, J., EDSTRÖM, L., GRIMBY, L.: Effects of excessive use of remaining muscle fibers in prior polio and LV lesion. Muscle Nerve **11** (1988), 1219–1230.

14. CASHMAN, N. R., MASELLI, R., WOLLMAN, R. et al.: Late denervation in patients with antecedent paralytic poliomyelitis. N. Engl. J. Med. **317** (1987), 7–12.

15. CASHMAN, N. R., MASELLI, R., WOLLMAN, R. et al.: Post-poliomyelitis syndrome: Evidence of ongoing denervation in symptomatic and asymptomatic patients. Birth Defects **23**, 4, (1987), 237–240.

16. CODD, M. B., KURLAND, L. T., O'FALLON, W. M.: Poliomyelitis in Rochester, Minnesota, 1935–1955: Epidemiology and long-term sequelae: A preliminary report. In HALSTEAD, L. S., WIECHERS, D. O. (Eds.): Late Effects of Poliomyelitis. Symposia Foundation, Miami (1985), S. 121–133.

17. DALAKAS, M. C.: Morphological changes in the muscles of patients with post-poliomyelitis neuromuscular symptoms. Neurology **38** (1988), 99–104.

18. DALAKAS, M. C.: New neuromuscular symptoms in old poliomyelitis: A three year follow up study. Eur. Neurol. **25** (1986), 381–387.

19. DALAKAS, M. C., ELDER, G., HALLETT, M. et al.: A long term follow up study of patients with post-poliomyelitis neuromuscular symptoms. N. Engl. J. Med. **15** (1986), 959–963.

20. DEAN, E. D., ROSS, J.: Modified aerobic walking program: Effect on patients with post-polio syndrome symptoms. Arch. Phys. Med. Rehabil. **69** (1988), 1033–1038.

21. DELATEUR, B. J., LEHMAN; L. F.: Strengthening Exercise. In LEEK, J. C., GERSHWIN, E. M., FOWLER, W. M. (Eds.): Principles of Physical Medicine and Rehabilitation in the Musculoskeletal Diseases. Grune & Stratton, Orlando, FL, 1986.

22. DELORME, T. L., SCWAB, R. S., WATKINS, A. L.: The response of the quadriceps femoris to progressive resistance exercises in poliomyelitis patients. J. Bone Joint Surg. **30 A** (1948), 834–847.

23. DELORME, T. L., WATKINS, A. L.: Technics of progressive resistance exercises. Arch. Phys. Med. **29** (1948), 263–274.

24. DE VRIES, H.: Physiology of Exercise for Physical Education and Athletics. William Brown Co., Dubuque, Iowa, 1974, S. 366–376.
25. EINARSSON, G.: Muscle conditioning in late poliomyelitis. Arch. Phys. Med. Rehabil. **72** (1991), 11–14.
26. EINARSSON, G., GRIMBY, G.: Strengthening exercise program in post-polio subjects. Birth Defects **23**, 4, (1987), 275–283.
27. EINARSSON, G., GRIMBY, G., STALBERG, E.: Electromyographical and morphological function compensation in late poliomyelitis. Muscle Nerve **13** (1990), 165–171.
28. FELDMAN, R. M.: The use of strengthening exercises in post-polio sequelae. Orthopedics **8** (1985), 889–890.
29. FELDMAN, R. M., SOSKOLNE, C. L.: The use of nonfatiguing strengthening exercises in post-polio syndrome. In HALSTEAD, L. S., WIECHERS, D. O. (Eds.): Late Effects of Poliomyelitis. Symposia Foundation, Miami (1985), S. 335–341.
30. FILLYAW, M. J., BADGER, G. J., GOODWIN, G. D. et al.: The effects of long-term non-fatiguing resistance exercises in subjects with post-polio syndrome. Orthopedics **14** (1991), 1253–1256.
31. GAWNE, A. C., ASEFF, J. N., HALSTEAD, L. S.: Electrodiagnostic findings in patients with a history of polio. Arch. Phys. Med. Rehabil. **72** (1991), 813.
32. GAWNE, A. C., HALSTEAD, L. S.: Exercise in post-polio patients: A new classification. Arch. Phys. Med. Rehabil. **74** (1993), 660.
33. GAWNE, A. C., HALSTEAD, L. S.: Unexpected neurological findings in 66 consecutive post-polio patients. Arch. Phys. Med. Rehabil. **74** (1993), 667–668.
34. GRIMBY, G., EINARSSON, G.: Muscle morphology with special reference to muscle strength in post-polio patients. Birth Defects **23**, 4, (1987), 265–274.
35. GRIMBY, G., EINARSSON, G., HEDBERG, M., ANIANSSON, A.: Muscle adaptive changes in post-polio subjects. Scand. J. Rehabil. Med. **21** (1989), 19–26.
36. GUREWITSCH, A. D.: Intensive graduated exercises in early infantile paralysis. Arch. Phys. Med. **31** (1950), 213–218.
37. HALSTEAD, L. S.: Assessment and differential diagnosis for post-polio syndrome. Orthopedics **14** (1991), 1209–1217.
37a. HALSTEAD, L. S., GAWNE, A. C., PHAM, B. T.: National Rehabilitation Hospital limb classification for exercise, research, and clinical trials in post-polio patients. Ann. N.Y. Acad. Sci. **753** (1995), 343–353.
38. HALSTEAD, L. S., ROSSI, C. D.: New problems in old polio patients: Results of a survey of 539 polio survivors. Orthopedics **8** (1985), 845–850.
39. HALSTEAD, L. S., ROSSI, C. D.: Post-polio syndrome; Clinical experience with 132 consecutive outpatients. Birth Defects **23**, 4, (1987), 13–26.
40. HALSTEAD, L. S., WIECHERS, D. O. (Eds.): Late Effects of Poliomyelitis. Symposia Foundation, Miami (1985), S. 15–20.
41. HETTINGER, T., MÜLLER, E. M.: Muskelleistung und Muskeltraining. Arbeitsphysiol. **15** (1953), 111–126.
42. JONES, D. R., SPEIER, J., CANINE, K. et al.: Cardiorespiratory responses to aerobic training by patients with postpoliomyelitis sequelae. JAMA **261** (1989), 3255–3258.
43. KILFOIL, M. R., ST. PIERRE, D. M.: Reliability of Cybex II isokinetic evaluations of torque in post poliomyelitis. Arch. Phys. Med. Rehabil. **74** (1993), 730–735.

44. KNOWLTON, G. C., BENNETT, R. L.: Overwork. Arch. Phys. Med. **38** (1957), 18–20.

45. KRIZ, J. L., JONES, D. R., SPEIER, J. L. et al.: Cardiorespiratory responses to upper aerobic training by post-polio subjects. Arch. Phys. Med. Rehabil. **73** (1992), 49–54.

46. LANGE, L.: Über funktionelle Anpassung. Springer-Verlag, Berlin, 1919.

47. LOWETT, R. W.: The treatment of infantile paralysis. JAMA **64** (1915), 2118.

48. MATTHEWS, D. K., FOX, E. L.: The Physiological Basis of Physical Education and Athletics. W.B. Saunders, Philadelphia, 1976, S. 135–149.

49. MORTINI, T., DE VRIES, H. A.: Neural factors vs hypertrophy in the time course of muscle strength gain. Amer. J. Phys. Med. **59** (1979), 115–130.

50. MORTINI, T., DE VRIES, H. A.: Potential for gross muscle hypertrophy in older man. J. Gerontol. **35** (1980), 645–667.

51. MUNIN, M. C., JAWEED, M. M., STAAS, W. E. et al.: Post-poliomyelitis muscle weakness: A prospective study of quadriceps strength. Arch. Phys. Med. Rehabil. **72** (1991), 729–733.

52. MUNSAT, T. L., ANDRES, P., THIBIDEAU, L.: Preliminary observations on long term muscle forces changes in the post-polio syndrome. Birth Defects **23**, 4, (1987), 329–334.

53. NELSON, K. R.: Creatinine kinase and fibrillation potentials in patients with late sequelae of polio. Muscle Nerve **13** (1990), 722–755.

54. OWENS, R. R., JONES, D.: Polio residuals clinic, conditioning exercise program. Orthopedics **8** (1985), 882–883.

55. PERRY, J., BARNES, G., GRONLEY, J. K.: The post-polio syndrome: An overuse phenomenon. Clin. Orthop. **233** (1988), 145–162.

56. POLLOCK, M. L., WILMORE, J. H.: Exercise in Health and Disease: Evaluation and Prescription for Prevention and Rehabilitation. W. B. Saunders, Philadelphia, 1990, S. 202–231.

57. RAVITS, J., HALLETT, M., BAKER, M. et al.: Clinical and electromyographical studies of post-poliomyelitis muscular atrophy. Muscle Nerve **13** (1990), 667–674.

58. TROJAN, D. A., GENDRON, D., CASHMAN, N. R.: Electrophysiology and electrodiagnosis of the post-poliomyelitis motor unit. Orthopedics **12** (1991), 1353–1361.

59. WIECHERS, D. O.: Pathophysiology and late changes of the motor unit after polio. In HALSTEAD, L. S., WIECHERS, D. O. (Eds.): Late Effects of Poliomyelitis. Symposia Foundation, Miami (1985), S. 91–94.

60. WIECHERS, D. O.: Acute and latent effect of poliomyelitis on the motor unit as revealed by electromyography. Orthopedics **8** (1986), 870–872.

61. WIECHERS, D. O., HUBBEL, S. L.: Late changes in the motor unit after acute poliomyelitis. Muscle Nerve **4** (1981), 524–528.

12 Funktionsbeschränkungen und Behinderung beim Post-Polio-Syndrom

Gunnar Grimy

Patienten, welche eine Poliomyelitis durchgemacht und bleibende Lähmungen davongetragen haben, können, wie bekannt und in zahlreichen Veröffentlichungen beschrieben *[8, 13, 17]*, unter verschiedenen permanenten und neuen gesundheitlichen Problemen leiden. Dazu gehören Müdigkeit, Muskelschwäche, Muskel- und Gelenkschmerzen, Geh- und andere Mobilitätsschwierigkeiten und in einigen Fällen sogar Atemprobleme. In diesem Kapitel sollen die Konzepte der *International Classification of Impairments, Disabilities and Handicaps* der Weltgesundheitsorganisation (WHO) *[10]* zu Grunde gelegt werden sowie das Konzept der funktionellen Einschränkungen *[14]*, wozu Begrenzungen in grundlegenden physischen und mentalen Aktionen, wie Fortbewegung, Zugänglichkeit, Greifen, Treppensteigen und verständliches Sprechen gehören. Nach der WHO-Definition bezieht sich der Begriff „Behinderung" auf jegliche Einschränkung oder Unfähigkeit, eine Aktivität in einer Weise oder innerhalb eines Bereiches auszuführen, die für einen Menschen für normal gehalten werden, wenn ein spezifischer Einsatz erbracht wird. Eine Behinderung hängt oft von verschiedenen funktionellen Einschränkungen ab. Persönlich und instrumentell sind die Behinderungsbereiche meist allgemein auf die verschiedenen Aktivitäten, die der Alltag erfordert (activities of daily living = ADL), bezogen. Im weiteren Sinne umfaßt Behinderung aber auch verschiedene Aspekte des sozialen Lebens, wie häusliche Aktivitäten, Aktivitäten zur Erholung und Arbeit. Im Gegensatz dazu bezieht sich das Handikap-Konzept auf die Nachteile für das Individuum, deren Ursache eine Kombination aus individuellen Faktoren und solchen der Umgebung sind. Die verschiedenen Ebenen der funktionellen Konsequenzen von Krankheiten und Schädigungen sind in Abb. 1 zusammengefaßt.
In diesem Kapitel sollen das Auftreten von Beeinträchtigungen (besonders in bezug auf die Muskelfunktion), funktionellen Beschränkungen, Behinderungen und daraus sich ergebenden Handikaps sowie die reduzierte Lebensqualität bei Personen mit Poliomyelitis-Spätfolgen besprochen werden. Dabei wird besonders auf die Zusammenhänge zwischen Beeinträchtigung, funktioneller Beschränkung und Behinderung eingegangen.

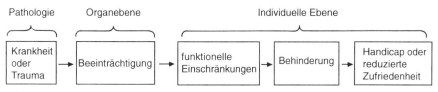

Abb. 1
Ebenen der funktionellen Konsequenzen von Krankheit oder Behinderung

Die Verwendung verschiedener Instrumentarien zur Abschätzung der Behinderung wird in Querschnitts- und Verlaufsstudien bei Post-Polio-Betroffenen beschrieben. Dabei wird die Bedeutung der Beachtung von Behinderungen bei der Planung von Rehabilitations-Maßnahmen betont. Der Bewältigungsprozeß (coping), besonders in Bezug auf die Akzeptanz und Anpassung an neue gesundheitliche Probleme mit funktionellen Konsequenzen, wird diskutiert, da dies einen besonders wichtigen Bereich beim Umgang mit Post-Polio-Problemen darstellt.

Funktionelle Beschränkungen und Behinderungsbereiche beim Post-Polio-Syndrom

Die meisten neuen Symptome bei Post-Polio-Betroffenen beziehen sich auf die Mobilität, da Lähmungen in Beinen häufiger zu sein scheinen als in den Armen *[13, 17]*. Da die Mehrzahl der Patienten keine oder geringe Behinderungen bei den Verrichtungen des persönlichen Alltagsaktivitäten haben *[2]*, wie z. B. Ankleiden, Baden, wird angenommen, daß neue oder zunehmende Behinderungen vor allem innerhalb des Bereichs der instrumentalen Aktivitäten des täglichen Lebens (ADL) auftreten (z. B. Saubermachen, Waschen, Einkaufen, Transport) und oft lokomotorische Funktionen betreffen. Nach einer Befragung sind die häufigsten täglichen Aktivitäten, bei denen Post-Polio-Betroffene Schwierigkeiten haben, Gehen auf ebenen Flächen, Treppensteigen und Bewältigung der physischen Anforderungen, die Arbeit und Haushalt mit sich bringen (55–74% der Befragten).
In einer neueren landesweiten Untersuchung an über 3000 Polio-Patienten in Dänemark (Antwortrate 77%) berichtete LONNBERG *[13]* über neue gesundheitliche Probleme bei den meisten Befragten: Ermüdung während eines Trainings bei 63%, erhebliche Schwäche in vorher schon betroffenen Muskeln bei 63% und Gelenkschmerzen bei 51%. Die Prävalenz dieser neuen Probleme lag bei Frauen höher als bei Männern, eine Beobachtung, die auch in früheren Studien gemacht wurde *[8]*. Probleme der ADL hingen überwiegend mit dem Gehen zusammen, wobei diese am häufigsten beim Treppensteigen auftraten (54%). Nur etwa 20% hatten neue Probleme bei persönlichen Aktivitäten.

Ausführlichere Informationen über das Auftreten von funktionellen Beeinträchtigungen und Behinderungen finden sich in einem Bericht von EINARSSON und GRIMBY *[2]*, allerdings war die Gruppe der untersuchten Polio-Patienten kleiner (n = 41). 71% der Untersuchten erfüllten die Kriterien für das Vorliegen eines Post-Polio-Syndroms *[8]*. Nach Messungen des ADL-Index nach KATZ *[12]* erwiesen sich nahezu 80% der Patienten bei den persönlichen ADL als unabhängig, was den Zahlen der größeren dänischen Studie entspricht *[13]*. Baden war die häufigste Aktivität, wo die Betreffenden auf Hilfe angewiesen waren. Nur etwa die Hälfte der Untersuchten hatte keine Schwierigkeiten beim Aufstehen vom Stuhl. Wie erwartet, gab es eine große Prävalenz von funktionellen Einschränkungen bei leichten und mittelschweren Aktivitäten, mit Schwierigkeiten beim Laufen um einen Häuserblock (69%) oder beim Treppensteigen (80%), ebenso wie bei anstrengenderen häuslichen Aktivitäten oder beim Tragen schwerer Gegenstände (80%), wie bei einer Fragebogenaktion nach dem funktionellen Status (Functional Status Questionnaire = FSQ) festgestellt wurde *[11]*. Das Auftreten von Behinderungen bei der Fortbewegung wird durch die erheblichen Probleme bei der Nutzung öffentlicher Verkehrsmittel demonstriert, die ohne Schwierigkeiten nur von 12% der Befragten genutzt werden konnten und von 40% überhaupt nicht. Diese Zahlen entsprechen dem Auftreten von Mobilitätsbehinderungen bei anderen früher erwähnten Aktivitäten. 30% der Befragten besaßen eine spezielle Fahrerlaubnis für Behinderte und weitere 6 Personen hatten eine Fahrerlaubnis, was den Bedarf für eine Intervention illustriert. Eine große Zahl der untersuchten Personen (etwa 70%) war auf Hilfe beim Haushalt angewiesen (Ehegatten nicht eingerechnet). Nur 30% waren völlig unabhängig. Die Art der erforderlichen Hilfe bezog sich nicht auf die persönliche ADL, sondern betraf Aktivitäten wie Wohnungsreinigung oder ähnliche Arbeiten und Einkaufen.

Vergleich zwischen stabilen und instabilen Polio-Betroffenen

In den hier beschriebenen Studien, wurden die Patienten mit Polio nicht in solche mit und ohne neue Symptome unterteilt. Da aber neue oder zunehmende Muskelschwäche eine allgemein auftretende Beschwerde darstellt, wurde ein Vergleich von funktionellen Einschränkungen, Behinderung, Handicap und gesundheitsabhängiger Lebensqualität bei Polio-Patienten mit neuer oder zunehmender Muskelschwäche (instabile) und solchen ohne dergleichen Symptome (stabile) vorgenommen. Die von GRIMBY und THORÉN-JÖNSSON in einer sich über 4–5 Jahre erstreckenden Verlaufsstudie gewonnenen Daten illustrieren weitere Unterschiede bei der Herausbildung von Behinderung und Handikap zwischen instabilen und stabilen Patienten, wenn man sich auf die WHO-Klassifikation bezieht.

Untersuchte Gruppe

Für die Untersuchung standen 59 Patienten im Alter zwischen 31 und 70 Jahren mit einer 29–66 Jahre zurückliegenden Polioinfektion zur Verfügung. 34 von ihnen gehörten zu der von EINARSSON und GRIMBY *[2]* vorher untersuchten Gruppe mit verschiedenen Behinderungsgraden. 25 der Probanden gehörten zu einer Gruppe, die von ERNSTOFF et al. *[3]* untersucht worden war, wobei das Kriterium für die Einteilung die Fähigkeit des Laufens ohne oder mit Krücken bzw. Stöcken war. Die Personen der ersten Gruppe wurden über das Krankenhaus-Register der mit Polio diagnostizierten Patienten ausgewählt, während sich die zweite aus Patienten zusammensetzte, die sich auf Annoncen in Zeitungen oder über Patientenorganisationen gemeldet hatten. Insgesamt repräsentierten die Patienten ein typisches Spektrum von Polio-Betroffenen. 55% erfüllten die Kriterien für das Vorliegen eines Post-Polio-Syndroms. 66% wurden als instabil eingestuft (neue oder zunehmende Schwäche vor oder während der Verlaufsstudie) oder hatten schwere bilaterale Muskelatrophie (Kraftmessungen liegen nicht vor). Patienten, die nicht über neue Muskelschwäche klagten oder keine Muskelschwäche in den Polio betroffenen Muskeln insgesamt hatten, wurden als stabil bezeichnet.

Methoden

Die Patienten wurden über ihre Polio-Vorgeschichte, klinische Symptome im Zusammenhang mit Polio und andere gesundheitliche Probleme befragt. Die Muskelkraft wurde mit einem Cybex- oder Kin-Com-Dynamometer an Hand der Kniestreckung und -beugung bei einer isometrischen Kontraktion des Kniegelenks um 60° und bei isokinetischen konzentrischen und exzentrischen Aktionen unter verschiedenen Geschwindigkeiten gemessen *[4]*.
Für die Befragung nach persönlichen ADL-Aktivitäten wurde der ADL-Index nach KATZ *[12]* verwendet, ferner der Fragebogen nach dem funktionellen Status (FSQ) *[11]* für persönliche und instrumentelle ADL-Aktivitäten und Probleme, die sich auf die mentale Gesundheit und soziale Probleme bezogen. Außerdem wurde die WHO-Handikap-Klassifikation der *International Classification of Impairments, Disabilities and Handicaps* (ICIDH) herangezogen *[10]*. Das „Nottingham Health Profile" (NHP) *[9]* diente als Instrument zur Ermittlung der „gesundheits-abhängigen Lebensqualität". Eine Zusammenstellung der verschiedenen Instrumentarien findet sich in Tabelle 1. Bei der Verlaufsstudie konnten nicht immer alle diese Instrumentarien angewendet werden.
Statistische Auswertungen wurden mit nichtparametrischen Analysen nach *Mann-Whitney* für beide Gruppen und für individuelle Vergleiche vorgenommen.

Tabelle 1
Zusammenfassung des Inhaltes der Befragungsinstrumentarien

	Anzahl	Schwerpunkte	Bewer-tungs-grade	Art der Ein-schätzung	Befragung
ADL nach KATZ	6	individuelle ADL	2	Abhängigkeit	durch Untersucher
FSQ (s. Text)	34 (+ 6 Einzel-werte)	individuelle und instrumentelle ADL, Wohlbefinden, soziale Aktivitäten und Kontakte, Arbeit	4 oder 6	Grad der Schwierigkeit oder des Auf-tretens von Problemen	Selbst-auskunft
WHO Handi-kap Klassif-kation	5 (6)	Orientierung, Mobilität, körperl. Unabhängigkeit, Beschäftigung, Sozialkontakte	8	Grad der Schwierig-keiten	durch Untersucher
Notting-ham Health Profile	45	Energie, Beweglich-keit, Schmerzen, Schlaf, Emotionen, soziale Isolierung versch. Lebens-bereiche	2	Bestätigung von Vorlagen	Selbst-auskunft

Ergebnisse

Querschnitts-Daten

Zuerst sollen die Ergebnisse aus der gesamten Gruppe besprochen werden, wobei es um Vergleiche zwischen den instabilen und stabilen Patienten geht. Schwierigkeiten bei den persönlichen ADL waren nicht so häufig (10%). Sie traten nur bei Personen mit neuen Schwächesymptomen auf (s. auch die FSQ-Daten in Tab. 2). Die instrumentellen ADL (Mobilität) waren stärker betroffen, während die mentale Gesundheit und die sozialen Beziehungen sich nur als wenig beeinträchtigt erwiesen. 80% der Befragten gingen noch einer Arbeit nach, wobei die Arbeitsleistung nur bei wenigen reduziert war. Das betraf verkürzte Arbeitszeit, Anpassung des Arbeitsplatzes oder verschiedene Begrenzungen in der Arbeitsfähigkeit und -verrichtung. Die instabilen Patienten hatten signifikant niedrigere Leistungen

Tabelle 2
Vergleich zwischen stabilen und instabilen Polio-Betroffenen

	stabil (n = 20)		instabil (n = 39)		
	Mittel-wert	Bereich	Mittel-wert	Bereich	p
FSQ-Punkte *					
individuelle ADL	100	9–100	89	0–100	< 0,001
instrument. ADL	76	24–100	45	10– 95	< 0,001
geistige Gesundheit	84	52–100	80	48–100	ns
soziale Aktivität	100	44–100	78	11–100	< 0,05
Qualität der soz.					
Kontakte	86	56–100	92	48–100	ns
Arbeit **	100	83–100	88	17–100	< 0,001
WHO Handikap ***					
Orientierung	1	0–1	1	0–3	ns
Unabhängigkeit	0	0–4	0	0–7	ns
Mobilität	0	0–5	3	0–5	< 0,001
Beschäftigung	0	0–5	4	0–7	< 0,001
soziale Integration	0	0–3	2	0–6	< 0,01
Nottingh. Health Profile +					
Energie	0	0–63	24	0–110	< 0,01
Mobilität	0	0–72	38	0–100	< 0,001
Schmerzen	0	0–48	19	0– 82	< 0,001
Schlaf	0	0–75	16	0– 88	ns
emotionelle Reaktionen	0	0–68	8	0– 60	< 0,05
soziale Isolierung	0	0–64	0	0– 25	ns

* Beim FSQ bedeutet 0 am stärksten betroffen, 100 nicht betroffen.
** Anzahl der stabilen und instabilen Patienten jeweils 18.
*** nach der WHO Klassifikation bedeutet 0 kein Handikap, 8 ist der höchste Wert.
+ Beim Nottingham Health Profile bedeutet 0 nicht beeinflußt, 100 maximal betroffen.
ns = nicht signifikant.

als die stabilen in allen Punkten des FSQ, außer bei der mentalen Gesundheit und in der Qualität ihrer sozialen Beziehungen (Tab. 2).
Bei der Klassifikation nach dem Handikap-Grad unter Anwendung der WHO-Kriterien zeigte sich gewöhnlich ein geringer Grad bei der Orientierung, der physischen Abhängigkeit und der sozialen Kontakte (entsprechende Mittelwerte 1, 0 bzw. 2), aber ein höherer Grad bei der Mobilität (Mittelwert 3). Die instabilen Probanden hatten einen signifikant

höheren Handikap-Grad bei der Mobilität, der Beschäftigung und bei sozialen Beziehungen als die stabilen (Tab. 2).

Die Bewertung nach dem *Nottingham Health Profile* zeigte keine oder nur leichte Probleme in den verschiedenen Bereichen, mit einem Mittelwert < 0 nur bei der physikalischen Mobilität (ein Wert von 30 bei einem Maximum von 100 galt als am stärksten betroffen), wobei es große individuelle Schwankungen gab. Die instabilen Patienten hatten geringere Punktwerte als die stabilen, was Energie, physikalische Mobilität, Schmerzen und emotionelle Reaktionen betraf (Tab. 2). Probleme in verschiedenen Bereichen des Alltags wurden mit dem Teil II des NHP ermittelt. Auch diese traten bei den instabilen Patienten häufiger als in der stabilen Gruppe auf und betrafen Aktivitäten im Haushalt, soziale Kontakte, Aktivitäten bei Erholung und Urlaub. Somit waren alle Bereiche außer dem Familienleben betroffen (Tab. 3).

Tabelle 3
Patienten mit Problemen nach der Bewertung mit dem Nottingham Health Profil II

	stabile (n = 20)	instabile (n = 34)	p
Aktivitäten im Haushalt	4	24	< 0,01
soziale Kontakte	1	14	< 0,05
Familienleben	0	6	ns
Erholungsaktivitäten	1	16	< 0,05
Ferien	5	21	< 0,05

ns = nicht signifikant

Die Muskelkraft von 20 getesteten stabilen Probanden bei isometrischen Kniestreckungen (Winkel von 60°) betrug nur 60% (Standardabweichung 25) der Normalwerte und 34% (Standardabweichung 20) bei 25 untersuchten instabilen Patienten ($p < 0,001$). Die entsprechenden Werte für die isokinetische Kniestreckung bei 60°/s Winkelgeschwindigkeit waren 63% (Standardabweichung 27) bei der stabilen und 36% (Standardabweichung 21) bei der instabilen Gruppe ($p < 0,01$). Somit wies die Gruppe, bei der neue oder zunehmende Muskelschwäche vorlag (instabile), auch objektiv eine geringere Muskelkraft als die stabile Gruppe auf.

Verlaufsstudie über 4–5 Jahre

Während der Zeit der Verlaufsstudie nahm die Muskelkraft (konzentrische Kniestreckung mit einer Winkelgeschwindigkeit von 60°/s) bei 44 getesteten Probanden im Durchschnitt um 9% ab ($p < 0,01$) und von 53 auf 48%

der Kontrollwerte. Ähnlich verhielt es sich bei den Werten der Knie-streckungs-Kraft. Wenn die Patienten in stabile und instabile unterteilt wurden, zeigte nur die instabile Gruppe signifikante Verluste an Kraft, jedoch nicht die stabile (5% bzw. 16%). Somit kann die subjektive Wahr-nehmung eines weitergehenden Kraftverlustes auch objektiv durch Mes-sungen mit dem Dynamometer bestätigt werden.

Nur bei 2 Betroffenen (von 59) entwickelte sich eine Abhängigkeit bei den persönlichen ADL. Als Beispiel sei die Zunahme der Mobilitätsein-schränkungen genannt. Die Zahl der Rollstuhl-Fahrer stieg von 7 bei der ersten Untersuchung auf 13 bei der zweiten. Außerdem war die Benutzung von öffentlichen Verkehrsmitteln in diesem Zeitraum deutlich schwieriger geworden. 37% der Untersuchten gaben solche Probleme bei der ersten Befragung. Bei der zweiten warten es 49%.

Alle Handikap-Kategorien nach der WHO-Klassifiaktion zeigten ein leich-tes, aber signifikantes Ansteigen während der Verlaufsstudie (p < 0,05–0,01). Wenn die Patienten wieder in solche mit und ohne neue oder zu-nehmende Symptome unterteilt wurden, war nur bei der ersteren Gruppe dieses Ansteigen signifikant (p < 0,05–0,001).

Allgemeine Schlußfolgerungen

Wie in den Kapiteln dieses Bandes diskutiert wird, gibt es verschiedene Er-klärungen für die neuen gesundheitlichen Probleme (z. B. erhöhte Müdig-keit, neue oder zunehmende Schwäche, Schmerzen in Muskeln und Gelen-ken und Atmungsprobleme) bei Post-Polio-Patienten. Aus den verfügbaren Informationen ist es schwierig, im Einzelnen Beziehungen zwischen Leistungsminderungen, funktionellen Einschränkungen und Behinderun-gen zu analysieren, die zu den verschiedenen Handikap-Stufen führen. Behinderungen bei dieser Gruppe von Patienten hängen aber häufig mit Mobilitätsaktivitäten zusammen, da die Muskeln der Beine häufiger betroffen sind *[13, 17]*. Die Muskelfunktion wurde deshalb speziell unter-sucht und die Polio-Betroffenen für eine Analyse in stabile (keine neue Schwäche) und instabile (neue oder zugenommene Schwäche, einschließ-lich bereits vorliegender schwerer Muskelatrophie) Gruppen unterteilt. Die Ursachen für die Reduktion von Muskelkraft und -funktion können unter-schiedlich sein (siehe das Kap. 4 von STÅLBERG und GRIMBY). Es gibt eindeutige Hinweise auf ablaufende Remodellierungs-Prozesse in den von Polio betroffenen Muskeln, mit Denervation-Reinnervation und Veränder-ungen in der Größe der Muskelfasern *[1, 6]*, die zu einer Reduzierung der Muskelfunktion bei manchen Patienten führen. Die Muskelkraft kann auch sekundär als Konsequenz geringerer physischer Aktivität reduziert sein, die aber ihrerseits durch die zurückgegangene Muskelkraft und -ausdauer, allgemeine Müdigkeit und andere Ursachen oder Schmerzen hervorgerufen wird. Somit unterliegen die Polio-Betroffenen einem Circulus vitiosus, der einen wachsenden Behinderungsgrad zur Folge hat.

Nicht alle Veränderungen der Beeinträchtigung, selbst die mit funktionellen Einschränkungen, müssen zwangsläufig zu einer Reduktion der Fähigkeiten führen, verschiedene Aktivitäten des täglichen Lebens (ADL) zu leisten (Grad der Behinderung) und zu einem Handikap. Bei der in unserer Klinik untersuchten Patientengruppe wurden Veränderungen der Behinderung während einer Verlaufsstudie beobachtet, allerdings in begrenztem Maß. Der Grad des Handikaps nach der WHO-Klassifikation, obwohl allgemein niedrig, nahm bei allen Kategorien zu. Von Interesse ist die Beobachtung, daß dieser Anstieg nur für die Patienten signifikant war, welche neue oder zunehmende Muskelschwäche wahrgenommen hatten, jedoch nicht für die ohne einen solchen Befund, was die Signifikanz der klinischen Symptome und der Abnahme der Funktionen in verschiedenen Bereichen des täglichen Lebens unterstreicht.

Zunehmende Beeinträchtigungen und funktionelle Beschränkungen können zu einem wahrnehmbaren Ansteigen der Behinderung führen, aber nur bis zu einem gewissen Maß. Die Funktion muß erst bis unter eine Schwelle zurückgehen, bis die Fähigkeit für bestimmte Aktivitäten reduziert wird. Weiterhin macht es die Strategie der Patienten, die Grenzen der eigenen Fähigkeiten zu überwinden und die Wahrnehmung neuer Schwierigkeiten herunterzuspielen *[7]*, schwierig, die Zusammenhänge zwischen Beeinträchtigung, Behinderung und Handikap zu bestimmen. Die Beziehungen zwischen Beeinträchtigung oder Funktionsbeschränkung einerseits und andererseits der Fähigkeit, verschiedene Aktivitäten zu leisten, die eben diesen Typ von Funktion erfordern, werden hypothetisch als schrittweise angenommen. Die Funktion muß erst bis zu einem gewissen neuen Maß reduziert sein, ehe die Fähigkeit zur Leistung spezifischer Anforderungen aufgehoben wird, obwohl zunehmende Schwierigkeiten eigentlich schon früher aufgefallen sind. Bei dieser Gruppe von Patienten kann das jedoch häufig vernachlässigt werden. Von einem bestimmten Schwellenwert an ist die Fähigkeit für eine spezifische Aktivität aufgehoben, oder umgekehrt, muß ein Funktionsniveau vorliegen (z. B. minimale Muskelkraft oder Beweglichkeit eines Gelenks), das eine bestimmte Aktivität (z. B. Treppensteigen) ermöglicht. Das Verhältnis zwischen Funktion und Fähigkeit für eine solche Aktivität kann sich auch durch allmähliche Anpassung der Umgebung verändern, d. h. neuer oder häufigerer Gebrauch von Gehhilfen zum Laufen oder Handgeländer und Haltegriffe im Bad. So kann die Unabhängigkeit erhalten werden, trotz eines zunehmenden Grades von Beeinträchtigungen und funktioneller Beschränkungen.

Die Post-Polio-Situation stellt ein typisches Beispiel für sekundäre Beeinträchtigungen dar, so wie eine neue Muskelschwäche und -erschöpfung, die zusätzlich zur ursprünglichen Behinderung zu sekundären Behinderungen führt *[15, 18]*. Hier besteht Bedarf für eine multidisziplinäre Unterstützung, da diese neuen Bedingungen sich in den meisten Lebensbereichen störend auswirken. Durch die früheren Bewältigungsstrategien, mit funktionellen Einschränkungen fertig zu werden, vermögen die Post-Polio-Betroffenen die Konsequenzen ihrer reduzierten Funktion nicht zu erkennen und zu akzeptieren und sind deshalb zu neuen Strategien und Lösungen weniger bereit *[7]*. Als Ergebnis kommt es bei einige von ihnen zu spezifischen Besorgnissen und einem geminderten Wohlbefinden. Es ist wichtig daran zu erinnern, daß die Bewältigung der neuen gesundheitlichen Probleme und die Anpassung der Umwelt dynamische Prozesse sind. Der Anstoß für Wohlsein, eine gesundheits-bezogene Lebensqualität und den Grad des Handikaps, über die in Querschnittsuntersuchungen berichtet wird, sollten deshalb als zeitlich begrenzte Muster von Information betrachtet werden.

Beim Vergleich stabiler und instabiler Polio-Patienten ist der Hinweis wichtig, daß das Ausmaß der neuen Schwäche bei den instabilen viel ausgeprägter ist, nicht nur wegen der Dimensionen, die mit der körperlichen Funktion zusammen hängen, sondern auch, allerdings in einem geringeren Grad, in Bezug auf sozial-bezogene Dimensionen (mit Ausnahme des Familienlebens). Der Einfluß auf die mentale Gesundheit ist im allgemeinen jedoch gering und unterscheidet sich bei beiden Gruppen nicht signifikant. So berichten Post-Polio-Betroffene trotz aller angeführten und diskutierten Bewältigungsprobleme und Risiken für ein reduziertes Wohlbefinden, selten über Probleme im mentalen und emotionellen Bereich.

Die verschiedenen Instrumentarien, die wir in unserer Studie verwendeten, sollten nur als Beispiele betrachtet werden, die Möglichkeit der Kombination von Befunden über Veränderungen in der Funktion, der Unabhängigkeit und bei Schwierigkeiten im Alltag, im Wohlbefinden und bei der gesundheits-abhängigen Lebensqualität herauszufinden, um eine umfassendere Beschreibung der Patientenprobleme anschaulich zu machen. Da die meisten Probleme bei der Mehrzahl der Polio-Patienten außerhalb der persönlichen ADL liegen, bietet der ADL-Index nach KATZ im allgemeinen wenig Information. Der FSQ beschreibt die in den verschiedenen Bereichen empfundenen Schwierigkeiten und kann als Screening-Instrument benutzt werden. Darüber hinaus liefert er Daten über die mentale Gesundheit und über soziale Beziehungen. Die WHO-Klassifikation ist weniger ein Instrument, sondern dient eher der Taxonomie. Bei ihr gibt es auch konzeptionelle Probleme bei einigen Kategorien (z. B. sind physische Unabhängigkeit und Mobilität nicht klar von Behinderung zu unterscheiden). Im Gegensatz zu dem FSQ und dem *Nottingham Health Profile* erfolgt die Bewertung durch den Untersuchenden. Das *Nottingham Health Profile* ist ein kurzes Instrumentarium, das sich auch mit „gesundheitsabhängigen Lebensqualitäten" befaßt und Unterschiede mit Auswirkungen auf verschiedene Dimensionen bei Patienten mit und ohne neue Symptome

demonstrieren kann. Es kann sich bei weiteren Verlaufsstudien sicher als
sehr nützlich erweisen. Es gibt auch andere Instrumentarien, welche den
Grad der Abhängigkeit nicht nur in den persönlichen sondern auch in den
instrumentellen Alltagsaktivitäten beschreiben. Es sei in diesem Zusammenhang auf ein aktuelles Buch von WADE verwiesen *[16]*.
Die Wichtigkeit eines breiteren Herangehens bei Querschnitts- wie bei
Verlaufsstudien im Falle chronischer Bedingungen mit sekundären Behinderungen soll ausdrücklich betont werden. Die ausgewählten Methoden
können nach den früheren Erfahrungen des Interviewers oder Klinikers
gewählt werden und hängen von der Patienten-Population ab. Bei der klinischen Arbeit sollte eine sorgfältige und individuelle Analyse über die Situation des Patienten in Bezug auf seine Behinderung erfolgen, wobei auch
Aspekte der Umgebung einzubeziehen sind, auch wenn die Behandlungsmethode hauptsächlich auf den Grad der Beeinträchtigung abgestimmt ist.
Wenn der Behinderungsbereich nicht primär zu ermitteln ist, kann der
Kliniker die Behandlung auf die Beeinträchtigung oder funktionelle Beschränkung begrenzen, d. h. auf Mobilitätstraining bei einem Patienten, der
vor allem Probleme beim Treppensteigen hat. Jedoch gibt es keine große
Auswirkung auf die allgemeine Behinderung, wenn die Notwendigkeit des
Treppensteigens nicht prinzipiell beseitigt wird. Die Ziele der Patienten und
seiner Bewältigungsstrategie und Kapazität sollten stets einen wichtigen
Bestandteil bei der Planung von Behandlungen darstellen.

Literatur

1. EINARSSON, G., GRIMBY, G., STÅLBERG, E.: Electromyography and morphological functional compensation in late poliomyelitis. Muscle Nerve **13** (1991),
165–171.

2. EINARSSON, G., GRIMBY, G.: Disability and handicap in late poliomyelitis.
Scand. J. Rehabil. Med. **22** (1990), 113–121.

3. ERNSTOFF, B., WETTERQVIST, H., KVIST, H., GRIMBY, G.: The effects of
endurance training on individuals with post-poliomyelitis. Arch. Phys. Med.
Rehabil. (in Druck).

4. GRIMBY, G., EINARSSON, G., HEDBERG, M., ANIANSSON, A.: Muscle adaptive
changes in post-polio subjects. Scand. J. Med. Rehabil. **21** (1989), 19–26.

5. GRIMBY, G., FINNSTAM, J., JETTE, A.: On the application of the WHO-
handicap classification in rehabilitation. Scand. J. Med. Rehabil. **20** (1988),
93–98.

6. GRIMBY, G., STÅLBERG, E., EINARSSON, G.: Muscle functional compensation
of late polio. Arch. Phys. Med. Rehabil. **73** (1992), 1000.

7. GRIMBY, G., THORÉN-JÖNSSON, A.-L.: Disability in late polio. Phys. Ther. **74**
(1994), 415–424.

8. HALSTEAD, L. S., ROSSI, C. D.: Post-polio syndrome: Clinical experience with
132 consecutive outpatients. Birth Defects **23**, 4, (1987), 13–16.

9. HUNT, S. M., McKENNA, S. J.: A quantitative approach to perceived health
status: A validation study. J. Epidemiol. Commun. Health **34** (1980), 281–286.

10. International Classification of Impairments, Disabilities and Handicaps: A Manual of Classification Relating to the Consequences of Disease. Geneva, World Health Organization, 1980.

11. JETTE, A. M., DAVIES, A. R., CLEARY, P. D. et al.: The Functional Status Questionnaire: Reliability and validity when used in primary care. J. Gen. Intern. Med. **1** (1986), 143–149.

12. KATZ, S., FORD, A. B., MOSKOWITZ, R. W. et al.: Studies of illness in the aged: The index of ADL: A standardized measure of biological and psychosocial function. JAMA **185** (1963), 914–110.

13. LONNBERG, F.: Post-polio sequelae in Denmark: Presentation and results of a nationwide survey of 3607 polio survivors. Scand. J. Rehabil. Med. Suppl. **28** (1993), 1–32.

14. NAGY, S. Z.: Disability Concepts Revisited: Implications for Prevention. In POPE, A. M., TARLOW, A. R. (Hrsg.): Disability in America. National Academic Press, Washington (1991), S. 307–327.

15. POPE, A. M., TARLOW, A. R.: Prevention of Secondary Disabilities. In POPE, A. M., TARLOW, A. R. (Hrsg.): Disability in America. National Academic Press, Washington (1991), S. 214–241.

16. WADE, D. T.: Measurement in Neurological Rehabilitation. Oxford University Press, Oxford (1992).

17. WESTBROOK, M. T.: A survey of post-poliomyelitis sequelae: Manifestations, effects on people's lives and responses to treatment. Austr. Physiother. **37** (1991), 89–102.

18. WESTBROOK, M. T., McDOWELL, L. M.: Coping with a secondary disability: Implications of the late effects of poliomyelitis for occupational therapists. Austr. Occup. Ther. J. **38** (1991), 83–91.

13 Psychosoziale Probleme und Post-Polio: Ein Literaturüberblick der letzten 13 Jahre

Janet M. Liechty

In den letzten 10 Jahren ist es zu einer Ausweitung des öffentlichen Interesses, der professionellen Literatur und der Forschung über die Poliomyelitis und ihre Spätfolgen gekommen. Trotzdem gibt es auf diesem Gebiet noch zahlreiche unbeantwortete Fragen. Zu den aktuellen Forschungsaufgaben gehört auch die Beschreibung der psychosozialen Probleme, denen sich Patienten mit einer Polio-Vorgeschichte gegenübersehen und deren Beziehungen – wenn diese überhaupt existieren – zu den verschiedenen körperlichen Symptomen. Die Aufgabe wurde schon im ersten Symposium über Post-Polio, das 1984 in Warm Springs, Georgia stattfand [45], gestellt, doch die Bemühungen zur Beantwortung dieser Frage setzen sich bis heute fort.

Nachdem sich die Untersuchung der Poliomyelitis-Spätfolgen nun in ihre zweite Dekade bewegt, brauchen wir eine Bewertung der bisher geleisteten Arbeit, die sich mit der Beschreibung und dem Verständnis der psychosozialen Belange von Patienten mit einer Poliomyelitis beschäftigt hat. Was ist empirisch bekannt? Wie läßt sich klären, was von unserem Wissen nur hypothetisch oder was zu verallgemeinern ist? Welche Lücken gibt es in unseren Erkenntnissen? Welche Fragen haben wir mit sorgfältiger Forschung zu beantworten versucht? Welche Fragen sind weiter zu verfolgen? Sind die Forschungen so koordiniert abgelaufen, daß ihre Ergebnisse jetzt eine gute Grundlage für unser Wissen bilden oder bestehen keine Bezüge und die Fragen waren willkürlich? Und schließlich, welchen Wert hat die vorliegende Literatur für die Patienten und die Ärzte?

Solche Fragen waren Anlaß zu einer kritischen Sichtung der professionellen Literatur aus den Jahren 1980–1993, die sich mit psychosozialen Problemen von Poliomyelitis und Post-Polio-Syndrom befaßt. Das Ziel dieses Kapitels ist
- die Publikationen in psychosoziologischen Zeitschriften über diese Personengruppe zu erfassen und zu kategorisieren;
- die wesentlichen Befunde und Erklärungen aus diesen Veröffentlichungen zusammenzufassen;
- die Trends, die Stärken und die Schwächen der psychosoziologischen Literatur zu diskutieren und
- Vorschläge für weitere psychosoziologische Forschungen zu machen.

Methodik der Literaturrecherchen

In drei computerisierten Datenbanken (MEDLINE, PSYCHLIT und SOCIOFILE) wurde nach relevanten Veröffentlichungen über Polio in wissenschaftlichen Zeitschriften im Zeitraum zwischen 1980 und Dezember 1993 recherchiert. Artikel wurden als relevant eingeschätzt, wenn aus ihren Titeln oder Zusammenfassungen soziale, emotionale oder psychologische Bezüge hervorgingen und es sich bei den Untersuchungsobjekten um Menschen mit einer Polio-Anamnese handelte. Ausgeschlossen wurden fremdsprachige Publikationen, spezielle epidemiologische Studien (z. B. über Impfprobleme) und Untersuchungen, in denen Polio-Betroffene weniger als 50% einer undifferenzierten allgemeinen Behinderten-Population ausmachten.

Relevante Veröffentlichungen wurden durch Recherchen unter Verwendung der in Tabelle 1 aufgeführten Schlagworte und durch Berücksichtigung der On-line-Zusammenfassungen identifiziert. Einige Artikel wurden aus mehr informellen Gründen berücksichtigt. Unter Nutzung dreier lokaler medizinischer Bibliotheken, einer Universitäts-Bibliothek und eines Fernleihdienstes, der zwischen den Bibliotheken bestand, konnten dann 50% der Publikationen beschafft werden. Von diesen 56 waren 43 als für das Projekt geeignet, 11 wurden ausgeschlossen, da sich ein psychosozialer Inhalt nur auf 3 Sätze bezog und 2 wurden deshalb nicht einbezogen, da ihr Inhalt rein methodologischer Art war.

Tabelle 1
Schlagworte für die Recherchen in Literatur-Datenbanken

Polio*	Stress
Psycholog*	Adaptation
Social	Psychoscial
Emotion*	Post-Polio
Behavior*	Not immunization
Family	Not vaccine

* = Suche nach allen möglichen Endungen eines gegebenen Wortes

Ergebnisse

Die 43 in die Auswertung einbezogenen Veröffentlichungen stammen von Autoren aus den verschiedensten Fachgebieten, wozu Sozialarbeiter, Psychologen, Ärzte, Krankenschwestern, Physio- und Arbeitstherapeuten sowie ein Schriftsteller gehören. Die Artikel wurden in 2 Hauptkategorien unterteilt, forschungsrelevante und solche, die keine Beziehungen zu For-

Tabelle 2
Klassifikation der rezensierten Publikationen

Arbeiten, die sich mit Forschungsfragen beschäftigen (n = 20)	
psychologische, emotionale, Verhaltensaspekte von Poliobetroffenen (n = 7)	BERRLY et al. 1991 *[1]*
	BRUNO & FRICK 1987 *[3]*
	CONRADY 1989 *[6]*
	FREIDENBERG 1989 *[14]*
	NGUWA 1985 *[31]*
	PEACH & OLEJNIK 1991 *[34]*
	TATE et al. 1993 *[43]*
Fallstudien	HAMMOND 1991 *[22]*
Ethnographische (soziokulturelle, historische, politische, biographische) Fragen (n = 4)	FISCHER 1989 *[10]*
	KAUFERT & LOCKER 1990 *[24]*
	LOCKER et al. 1987 *[28]*
	SCHEER & LUBORSKY 1991 *[36]*
Epidemiologische, soziale, demographische Fragen (n = 8)	EINARSSON & GRIMBY 1990 *[9]*
	FOSTER et al. 1993 *[12]*
	HALSTEAD et al. 1985 *[21]*
	OWEN 1985 *[32]*
	SHAAR & MCCARTHY 1992 *[37]*
	SPEIER et al. 1987 *[40]*
	WINDEBANK et al. 1987 *[47]*
	WINDEBANK et al. 1991 *[48]*
Publikationen ohne Forschungsrelevanz (n = 23)	
Klinische Beobachtungen oder Eindrücke (n = 7)	BRUNO & FRICK 1991 *[2]*
	BRUNO et al. 1991 *[4]*
	FREEDMAN 1981 *[13]*
	FRICK 1985 *[15]*
	FRICK & BRUNO 1986 *[16]*
	KOHL 1987 *[26]*
	MAYNARD & ROLLER 1991 *[29]*
Patientenaussagen (n = 4)	BYRNE et al. 1982 *[5]*
	HEISLER 1984 *[23]*
	Post-Polio Network 1991 *[35]*
	SMITH 1989 *[39]*
Übersichten zur Rehabilitation (n = 10)	CURRIE et al. 1993 *[7]*
	DEAN 1991 *[8]*
	FRUSTACE 1988 *[29]*
	HALSTEAD 1988 *[20]*
	HALSTEAD 1991 *[18]*
	TWIST & MA 1986 *[44]*
	WILLIAMS & DOUGLAS 1986 *[46]*
	WINTERS 1991 *[49]*
	YOUNG 1989 *[51]*
	YOUNG 1991 *[50]*
Zeitungsartikel (n = 2)	SMITH 1989 *[38]*
	SWAN 1984 *[42]*

schungen hatten. Die erste Gruppe wurde nach der Art der Forschungen unterteilt, die zweite nach dem Inhalt der Arbeiten (Tab. 2). Der folgende Abschnitt faßt die wesentlichen Ergebnisse der Kategorie Forschungsergebnisse und der ersten Untergruppe im Besonderen zusammen.

Artikel über Forschungsarbeiten

Psychologische, emotionale und Verhaltensaspekte bei Polio-Betroffenen

Diese Untergruppe besteht aus sieben Publikationen, die über Forschungen mit einer definierten Methodologie berichten. Die Arbeiten beziehen sich auf emotionale, psychologische und Verhaltensaspekte nach Poliomyelitis und werden durch Standardmessungen, -instrumente und -methoden dokumentiert. Im vergangenen Jahrzehnt sind verschiedene psychosoziale Bereiche untersucht worden. Dazu gehören Depressionen *[1, 6, 14, 43]*, Persönlichkeit *[14, 48]*, allgemeine emotionale und psychosoziale Funktionsweisen *[6]*, neuropsychologische Funktionsweisen *[14]*, das Typ A-Verhaltensmuster *[3]*, Selbstverständnis und Verhalten gegenüber anderen Behinderten-Gruppen *[31]* und die Bereitschaft, den Behandlungsempfehlungen einer Post-Polio-Klinik zu folgen *[34]*.

Untersuchungen über **Depressionen** kamen zu nicht übereinstimmenden Ergebnissen. Drei der Studien ergaben, daß sich bei Polio-Betroffenen Depressionen entwickeln können, in einer wurde das verneint. Der Vergleich der statistischen Ergebnisse der jeweiligen Studien wird aber durch verschiedene Faktoren begrenzt. Dazu gehören unterschiedliche psychometrische Tests zur Messung, die Verwendung verschiedener Richtwerte für die Depression, wenn derselbe Test in unterschiedlichen Studien eingesetzt wurde, das Fehlen einer einheitlichen Darstellung der statistischen Daten sowie das Fehlen einer einheitlichen Definition der untersuchten Populationen (einige beziehen alle Polio-Betroffenen ein und andere nur die mit Post-Polio-Symptomen). Der Vergleich der Befunde wird weiterhin durch die breite Variation in der Qualität des methodischen Vorgehens erschwert (z. B. Probengröße, Probenmethode, Validität).

Depression wurde von BERLLY und Mitarb. *[1]* bei 23% von 86 Polio-Betroffenen mit einem Wert von >14 gefunden, wobei die Autoren den BECK-Depression-Inventory-Test (BDI) einsetzten. In einer anderen Studie wurden nur mittlere BDI-Werte von 11,5 bei Patienten mit PPS (n = 13) gefunden und Werte von 12,1 bei Polio-Patienten ohne PPS (n = 12) *[14]*. Diese beiden Gruppen von Autoren interpretieren die BDI-Werte unterschiedlich und berichten über verschiedene Ergebnisse, was einen sinnvollen Vergleich der Ergebnisse beider Gruppen erschwert.

CONRADY et al. fanden unter Verwendung einer anderen Methode (Symptom Checklist 90 Revised = SCL-90R), daß die Depressionswerte bei Patienten mit einer Polio-Anamnese (n = 93) erhöht waren *[6]*. TATE et al. benutzten die „Brief Symptom Inventory"-Methode (BSI), um Depression und psychologische Störungen zu ermitteln und fanden, daß sich die BSI-Werte bei ihren 116 untersuchten Polio-Patienten im Normalbereich bewegten *[43]*. Diese Autoren berichteten aber auch, daß Patienten mit Depressions-Symptomen über erhöhte Schmerzen, schlechteren gesundheitlichen Zustand, weniger Zufriedenheit mit Leben und Arbeit und schlechtere Bewältigung ihrer Probleme klagten. Im Gegensatz dazu wurde in den Studien von FREIDENBERG et al. *[14]* und CONRADY et al. *[6]* festgestellt, daß die Depressionswerte nicht mit der Polio-Symptomatologie bzw. dem Grad der körperliche Behinderung korrelierten. Diese Dikrepanzen können auf methodologischen Unterschieden beruhen, je nachdem ob eine objektive oder eine phänomenologische Bewertung der Symptome und Störungen innerhalb der Studie eingesetzt wurde.

CONRADY et al. lieferten in ihrer Diskussion über die Schwierigkeiten, Depression unabhängig von einem medizinischen Zustand zu diagnostizieren, einen wichtigen Beitrag für das Verständnis von Depression und Poliomyelitis. Wegen der „multiplen Interaktionen von psychobiologischen Determinanten" ist es im allgemeinen nicht möglich, einen kausalen Zusammenhang zwischen Post-Polio und Depression zu ermitteln. Ferner können klinische Symptome einer Depression auch zu den allgemeinen Symptomen von Post-Polio rechnen, wie Schlafstörungen *[11, 41]* oder Müdigkeit *[19, 33]* und können eher eine organische als eine psychologische Ursache haben. Die Bewertung von psychometrischen Testen kann deshalb etwas übertrieben sein.

FREIDENBERG et al. *[14]* bestätigten auch, daß die nach der BDI-Methode am häufigsten gefundenen Symptome mit somatischen Störungen zusammenhängen, welche ihrerseits selbst das Ergebnis von Polio-Spätfolgen sein können. Ähnlich diskutierten BERLLY et al. *[1]* die Problematik, De-pressionen bei Polio-Betroffenen zu diagnostizieren, und sie stellten Kriterien für die Unterscheidung zwischen psychologischer und biologischer Müdigkeit auf, einem Symptom, das Depressionen und Polio-Spätfolgen gemeinsam ist. In der Studie von Tate und Mitarb. wird der Prozentsatz von Depressionen bei der erwachsenen Normalbevölkerung mit 15–30% angegeben und mit den Befunden der Autoren über die Inzidenz von Depressionen und Problemen bei Polio-Betroffenen, der bei 15,8% liegt, verglichen *[43]*. Diese Art des Vergleichs erfordert eine Betrachtung über die Befunde bei Polio-Betroffenen.

Die **Persönlichkeit** wurde mit der Methode des „Minnesota Multiphasic Personality Inventory" (MMPI) untersucht. Zu dieser Kategorie gehört eine Veröffentlichung *[14]*. Zwei andere epidemiologische werden später besprochen *[47, 48]*. Die Arbeitsgruppe von FREIDENBERG fand, daß das

Post-Polio-Syndrom (PPS) nicht signifikant mit Persönlichkeits-Störungen zusammenhing (n =13 mit PPS; n =12 ohne PPS). Die Arbeitsgruppe fand „einen Trend zu höheren Werten auf der MMPI-Skala, die sich auf Introversion bezogen und tieferen Werten in Bezug auf Hypomanie", wobei die Unterschiede aber nicht signifikant waren. Diese wenig aussagefähigen Befunde über einen Zusammenhang zwischen Polio und Persönlichkeitsstörungen sind mit denen von WINDEBANK vereinbar, die im Abschnitt über epidemiologische Forschungen diskutiert werden.

Psychosoziale und emotionale Funktionsweisen insgesamt wurden von CONRADY et al. mit der oben erwähnten Methode der SCL-90R und des „Psychosocial Adjustment to Illness Scale-Self Report" (PAIS-SR) untersucht *[6]*. Die Teilnehmer wurden aus einer klinischen Population (n = 71) und aus zwei Selbsthilfe-Gruppen (n = 22) ausgewählt. Beide Gruppen wurden kombiniert (n = 93). Die Autoren fanden erhöhte SCL-90R-Werte bei somatischen Störungen, Depressionen und Psychosen und erhöhte Werte bei der PAIS-SR-Methode, was Orientierung auf Gesundheitsvorsorge, soziale Umgebung und ausgedehnte Familienbeziehungen betrifft. Daraus wurde die Schlußfolgerung gezogen, daß das auf signifikante psychologische Störungen der untersuchten Patienten mit Polio-Anamnese hinweist.

Die Autoren gestehen aber zu, daß die genannten SCL-90R-Bewertungen erhöht sein können, da diese Einteilung auch physische Symptome von PPS, wie Rücken- und Muskelschmerzen, fehlende Energie und „Angst, daß mit dem eigenen Körper etwas nicht in Ordnung ist", einbezieht. Es fehlt ein Vergleich der nach beiden Methoden gewonnenen Daten zwischen normalen Kontrollen und Polio-Betroffenen. Wie schon erwähnt, korrelieren psychologische Störungen nicht mit dem Schweregrad der ursprüngliche Poliomyelitis, der Zahl der befallenen Gliedmaßen oder der Nutzung von Hilfsmitteln durch Patienten in dieser Studie.

FREIDENBERG et al. untersuchten die **neuropsychologische Funktionsweise**, wobei sie Aufmerksamkeit, psychomotorische Schnelligkeit, Gedächtnis, visuelle Raumwahrnehmung und Bildung von Wortlisten einbezogen *[14]*. Ihre Gruppe bestand aus 30 Polio-Betroffenen, mit und ohne PPS, die Patienten im Ambulatorium einer Polio-Klinik waren. Es wurde gefunden, daß sich die Leistungen insgesamt im Normalbereich bewegten und keine signifikanten Unterschiede zwischen Polio-Patienten mit oder ohne eine PPS-Diagnose bestanden.

BRUNO und FRICK erforschten das Vorherrschen von **Typ-A-Persönlichkeiten** unter den Polio-Betroffenen *[3]*. Diese Auslegung wurde in ihrer Publikation nicht ausdrücklich definiert. Sie benutzten einen 7 oder 10 Punkte umfassenden Fragebogen (in Abhängigkeit von der Beschäftigung) mit Ja/Nein-Fragen, um die Typ A-Muster zu bestimmen. Ihre Kontrollgruppe bestand aus Patienten einer anderen Studie über Herzkrankheiten mit nichtbehinderten Männern, welche alle noch arbeiteten. Die Autoren fanden, daß die Typ-A-Bewertungen in der Polio-Population im Vergleich mit der Kontrollgruppe signifikant höher lagen. Sie stellten auch fest, daß die Typ-A-Bewertungen bei beiden Gruppen dann höher lagen, wenn die Befragten angaben, daß emotionaler Stress ihre körperlichen Symptome verursachte oder verschlechterte und bei Probanden, die unter psychophysiologischen Symptomen (d. h. häufigen Nacken- oder Rückenschmerzen, Muskelverspannungen, Ängstlichkeit, Kopfschmerzen und Schlafproblemen), Muskelschmerzen und Müdigkeit litten.

Da diese interessante Untersuchung häufig in folgenden Studien zitiert und als wissenschaftlicher Baustein für neue Hypothesen herangezogen wird [2, 4, 22], sollte man einige ihrer methodologischen Probleme betrachten. Diese betreffen die Auswahl der Probanden, die Klarheit der Terminologie und das Instrumentarium.

Die Autoren müssen einräumen, daß die Kontrollgruppe nicht mehr existiert und die Beantwortungsrate nicht dokumentiert werden kann. Wie jede Umfrage wird sie durch die Selbstauswahl der Teilnehmer beeinflußt. Sämtliche Daten basieren allein auf Eigeneinschätzungen. Das Übergewicht der Selbstauswahl tritt auch auf einem höheren Niveau der Umfrage auf, da diese per Post an selbst ausgewählte Kliniken und Selbsthilfegruppen in den USA verschickt wurde, wobei zusätzlich jeder Klinik oder Selbsthilfegruppe offensichtlich selbst überlassen blieb, ob und wie der Fragebogen verteilt wurde. Trotzdem ist natürlich eine Beteiligung von 676 Probanden bemerkenswert.

Die Autoren bedienten sich einer Terminologie, die problematisch erscheint. Sie beanspruchten, daß die von ihnen für die Untersuchung ausgewählten psychophysiologischen Symptome pathognomisch oder chronischer Stress sind. Das muß zu Mißverständnissen führen, da „pathognomisch" einen Terminus darstellt, der im allgemeinen für einen Zustand reserviert ist, welcher eindeutig mit anderen Bedingungen verknüpft und nahezu synonym ist. Die Symptome, welche die Autoren heranziehen (d.h. häufige Nacken- oder Rückenschmerzen, Muskelverspannungen, Kopfschmerzen, Schlafstörungen, Ängstlichkeit) sind nicht eindeutig miteinander verknüpft und fast synonym mit chronischem Stress. Um ihre Hypothese, daß „Patienten, die Poliomyelitis hatten ... psychophysiologische Symptome aufweisen, die für chronischen Stress pathognomisch" seien, muß man eine nicht vorhandene Beziehung zwischen den zitierten Symptomen und chronischem Stress akzeptieren, ebenso wie die darin enthaltene Voraussetzung, daß die ausgewählten Symptome in ihrem Ursprung psychophysiologisch sind. Die darin liegende Zweideutigkeit und die erforderliche Vorsicht, die Post-Polio-Symptome einer psychophysiologischen oder biologischen Ätiologie zuzuschreiben, wurden schon diskutiert.

Der Terminus und die Auslegung des Begriffs „Typ A" wird von den Autoren nicht eindeutig definiert, so daß der Leser zu Folgerungen über die unterstellte Bedeutung der Typ A-Verhaltensweise kommen kann, die mit der der Autoren nicht unbedingt übereinstimmen muß. Diese Auslegung erfordert aber eine besonders klare Definition, da ihre Verwendung sich in der populären Kultur und in den Medien stark ausgebreitet und deshalb viel von ihrer akademischen Spezifität verloren hat.

Schließlich war das einzige in dieser Studie verwendete Standardmaß der kurze Typ A-Fragebogen. Keine anderen üblichen Standardbewertungen der physischen Symptomatologie, des emotionellen Stress, der Aktivitäten des täglichen Lebens (ADL) oder des funktionellen Status werden beschrieben, obwohl Daten zu all diesen Bereichen gesammelt wurden und Standard-Bewertungen verfügbar sind. Die Validität und Zuverlässigkeit der nichtstandardisierten Instrumentarien werden nicht diskutiert.

NWUGA untersuchte bei 22 nigerianischen Frauen mit Poliofolgen ihr **Selbstverständnis** und ihre **Verhaltensweisen** gegenüber sieben anderen unterschiedlichen Behindertengruppen und Gruppen von Nichtbehinderten und setzte dazu zwei Methoden ein *[31]*. Er fand, daß Polio-Betroffene (ebenso wie alle anderen körperlich behinderten Personen) sich gegenüber anderen mit derselben Behinderung positiv verhalten und sich lieber mit anderen behinderten Menschen identifizieren als mit Nichtbehinderten. Das ist etwas überraschend, da in der Literatur die Meinung vertreten wird, daß Polio-Betroffene eher als normal gelten möchten *[29]*. Allerdings war die von NWUGA untersuchte Population nigerianisch, so daß kulturelle Unterschiede in den Mustern der Verhaltensweise eine Rolle spielen können. Eine entsprechende Untersuchung bei Polio-Betroffenen in Nordamerika gibt es bisher nicht. Der Grad der Behinderung wurde in der besprochenen Studie als kontrollierbare Variable nicht berücksichtigt.

PEACH und OLEJNIK führten eine Untersuchung über die Auswirkungen der **verhaltensmäßigen Mitarbeit** (compliance) auf den Erfolg von Behand-lungen bei Post-Polio-Symptomen durch *[34]*. Sie unterteilten die Patien-ten in drei Gruppen: zu Mitarbeit bereite, teilweise mitarbeitende und nicht mitarbeitende. Nach ihren Befunden zeigten sich in der ersten Gruppe die besten Erfolge bei Verlaufsstudien mit Besserung oder gar Behebung der körperlichen Symptome und einer verbesserten Muskelfunktion. Bei der zweiten Gruppe waren die Besserungen nicht so häufig wie bei der ersten. Die dritte Gruppe – ohne Compliance – zeigte keine Veränderungen oder sogar Verschlechterungen der Symptome und Muskelfunktionen. Eine schlechte Compliance war zurückzuführen auf

– Versagen, die Symptome auf ihren Ursprung zurückführen zu können;
– Weigerung, empfohlene Orthesen oder Veränderungen des Lebensstiles zu akzeptieren;
– Betrachtung von Orthesen als Mißerfolg;
– Widerstand gegen psychosoziale Unterstützung;
– Übergewicht;
– Faktoren, die sich der individuellen Kontrolle entzogen, wie finanzielle Probleme.

Die Ergebnisse dieser Untersuchung verdeutlichen, daß eine verhaltens-
gemäße Identifikation mit Behandlungsempfehlungen bei Post-Polio die
Besserung der Symptome stark beeinflußt. Leider wird in der Studie nicht
auf Details eingegangen, wie die Compliance-Grade und die Symptom-
Verbesserungen (anders als für die Muskelkraft) objektiv gemessen
wurden. Es ist unbekannt, ob eine Beziehung zwischen psychosozialem
Wohlbefinden und der Wahrscheinlichkeit zur Compliance besteht.

Um diese Untergruppe zusammenzufassen, kann man feststellen, daß das,
was wir wissen, ziemlich bescheiden ist, wenn auch Stereotypen über die
psychosozialen Charakteristika von Patienten mit einer Polio-Anamnese
existieren (z. B. alle Polio-Betroffenen haben durch ihre frühen Polio-
Erfahrungen ein Trauma oder sie weisen eine Typ-A- oder Polio-Persön-
lichkeit auf). Diese Untersuchungen zeigen Folgendes:

a) Es kann eine erhöhte Inzidenz von Depressionen bei Polio-Betroffenen
geben und Polio-Symptome können den Verlauf von Depressionen
präsentieren.

b) Es gibt Beweise für psychologische Erschöpfung in einer Gruppe von
93 Polio-Betroffenen, die mit standardisierten Methoden ermittelt wurden,
und die Testergebnisse können durch Vermengung von Variablen physiologischer Symptome von Post-Polio verfälscht werden.

c) Es gibt keinen Hinweis auf eine signifikante Persönlichkeitsstörung bei
Patienten mit Post-Polio-Symptomen.

d) Polio-Betroffene, die an einer Befragung teilnehmen, empfinden einen
Zusammenhang zwischen Stress und Post-Polio-Symptomen.

e) Eine Compliance mit klinischen Behandlungs-Empfehlungen scheint
die Symptome reduzieren zu können. Es ist nicht die Absicht dieses
Kapitels, die Fülle der stimulierenden Informationen in dieser Gruppe von
Publikationen zu wiederholen, sondern wir hoffen, daß der interessierte
Leser auf die Originalliteratur zurückgreift.

Fallstudie

Eine Fallstudie in dieser Übersicht befaßt sich mit Hypnose zur Behandlung eines Patienten mit Post-Polio-Symptomen und Typ-A-Persönlichkeit
[22]. HAMMOND verwendete 4 Standard-Vor- und Nachteste, um das
Ergebnis der Behandlung zu bewerten, wozu Messungen von Angstge-
fühlen, Ärger, Launen und persönliche Orientierung (z. B. Selbstachtung
und -akzeptanz, Gefühl für eigene Bedürfnisse und Gefühle) gehörten. Die
Ergebnisse der Nachtestungen dieser und anderer selbst-berichteter Variablen waren alle günstig, mit Ausnahme des Zieles der Gewichtsreduktion.
Bei dem behandelten Patienten wirkte sich die Hypnotherapie bei der
Reduzierung von Angst, Stress, Depressionen, Schlaflosigkeit und den

berichteten Gelenk- und Muskelschmerzen positiv aus. Wenn man auch die Befunde aus diesem einen Fall nicht verallgemeinern kann, stellt diese Studie doch einen wichtigen Beitrag für die Literatur dar. Es ist die einzige Publikation, in welcher die Wirksamkeit von psychotherapeutischen Maßnahmen ausgewertet wird.

Ethnographische Untersuchungen

Die 4 Publikationen aus dieser Kategorie betreffen Untersuchungen soziokulturellen oder ethnographischen Inhaltes. Diese Arbeiten befassen sich mit der Bedeutung von ursprünglicher und sekundärer Behinderung für Polio-Betroffene und den Einfluß soziokultureller Faktoren (z. B. technologische Fortschritte) auf deren psychosoziale Anpassung.

SCHEER und LUBORSKY untersuchten unter Verwendung von multiplen Interview-Fallstudien die kulturellen und biographischen Zusammenhänge der Behinderung durch Polio und fanden, daß „Urteile über die gegenwärtigen Behinderungs-Probleme in größeren Zusammenhang mit der persönlichen Identität und der Erfüllung persönlicher Ideale, Werte und Erwartungen stehen" und daß „die Erfahrungen der Behinderung in der vergangenen Lebenszeit weiter für das spätere Leben von Bedeutung sind" *[36]*. Eine Besonderheit dieses Artikels ist die Beschreibung sowohl der positiven wie der negativen Interpretationen der Behinderung durch die Befragten. Es zeigt sich in der Studie, daß die Betroffenen ihre Erfahrungen mit Polio keineswegs einheitlich bewerten. Die Autoren fanden auch, daß die Effektivität und die Anwendung der Bewältigungsmuster zum Teil auf kulturellen und historischen Erfahrungen bei den Einzelnen beruhen. Eine funktionelle Bewältigungsschablone aus einem Lebensabschnitt muß nicht in einem anderen Abschnitt gleichermaßen funktionieren.

Die anderen drei Publikationen aus dieser Kategorie enthalten Untersuchungen über die Erfahrungen von Polio-Betroffenen, die ein Beatmungsgerät benutzen oder benutzt hatten *[10, 24, 28]*. KAUFERT und LOCKER verwendeten Daten aus epidemiologischen Befragungen und multiple Interviews von 10 beatmungsabhängigen Polio-Betroffenen, um die Beziehungen zwischen kulturellen Ideologien, Fortschritten und Einsatz der Technik und den Anpassungsstrategien der Patienten gegenüber ihren Atembeschwerden zu ermitteln *[24]*. Nach ihrem Konzept gibt es bei Polio und Post-Polio fünf Phasen: Akutphase, Rehabilitation, relative Stabilität, Übergangszeit und neue Abhängigkeit von Beatmung. Die Erfahrungen aus jeder Phase wurden und werden durch Kultur, Ideologie und Technologie beeinflußt.

In der akuten Phase werden die dramatischen und heroischen Dimensionen des Überlebens betont. Die primäre psychosoziale Frage, mit der die Betroffenen konfrontiert wurden, war die Unsicherheit des Genesungsgrades. Die zweite Phase wurde stark von der Einstellung zur Rehabilitation, von der Ausdauer ein Ziel zu erreichen, der Unabhängigkeit von Hilfsmitteln und dem Streben nach einer maximalen Erholung beeinflußt. Diese Einstellung begünstigte Selbstvorwürfe, Frustrationen und die Bewertung der Beatmungstechnik als Symbol eines moralischen Versagens. In der Phase der relativen Stabilität (gewöhnlich über 10–15 Jahre) setzt sich vieles aus der Einstellung zur Rehabilitation fort. Die Patienten bewerteten ihre Unabhängigkeit und die minimale Verwendung von technischen Hilfsmitteln sehr hoch, wobei sie an die Maxime glaubten: „Tu es oder Du verlierst es" (Use it or lose it).

In der Übergangsphase traten bei den Betroffenen unerwartet neue Symptome auf, wie Müdigkeit, Energiemangel, Depressionen und Verlust an Willenskraft. KAUFERT und LOCKER berichteten, daß viele Patienten ihre neuen Symptome als Mangel von persönlicher Motivation und Mühe ansahen, was mit der vorherrschenden Ideologie zusammenhing [24]. Diese Phase erzwang eine Veränderung in der Ideologie und der Prioritäten und führte zu einer größeren Aufgeschlossenheit für technische Hilfen. An die Stelle der Betonung der Unabhängigkeit trat die Sorge um die Lebensqualität. Die Gedanken der Betroffenen über die letzte Phase der Abhängigkeit von Atemgeräten beschäftigen sich nun mit der Anpassung an die neue Technologie sowie den Kosten und Nutzen der Abhängigkeit von einer solchen Maschine.

FISCHER faßte die Erfahrungen von 114 Polio-Betroffenen sowie von Patienten mit anderen Diagnosen, die auf ein Heimbeatmungsgerät angewiesen sind, zusammen [10]. Auf dieser Grundlage diskutierte er den erfolgreichen Einsatz dieser Geräte. Er betonte die Beachtung der folgenden Gesichtspunkte: aktive Einbeziehung des Patienten und seiner Familie in den Betreuungsplan, Erziehung und Training, Beratung durch ein interdisziplinäres Team, trainierte Hilfskräfte, falls notwendig, ein Händler, der verfügbare und zugehörige Ausrüstungen vorrätig hat und Hilfspersonen, die rund um die Uhr erreichbar sind.

Epidemiologische Untersuchungen

Zu den 8 Publikationen dieser Untergruppe gehören epidemiologische, soziologische oder demographische Forschungsarbeiten mit Befunden, die mit psychosozialen Belangen zu tun haben. Nur die lezteren sollen hier besprochen werden.

OWEN befragte 188 Polio-Betroffene, die an drei Tagungen über Polio teilgenommen hatten [32]. Er bezog in die klinischen Daten seiner Studie auch „Änderungen des Lebensstiles" und „psychosoziale berufliche Zusammenhänge" ein. Leider sind die Resultate der Befragung über diese Variablen nicht in dem Artikel enthalten. Der Autor schloß auch psychosoziale Empfehlungen ein (Tab. 3).

Tabelle 3
Psychosoziale Behandlungsempfehlungen aus der Literatur

1. Änderung des Verhaltens, um das Typ-A-Verhalten zu reduzieren	BRUNO & FRICK 1991 *[2]*
Änderung des Verhalten, um bessere Komplianz erreichen	KOHL 1987 *[26]*
2. Erziehung	BERLLY et al. 1991 *[1]*
	FISCHER 1989 *[10]*
	FOSTER et al. 1993 *[12]*
	PEACH & OLEJNIK 1991 *[34]*
3. Einbeziehung der Familie in den Behandlungsplan	FISCHER 1989 *[10]*
4. Gruppenpsychotherapie	BRUNO & FRICK 1991 *[2]*
5. Hypnotherapie	HAMMOND 1991 *[22]*
6. Bestimmung der Kraft des Patienten und seiner persönlichen und kulturellen Möglichkeiten, um die Komplianz zu verstärken	SCHEER & LUBORSKY 1991 *[36]*
7. Verbindung zu sozialen und kommunikativen Diensten	FISCHER 1989 *[10]*
	FOSTER et al. 1993*[12]*
	OWEN 1985 *[32]*
8. Positive Verstärkung der Komplianz	PEACH & OLEJNIK 1991 *[34]*
9. Pschosoziale und unterstützende Beratung	FOSTER et al. 1993 *[12]*
	OWEN 1985 *[32]*
Psychologische Einschätzung	CONRADY et al. 1989 *[6]*
Psychotherapie bezüglich dysfunktioneller Überzeugungen, Ängste und unterdrückter Emotionen	BRUNO & FRICK 1991 *[2]*
10. Entspannungstraining	BERLLY et al. 1991 *[1]*
Stressbewältigung	BRUNO & FRICK 1987*[3]*
	BRUNO et al. 1991 *[4]*
11. Suche nach Depressionen	BERLLY et al. 1991 *[1]*
12. Selbsthilfegruppen	FRICK 1985 *[15]*
	FRICK & BRUNO 1986 *[16]*
	NWUGA 1985 *[31]*
	PEACH & OLEJNIK 1991 *[34]*
	SWAN 1984 *[42]*
13. Beibringen wirksamer Bewältigungsstrategien	TATE et al. 1993 *[43]*
14. Therapeutische Erholung	OWEN 1985 *[32]*
15. Berufliche Rehabilitation und rechtliche Unterstützung	OWEN 1985 *[32]*
16. Beratung bei Fragen zur Reduzierung des Körpergewichtes bzw. Ernährungsberatung	PEACH & OLEJNIK 1991 *[34]*

HALSTEAD et al. analysierten die Antworten von 201 Polio-Betroffenen auf eine 1983 durchgeführte Befragung *[21]*. Obwohl das Schwergewicht auf der Sammlung deskriptiver Daten über Post-Polio-Symptome lag, finden sich auch einige Informationen psychosozialen Inhaltes. Etwa 18% der Befragten berichteten über Persönlichkeitsveränderungen und viele klagten über Schwierigkeiten mit ihren Ärzten, daß diese a) ihren Klagen über neue Symptome keinen Glauben schenkten, b) ihre Befürchtungen nicht ernst nahmen und c) ihre Beschwerden gar als neurotisch oder als Simulation abtaten.

WINDEBANK et al. führten eine Befragung bei 276 Polio-Betroffenen im Bezirk Olmstead, Minnesota, mit dem MMPI (s. oben) durch *[47]*. Obwohl die Ergebnisse dieser MMPI-Befragung leider nicht in der Publikation enthalten sind, wies der Autor in den Diskussionsbemerkungen der Tagung (als Anhang enthalten) sowohl darauf hin, daß es keinen Zusammenhang zwischen den MMPI-Bewertungen und der Polio-Symptomatologie gab und daß die MMPI-Ergebnisse im Normbereich lagen, mit Ausnahme von Patienten, die einen Aufenthalt in einem psychiatrischen Krankenhaus hinter sich hatten.

In einer späteren Studie untersuchten WINDEBANK et al. *[48]* weitere 50 Polio-Patienten unter Einbeziehung psychologischer Testmethoden (z. B. MMPI). Sie fanden, daß psychologische Faktoren bei der Herausbildung der Symptome von Schwäche, Müdigkeit oder Gliederschmerzen keine Rolle spielten und daß nur drei aus dieser Gruppe eine Depressions-Diagnose hatten bzw. deshalb in Behandlung waren. Entsprechend fanden sie auch weder Persönlichkeitsunterschiede ihrer Patientengruppe im Vergleich zu einer Kontrollgruppe ohne Polio noch irgendwelche Unterschiede in den Charakterzügen bei diesen beiden Gruppen.

SPEIER et al. untersuchten 327 Betroffene, die 1952 Polio hatten und in einer Einrichtung in Minnesota hospitalisiert waren *[40]*. Aus ihren Ergebnissen ging hervor, daß 62% der Probanden eine Hochschulausbildung hinter sich und 29% ein oder mehrere Jahre ein College besucht hatten. Die Beschäftigungsraten waren ebenfalls hoch: 92% der Befragten hatten eine Beschäftigung seit sie an Polio erkrankt waren (97% Männer und 84% Frauen). Das Alter der Beschäftigten bewegte sich zwischen 34 und 79 Jahren.

Von EINARSSON und GRIMBY stammen Ergebnisse von 41 Polio-Betroffenen *[41]*. Neben anderen Befragungsmethoden setzten sie auch den FSQ (s. oben) ein, wonach sich ein Gefühl des Wohlbefindens bei allen Probanden ergab. Obgleich die Ergebnisse nicht mit einer Kontrollgruppe verglichen wurden, lassen die Daten doch nur minimale oder gar keine Störungen vermuten.

SHAAR und MCCARTHY führten im kriegsbetroffenen Libanon eine Studie an 240 Polio-Betroffenen und ihren 234 alters- und geschlechtsmäßig vergleichbaren nichtbehinderten Geschwistern durch, um die sozialen Konsequenzen (Grad des Handikaps) der funktionellen Beschränkungen in Abhängigkeit von der Beeinträchtigung (Behinderung) aufzuzeigen, wobei die jeweiligen Geschwister als Kontrolle dienten *[37]*. Bei der Studie wurden die Bereiche von Erziehung, Arbeit, sozialer Klasse, Einkommen, Familienstand, Wohnverhältnissen und geistigem Wohlbefinden zwischen den jeweiligen behinderten und nichtbehinderten Geschwistern verglichen. Die Autoren fanden signifikante Unterschiede zwischen den Betroffenen und den Kontrollen vor allem bei der Beschäftigung, der sozialen Klasse, dem Einkommen, dem Familienstand und den Wohnverhältnissen.

Im Vergleich mit ihren Geschwistern lebten die meisten Polio-Betroffenen noch bei ihrer Familie in beengten Verhältnissen. Jedoch waren die psychosozialen Störungen innerhalb der Polio-Population nicht signifikant größer als bei ihren nichtbehinderten Geschwistern. Der Nachteil des fehlenden Ehepartners hing mit einem niedrigerem Einkommen und dem weiblichen Geschlecht zusammen, aber die behinderten Frauen waren vergleichsweise nicht mehr benachteiligt, was Arbeit und Einkommen betraf. Die Schwere der Behinderung bestimmte nicht den Grad des Handikaps (d. h. den sozialen Nachteil), und die familiären Hilfsmittel (d. h. höherer sozialer Status der Eltern oder deren Einkommen) halfen, die mit der Behinderung verbundenen sozialen Nachteile zu mildern.

FOSTER et al. analysierten die Antworten von 237 Polio-Betroffenen hinsichtlich der Polio-Inzidenz, des Bewältigungsgrades der Polio-Folgen, des Wissens um die eigenen Probleme, des Bedarfs an sozialer und gesundheitlicher Pflege und der Zugänglichkeit zu solchen Diensten *[12]*. Die Mehrzahl der Befragten (55%) gab an, daß sie keinen Zugang zu Ärzten mit Wissen über Post-Polio hätten; 51–60% hatten keinen Zugang zu den verschiedenen sozialen oder Gesundheits-Pflegediensten. Die Polio-Betroffenen mit Spätfolgen wußten über ihren Gesundheitszustand besser Bescheid, hatten wahrscheinlich eher Zugang zu benötigten Pflegediensten aber wahrscheinlich auch mehr Probleme bei der Bewältigung ihrer Schwierigkeiten. Die Nachfrage nach einer Post-Polio-Klinik war bei Personen unter 65 Jahren, bei Beschäftigten, bei Frauen, bei Betroffenen mit Bewältigungsschwierigkeiten und dem Auftreten von Polio-Spätfolgen größer.

Publikationen ohne Bezug auf Forschungen

Klinische Beobachtungen und Eindrücke

Die sieben Artikel aus dieser Gruppe haben einen psychosozialen Inhalt, der auf klinischen Beobachtungen, Eindrücken oder Hypothesen beruht. Die angewendete Methodologie zur Gewinnung psychosozialer Aussagen wurde entweder nicht dargestellt oder nicht weiter erklärt.

Auf der Grundlage klinischer Beobachtungen stellten MAYNARD und ROLLER *[29]* bei Polio-Betroffenen drei Bewältigungsmuster fest, die mit dem ursprünglichen Grad der Behinderung durch die Poliomyelitis korrelierten: „Vorübergehende" (passer) (Betroffene ohne sichtbare Behinderun-

gen), „Untertreiber" (Betroffene mit mäßiger Behinderung) und „Identifi-
kanten" (schwer behinderte Personen). Sie diskutieren die Schwierigkeiten,
aus einem Bewältigungsstil in den anderen hinüberzuwechseln, wenn neue
Polio-Symptome das Zunehmen der Behinderung sichtbarer werden lassen.
Diese Muster von Bewältigung sind bis jetzt noch nicht empirisch getestet
oder in der Literatur beschrieben worden.

FRICK und BRUNO schilderten ihre Eindrücke über das psychosoziale Trauma
und die verheerenden Auswirkungen, die mit den Post-Polio-Symptomen und
damit einer zweiten Behinderung verknüpft sind *[15, 16]*. Sie stellen auch
eine Stadien-Theorie über die Akzeptanz einer zweiten Behinderung auf:
1. zunächst Trauer;
2. dann Herunterspielen des Gesundheitszustandes;
3. Erweiterung der eigenen Bewertungsmaßstäbe und
4. schließlich Festhalten an den positiven Einschätzungen.

Auch dieses Modell einer Anpassung von Polio-Betroffenen an eine zweite
Behinderung ist bisher weder empirisch getestet noch in der Literatur
berichtet worden.

KOHL und FREEDMAN *[13, 26]* beobachteten ein Verlangen nach Heilung
bei Polio-Patienten, eine Erwartung, daß neue Erkenntnisse oder technischer
Fortschritt eine Wiederherstellung herbeiführen könnten, nicht bloß eine
Verbesserung der Lebensqualität. KOHL verglich die Bedeutung des Persön-
lichkeitstiles und der Bewältigungsmuster auf die Bereitschaft zur Zusammenarbeit (compliance). Physiologische Symptome wurden als Verur-sacher
von familiärem und Ehestress beobachtet. KOHL stellte auch fest, daß
viele Polio-Betroffene nur widerstrebend neue technische Hilfsmittel oder
Orthesen akzeptieren. Er berichtete ferner von überholten Praktiken, die von
manchen Poliopatienten noch eingehalten würden, wie Steigerung der
körperlichen Aktivitäten zur Bewältigung der Müdigkeit oder Konzen-tration
auf erhöhte Kraft als primäres Ziel einer Behandlung.

BRUNO et al. verwendeten Daten von Autopsien und histopathologischen
Befunden von verstorbenen Poliopatienten aus den Jahren vor 1950, NMR-
Bfunde von 12 Poliobetroffenen und Ergebnisse einer Polio-Befragung von
1990, um Hypothesen über den Zusammenhang zwischen emotionellem
Stress und bestimmten Post-Polio-Symptomen aufzustellen *[4]*. Er behaup-
tete, daß emotioneller Stress Post-Polio-Müdigkeit und Muskelschwäche
induzieren könnte. Diese Hypothesen bedürfen einer weiteren sorfältigen
Kontrolle.

Selbstzeugnisse

Solche Artikel wurden entweder von Polio-Betroffenen selbst oder von
Profis, die mit ihnen arbeiteten, publiziert. Die Autoren beschreiben per-
sönliche Erfahrungen, Gefühle, Gedanken, Stufen der Anpassung oder den
Einfluß der frühen Polio-Erfahrungen.

SMITH, eine Polio-betroffene Krankenschwester, stellt dar, wie ihre Kondition ihre Selbstachtung herausforderte und sie durch Phasen von Schock und Verleugnung gehen ließ *[39]*. Sie beschreibt Erinnerungen an schmerzvolle frühere Polio-Erfahrungen während sie in einer Post-Polio-Klinik zur Erwachsenen heranwuchs, wobei sie anfänglich technische Hilfsmittel als Zeichen einer Niederlage betrachtete. Eine ihrer primären Anpassungsstrategien bestand darin, sich auf ihre Ausbildung als Krankenschwester zu besinnen und alles zu lernen, was man über Post-Polio wissen konnte. SMITH hebt die Bedeutung von Selbsthilfegruppen und Netzwerken besonders hervor.

Ein anderer Beitrag eines Polio-Betroffenen beschreibt die Frustration mit der Ärzteschaft und seinem gesunkenen Selbstwertgefühl *[35]*. Er schreibt, daß er von den Ärzten Verständnis, praktische Ratschläge und Beruhigung erwartete. Statt dessen wurden ihm psychotrope Medikamente verordnet.

HEISLER liefert einen mehr poetischen Beitrag über ihre ursprünglichen Polio-Erfahrungen *[23]*. Sie schreibt: „Das war eine bittere Pille für ein neun Jahre altes Kind, die es schlucken und annehmen mußte. Der Moment, in dem ich mir meiner Kraftlosigkeit völlig bewußt wurde, war die Geburtsstunde meiner inneren Kraft". Sie beschreibt, wie sie ihre Behinderung in ihr Lebenskonzept integrierte, ihre Erfahrungen der Entwicklung ihrer Persönlichkeit zugute kamen und wie sie ihre Gaben jetzt als „Wundheiler" einsetzt.

Übersichten über Rehabilitation

Die zehn in diese Gruppe gehörenden Publikationen wurden von Rehabilitations-Fachleuten geschrieben und nicht von Praktikern über Nervenkrankheiten. Sie enthalten einige psychosoziale Gesichtspunkte. Neue Erkenntnisse darüber werden aber nicht vermittelt, sondern mehr die vorhandene Literatur zitiert. Vier Arbeiten sind medizinische Übersichten. Zwei wurden unter arbeitstherapeutischen Gesichtspunkten verfaßt, zwei unter dem der Physiotherapie und zwei weitere aus der Sicht der Pflege. Aus den Publikationen läßt sich immer wieder der Bedarf an Fachleuten mit Verständnis und Einfühlungsvermögen für Polio-Patienten ersehen *[7, 8, 17, 18, 20, 44, 46, 49, 59, 51]*.

Zeitungsartikel

Die zwei in diese Gruppe eingeordneten Artikel sind informative, kurze Berichte über Post-Polio-Symptome, Polio-Selbsthilfegruppen, Polio-Kliniken und andere öffentliche Dienste *[38, 42]*. Sie gehören zu den unzählbaren Berichten in den Medien über Post-Polio, die in den professionellen Datenbanken und in diesem Bericht nicht erfaßt worden sind. Diese Zeitungsartikel stellen Versuche zur Information der Öffentlichkeit und der Mitarbeiter von Pflegeeinrichtungen über die Probleme der Polio-Population sowie über den Bereich und die Verfügbarkeit benötigter Gesundheits-Pflegedienste dar.

Diskussion

Die vorliegende Übersicht der in mehr als einem Jahrzehnt veröffentlichten Literatur über psychosoziale Aspekte der Poliomyelitis offenbart einen Trend zur Weiterentwicklung. Die frühe Literatur über dieses Gebiet besteht natürlicherweise mehr aus nicht-forschungsrelevanten Artikeln, wie frühen Eindrücken und kurzen Berichten, während über echte Forschung erst in der neueren Zeit berichtet wird. Interessanterweise fahren aber viele fort, die älteren psychosozial bezogenen Arbeiten, die auf frühen Eindrücken und Annahmen beruhen, zu zitieren, als sich an die aktuellen Arbeiten über Forschungsergebnisse zu halten. Vielleicht beruht das darauf, daß die älteren, subjektiven Publikationen emotional sehr engagiert sind, was auf den Polio-Betroffenen den Eindruck machen soll, daß der Fachmann Einfühlungs-vermögen für dessen Erfahrungen besitzt. Das Problem besteht darin, daß die in anekdotischen und impressionistischen Beiträgen beschriebenen Erfahrungen nicht notwendigerweise auf Tatsachen beruhen oder zu verallgemeinern sind und wir den Betroffenen keinen guten Dienst erweisen, wenn wir darin Universalität oder Vergleichbarkeit voraussetzen.

Obwohl nur eine Arbeit über die Wirkung einer psychosozialen Behandlung (d. h. Hypnose) berichtet *[22]*, bieten viele andere psychosoziale Behandlungsempfehlungen an, die auf Forschungen, Eindrücken oder klinischer Erfahrung beruhen (Tab. 3). Es versteht sich, daß weitere Studien ausgewertet werden müssen, um zu ermitteln, welche psychosozialen Behandlungsmethoden wirksam und nützlich für die Betreffenden sind. Zum Beispiel wäre eine Möglichkeit die Prüfung der Hypothese, daß Stress die Post-Polio-Symptome hervorruft oder verschlechtert (eine Ursache-Wirkungs-Beziehung, die bisher weder bewiesen noch widerlegt worden ist), die Wirksamkeit von Methoden zur Stressbewältigung zu untersuchen.

In der vorliegenden Übersicht findet sich eine breite Palette von Disziplinen, jede mit einer besonderen Methodik oder klinischem Bezugspunkt. Zu den Forschern, die an psychosozialen Fragen interessiert sind, gehören Fachleute für Nervenkrankheiten, Anthropologen, Atmungsspezialisten und Epidemiologen. Durch diese Unterschiedlichkeit wird das Gebiet von den verschiedensten Methoden der Erfassung, der Organisation, der Benennung und der Interpretation menschlicher Erfahrung beleuchtet, aber das birgt eine Schwierigkeit in sich: Es ist problematisch, die Ergebnisse eines Fachgebietes oder ihre Methoden auf ein anderes zu übertragen, wodurch das gemeinsame Ziel, nämlich der Schaffung eines soliden, allgemeinen Wissens als Basis verfehlt werden kann. Deshalb kann nur das fortgesetzte Bemühen, über die Disziplinen und Methoden hinweg zu kommunizieren, die Tiefe unseres Verständnisses verbessern.

Epidemiologische und breit angelegte soziologische Untersuchungen können einen großen Beitrag für das Verständnis psychosozialer Fragen in dem Maße leisten, wie sie psychosoziale Bereiche der Forschung einbeziehen, sich danach ausrichten und diese auswerten. Solche Studien verfügen meist über bessere Sammelmethoden, Größen und Gesamtforschungs-Entwürfe, was die Qualität der psychosoziologischen Forschung wesentlich voranbringen kann, wenn solche Forschungsfragen in große epidemiologische Studien eingebracht werden.

Obwohl Depressionen als Krankheitsbild bei Polio-Betroffenen am häufigsten untersucht worden sind, ist unser Wissen über Polio und Depression bisher nur begrenzt. Das ist durch die Schwierigkeit zu erklären, psychologische Symptome der Depression von biologischen Post-Polio-Symptomen im Bereich somatischer Beschwerden (wie Müdigkeit und Schlafstörungen) abzugrenzen. Zur Zeit besteht der klinische Nutzen dieser Untersuchungen im wesentlichen in der Erkenntnis, daß Depressionen als Risikofaktoren zu beachten sind. Zusätzlich zur Untersuchung der Psychopathologie müssen wir noch mehr über die Kräfte der Patienten, über die Adaptation ihrer Bewältigungsmuster und ihre Bemühungen zur Veränderung des Lebensstiles lernen. Wenn wir nur die Psychopathologie betrachten, werden wir dabei Erfolg haben.

Andere Forschungsbereiche, die sowohl für den Patienten wie den Praktiker von Nutzen sind, beinhalten Fragen der Bereitschaft zur Mitarbeit (compliance), Studien zu Behandlungsmodalitäten (z. B. Beratung, Erziehung, Anpassung des Verhaltens, Hypnose, Biofeedback, Familienberatung, Selbsthilfegruppen), psychosoziale Fragen am Arbeitsplatz, wirksame Strategien zur Einrichtung des Arbeitsplatzes und die Anpassung des Ehepartners und der Familie an die Behinderung.

KAUFERT und KAUFERT diskutierten in einer Studie über Langzeit-Einflüsse auf die Behinderung methodische Fragen und stellten verschiedene typische, durch die Untersuchungs-Planung bedingte Einschränkungen heraus *[25].* Dazu gehörten Querschnitts-Planungen (eine schon bei TATE et al. zitierte Eingrenzung), die nicht den dynamischen Charakter einer chronischen Erkrankung im Verlauf der Zeit berücksichtigten, Proben-Überwichtung, einseitig ausgerichtete Forschung und Vorhaben, welche nicht den kulturellen Kontext des Individuums und dessen Perspektive und Meinung zu den Ereignissen beachteten.

HALSTEAD wies auf Einschränkungen von Eigenberichten bei Befragungen hin, wie sie oft bei Polio-Betroffenen eingesetzt wurden, da sie nicht repräsentativ für alle Polio-Patienten sind, sowie auf das Fehlen der Überprüfung von Genauigkeit oder Ursache der beschriebenen Symptome *[18].* Andere Polio-Forscher verlangten longitudinale Studien *[14],* größere Probandenzahlen und Kohorten-Planungen *[43]* sowie multidimensionale Untersuchungen, welche die Zusammenhänge zwischen Persönlichkeit, Bewältigungsverhalten (coping) und der sozialen Unterstützung berücksichtigen *[6].*

KOPP und KRAKOW diskutieren die Bedeutung der Zeit bei jeder Forschung über psychosoziale Anpassung, indem sie darauf hinweisen, daß die Befragten um so mehr in Not sind und um so weniger leisten, je kürzer das Einsetzen des Stresseffektes zurückliegt *[27]*. So beobachtete schon MEYER in einer früheren Studie an Kindern mit Polio, daß die psychischen Probleme und die Schwierigkeiten bei Testverläufen schrittweise abnahmen, je länger die akute Polioerkrankung zurücklag *[30]*. Für unsere Zwecke kann die Länge der Zeit zwischen dem Auftreten neuer Symptome und psychometrischen und psychosozialen Testen insofern eine Leistungsvariable darstellen, da die meisten Untersuchungen an klinischen Populationen durchgeführt wurden, die aus Patienten bestehen, welche Hilfe wegen neuer Probleme suchen.

Die meisten Publikationen über psychosoziale Faktoren beruhen mehr auf Studien an Patienten, welche bereits Post-Polio-Symptome haben als auf der natürlich größeren Gesamt-Polio-Population. So fehlen psychosoziale Untersuchungen an den beneidenswerten 30–50% der Gruppe, die noch *keine* Erfahrungen mit Post-Polio-Symptomen gemacht hatten oder über psychosoziale Faktoren bei den Betroffenen, die offenbar gegen die Poliospätfolgen widerstandsfähig sind.

Schließlich besteht eine offene Frage darin, inwieweit die Autoren die Poliomyelitis als eine komplette psychosoziale Gesamtheit betrachtet haben oder als ein Fenster für Einblicke in die psychosoziale Anpassung bei Langzeit-Behinderung, bei Altern mit Behinderung oder bei sekundärer Behinderung. Weitere gegenseitige Zusammenarbeit mit anderen Forschungsgruppen, die sich mit Behinderungsfragen befassen, könnte sich auch für die Polio-Betroffenen als nützlich erweisen und einen Weg aufzeigen, wie die Polio-Forschung einen Beitrag für ein größeres Grundwissen über Behinderung und chronische Krankheit leisten kann.

Das Gebiet der vorliegenden Literaturübersicht ist begrenzt, so daß viele Bereiche in der Diskussion nicht berücksichtigt werden konnten. Ein tiefergehende kritische Übersicht über die Methoden der psychosozialen Forschung wäre aber im Moment wertlos für die Verbesserung der Qualität der künftigen Forschung, für die Unterstützung der Leser bei der Wichtung der Gültigkeit der Forschungsergebnisse und für eine Katalogisierung der zuverlässigen und gültigen Instrumentarien, die für die Dokumentation der schwierig zu messenden Variablen, wie funktioneller Status, Müdigkeit, Schmerz und Depression, benutzt wurden.

Unberücksichtigt blieben auch:

a) der Vergleich der psychosozialen Literatur über Polio mit der sehr umfangreichen Literatur über andere Behinderungen und chronische Krankheiten;

b) eine Interpretation des Vergleiches und der Synthese quer durch die Disziplinen und Methoden und

c) die Erwähnung der internationalen, nicht englisch-sprachigen Beiträge zur psychosozialen Literatur.

Schlußfolgerungen

In dem Maße, wie die psychosoziale Literatur über Poliomyelitis zunimmt, bleibt die Hoffnung auf weitere Forschungsergebnisse mit zunehmend schärferen und sorgfältigeren Methoden. Wir sehen auch eine gleitende, schrittweise Tendenz im Verständnis der Fachleute für die Probleme von Patienten mit einer Polio-Vorgeschichte, die sich in der Bereitschaft zu neuem Lernen widerspiegelt. Auch ohne die Interessen der Betroffenen und die Genauigkeit zu berücksichtigen hoffen wir, daß man sich in den unbegründeten Stereotypen der Anmaßung, daß universelle emotionale Traumata und psychopathologische Probleme vorliegen, zurückhält und die Erfahrungen der Betroffenen für sie erklärt, ehe sie uns solche Erfahrungen selbst beschreiben.

Wie Praktiker und Wissenschaftler haben wir eine Verpflichtung zur Forschung, zu strenger Methodologie und zu vorsichtigen Schlußfolgerungen. Selbstauskünfte sind ein Problem, mit dem sich relativ wenig aktive Forscher beschäftigen. Wir benötigen mehr Forscher und Praktiker, die publizieren. Bei der Untersuchung eines psychosozialen Problems, über das bereits Ergebnisse vorhanden sind, müssen die Autoren ihre Daten so vorlegen, daß sie sinnvoll mit den früheren Befunden verglichen werden können.

Schließlich müssen die Autoren fortfahren, ihre eigenen besten Kritiker zu sein (wie die meisten es ja tatsächlich auch sind) und sich über die Grenzen ihrer Studien klar sein, über eventuell vermengte Variablen und über die Notwendigkeit, psychosoziologische Ergebnisse vorsichtig zu interpretieren. Intellektuelle Integrität und Bescheidenheit, gepaart mit der Bereitschaft, quer über die Disziplinen bei der psychosoziologischen Forschung hinweg zu kommunizieren und zusammenzuarbeiten, wird uns zu einem soliden und verstärktem, auf Forschungsergebnissen basierenden Verständnis der Probleme, mit denen Menschen mit einer Polio-Vorgeschichte konfrontiert sind, führen, ebenso wie zu einer ehrenhaften Partnerschaft mit Betroffenen, die zu deren Gesundheit und Wohlbefinden beiträgt.

Literatur

1. BERLLY, M. H., STRAUSER,W. W., HALL, K. M. et al.: Fatigue in postpolio syndrome. Arch. Phys. Med. Rehabil. **72** (1991), 115–118.
2. BRUNO, R. L., FRICK, N. M.: The psychology of polio as prelude to post-polio sequelae: Behavior modification and psychotherapy. Orthopedics **14** (1991), 1185–1191.
3. BRUNO, R. L., FRICK, N. M.: Stress and „type A" behavior as precipitants of post-polio sequelae: The Felician/Columbian survey. Birth Defects **23**, 4 (1987), 145–155.

4. BRUNO, R. L., FRICK, N. M., COHEN, J.: Polioencephalitis, stress, and the etiology of post-polio sequelae. Orthopedics **14** (1991), 1269–1276.
5. BYRNE, K. M., LATTANZI, S. M., MORRISSEY, M.: Don't let me fall. Amer. J. Nurs. **82** (1982), 1242–1245.
6. CONRADY, L. J., WISH, J. R., AGRE, J. C. et al.: Psychologic characteristics of polio survivors: A preliminary report. Arch. Phys. Med. Rehabil. **70** (1989), 458–463.
7. CURRIE, D. M., GERSHKOFF, A. M., CIFU, D. X.: Geriatric rehabilitation. 3. Mid- and late-life effects of early-life disabilities. Arch. Phys. Med. Rehabil. **74** (1993), S413–S416.
8. DEAN, E.: Clinical decision making in the management of the late sequelae of poliomyelitis. Phys. Ther. **71** (1991), 752–761.
9. EINARSSON, H., GRIMBY, G.: Disability and handicap in late poliomyelitis. Scand J. Rehabil. Med. **22** (1990), 113–121.
10. FISCHER, D. A.: Long-term management of the ventilator-dependent patient: Levels of disability and resocialization. Eur. Respir. J. **2**, Suppl. 7 (1989), S651–S654.
11. FISCHER, D. A.: Sleep-disordered breathing as a late effect of poliomyelitis. Birth Defects **23**, 4 (1987), 115–120.
12. FOSTER, L. W., BERKMAN, B., WELLEN, M. et al.: Postpolio survivors: Needs for and access to social and health care services. Health Soc. Work **18** (1993), 139–148.
13. FREEDMAN, A.: Psychopathological effects of restoring health in patients with chronic disease. Del. Med. J. **53** (1981), 495–501.
14. FREIDENBERG, D. L., FREEMAN, D., HUBER, S. J. et al.: Postpoliomyelitis syndrome: Assessment of behavioral features. Neuropsychiatry Neuropsychol. Behav. Neurol. **2** (1989), 272–281.
15. FRICK. N. M.: Post-polio sequelae and the psychology of second disability. Orthopedics **8** (1985), 851–853.
16. FRICK. N. M., BRUNO, R. L.: Post-polio sequelae: Physiological and psychological overview. Rehabil. Lit. **47** (1986), 106–111.
17. FRUSTACE, S. J.: Poliomyelitis: Late and unusual sequelae. Amer. J. Phys. Med. Rehabil. **66** (1988), 328–337.
18. HALSTEAD, L. S.: Assessment and differential diagnosis for post-polio syndrome. Orthopedics **14** (1991), 1209–1217.
19. HALSTEAD, L. S.: Clinical experience with 132 consecutive outpatients. Birth Defects **23**, 4 (1987), 13–26.
20. HALSTEAD, L. S.: The residual of polio in the aged. Top. Geriatr. Rehabil. **3** (1988), 9–26.
21. HALSTEAD, L. S., WIECHERS, D. O., ROSSI, C. D.: Late effects of poliomyelitis: A national survey. In HALSTEAD, L. S., WIECHERS, D. O. (Hrsg.): Late Effects of Poliomyelitis. Symposia Foundation, Miami (1985), S. 11–31.
22. HAMMOND, D. C.: Hypnosis for postpolio syndrome and type-A behavior. Amer. J. Clin. Hypn. **34** (1991), 38–45.
23. HEISLER, V.: I have walked in the shoes of the shaman. Psychol. Perspect. **15** (1984), 65–70.
24. KAUFERT, J. M., LOCKER, D.: Rehabilitation ideology and respiratory support technology. Soc. Sci. Med. **30** (1990), 867–877.

25. KAUFERT, P. L., KAUFERT, J. M.: Methodological and conceptual issues in measuring the long term impact of disability: The experience of poliomyelitis patients in Mannitoba. Soc. Sci. Med. **19** (1984), 609–618.
26. KOHL, S. J.: Emotional responses to the late effects of poliomyelitis. Birth Defects **23**, 4 (1987), 135–143.
27. KOPP, C. B., KRAKOW, J. B.: The developmentalist and the study of biological risk: A view of the past with an eye toward the future. Child Dev. **54** (1983), 1086–1108.
28. LOCKER, D., KAUFERT, J. M., KIRK, B.: The impact of life support technology upon psychological adaptation to the late effects of poliomyelitis. Birth Defects **23**, 4 (1987), 157–171.
29. MAYNARD, F. M., ROLLER, S.: Recognizing typical coping styles of polio survivors can improve re-rehabilitation. Amer. J. Phys. Med. Rehabil. **70** (1991), 70–72.
30. MEYER, E.: Psychological considerations in a group of children with poliomyelitis. J. Pediatr. **31** (1947), 34–48.
31. NGUWA, V. C.: A study of group-self identification among disabled in Nigeria: A case for support groups. Int. J. Rehabil. Res. **8** (1985), 61–67.
32. OWEN, R. R.: Polio residuals clinic and exercise protocol: Research implications. In HALSTEAD, L. S., WIECHERS, D. O. (Hrsg.): Late Effects of Poliomyelitis. Symposia Foundation, Miami (1985), S. 207–219.
33. PACKER, T. L., MARTINS, I., KREFTING, L. et al.: Activity and post-polio fatigue. Orthopedics **14** (1991), 1223–1226.
34. PEACH, P. E., OLEJNIK, S.: Effect of treatment and noncompliance on post-polio sequelae. Orthopedics **14** (1991), 1199–1203.
35. Post-polio Network. The late effects of polio. Med. J. Aust. **155** (1991), 393–394.
36. SCHEER, K., LUBORSKY, M. L.: The cultural context of polio biographies. Orthopedics **14** (1991), 1173–1181.
37. SHAAR, K. H., MCCARTHY, M.: Disadvantage as a measure of handicap: A paired sibling study of disabled adults in Lebanon. Int. J. Epidemiol. **21** (1992), 101–107.
38. SMITH, D. W.: Late effects of polio of concern to Maine people. Maine Nurse **75** (1989), 5, 8.
39. SMITH, D. W.: Polio and postpolio sequelae: The lived experience. Orthop. Nurse **8** (1989), 24–28.
40. SPEIER, J. L., OWEN, R. R., KNAPP, M., CANINE, J. K.: Occurrence of post-polio sequelae in an epidemic population. Birth Defects **23**, 4 (1987), 39–48.
41. STELJES, D. G., KRYGER, M. H., KIRK, B. W. et al.: Sleep in postpolio syndrome. Chest **98** (1990), 133–140.
42. SWAN, S.: Polio survivors find support. Colo Med. **81** (1984), 164, 167.
43. TATE, D. G., FORCHHEIMER, M., KIRSCH, N. et al.: Prevalence and associated features of depression and psychological distress in polio survivors. Arch. Phys. Med. Rehabil. **74** (1993), 1056–1060.
44. TWIST, D. J., MA, D. M.: Physical therapy management of the patient with post-polio syndrome. Phys. Ther. **66** (1986), 1403–1406.
45. WIECHERS, D. O.: Late effects of polio: Historical perspectives. Birth Defects **23**, 4 (1987), 1–11.

46. WILLIAMS, H. A., DOUGLASS, C. S.: Nursing implications for post-polio sequelae. Orthop. Nurs. **5** (1986), 18–21.
47. WINDEBANK, A. J., DAUBE, J. R., LITCHY, W. J. et al.: Late sequelae of paralytic poliomyelitis in Olmsted County, Minnesota. Birth Defects **23**, 4 (1987), 27–38.
48. WINDEBANK, A. J., LITCHY, W. J., DAUBE, J. R. et al.: Late effects of paralytic poliomyelitis in Olmsted County, Minnesota. Neurology **41** (1991), 501–507.
49. WINTERS, R.: Postpolio syndrome. J. Amer. Acad. Nurse Pract. **3** (1991), 69–74.
50. YOUNG, G. R.: Energy conservation, occupational therapy, and the treatment of post-polio sequelae. Orthopedics **14** (1991), 1233–1239.
51. YOUNG, G. R.: Occupational therapy and the postpolio syndrome. Amer. J. Occup. Ther. **43** (1989), 97–103.

Sachwortregister